婴幼儿家庭护理保健知识

主　编
刘　俊

编著者
张丽波　张仲轶　梁庆伟　梁风燕
郑喜研　彭　灿　余武英　施玉清
吴子敬　段守峰　赵秀伟　石　磊

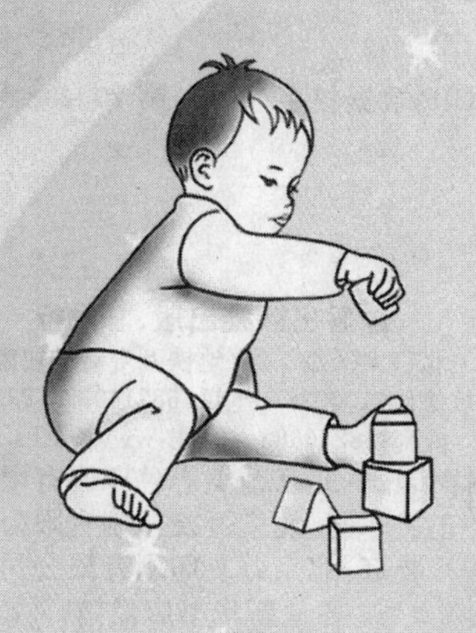

金盾出版社

内容提要

本书详细介绍了婴幼儿家庭护理保健知识，包括新生儿护理保健、1～2个月婴儿护理保健、2～3个月婴儿护理保健直至1～3岁婴儿护理保健共十四个部分。书中内容科学实用，指导性强，可作为年轻父母及育婴者的常备用书，也可供基层医务人员和广大群众阅读参考。

图书在版编目(CIP)数据

婴幼儿家庭护理保健知识/刘 俊主编．—北京：金盾出版社，2014.4
ISBN 978-7-5082-8715-7

Ⅰ.①婴… Ⅱ.①刘… Ⅲ.①婴幼儿—家庭—护理②婴幼儿—家庭保健 Ⅳ.①R473.72

中国版本图书馆CIP数据核字(2013)第203498号

金盾出版社出版、总发行
北京太平路5号(地铁万寿路站往南)
邮政编码：100036 电话：68214039 83219215
传真：68276683 网址：www.jdcbs.cn
封面印刷：北京精美彩色印刷有限公司
正文印刷：北京万友印刷有限公司
装订：北京万友印刷有限公司
各地新华书店经销

开本：705×1000 1/16 印张：16.25 字数：260千字
2014年4月第1版第1次印刷
印数：1～7 000册 定价：38.00元

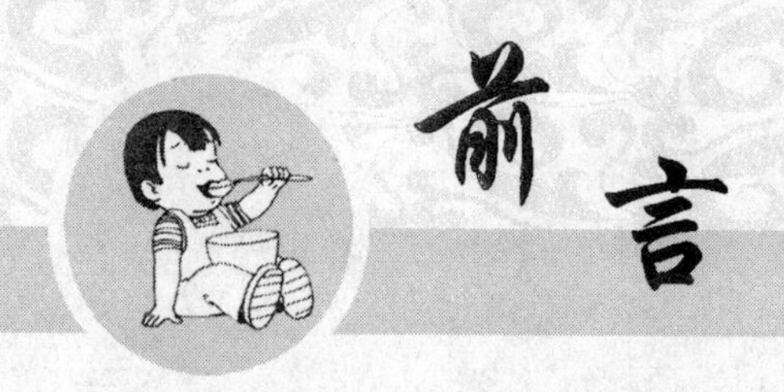

前言

婴儿的降生给家庭带来喜悦和希望，然而，孩子的父母大多数都是80后的独生子女，他们也是在自己父母的呵护下长大的，有些年轻父母独立生活的能力尚且不足，有些在心理上还是一个小孩子……面对这样一个需要自己负责哺育的小生命，“80后”要怎样做才能快速转换角色，成为优秀合格的父母呢？

正是为了帮助年轻的父母获取到婴幼儿家庭护理保健方面的知识，使他们能够在这本书中找到答案，本书重点介绍了新生儿至3岁的孩子在成长中父母可能会遇到的育儿护理保健的各种问题。

为了孩子能够全面健康地成长，本书将婴幼儿家庭护理保健知识按年龄段划分，每个年龄段又分为5个板块，分别是“体征表现”“科学喂养”“日常护理”“身体保健”和“智力开发”。在板块的具体内容设置上，首先把每个年龄段孩子的发育指标列在前面，方便父母对照和查询；孩子在成长的每个阶段出现的特有情况和疾病，以及这些问题的处理方法，都在“身体保健”中一一列举出来。

本书内容丰富，科学实用，指导性强，可作为年轻父母及育婴者的常备用书，也可供基层医务人员和广大群众阅

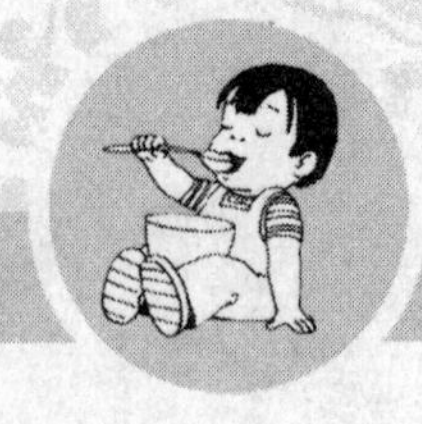

读参考。

本书在编写过程中参考了多部经典书籍。因时间仓促，可能存在一些疏漏，希望各位父母以及专家能够在阅读过程中批评指正。

作者

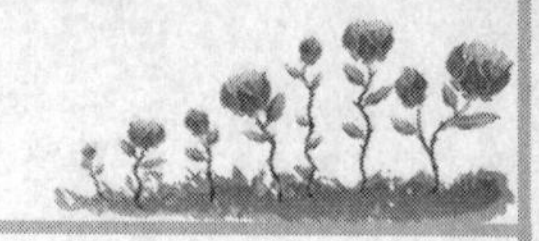

目　录

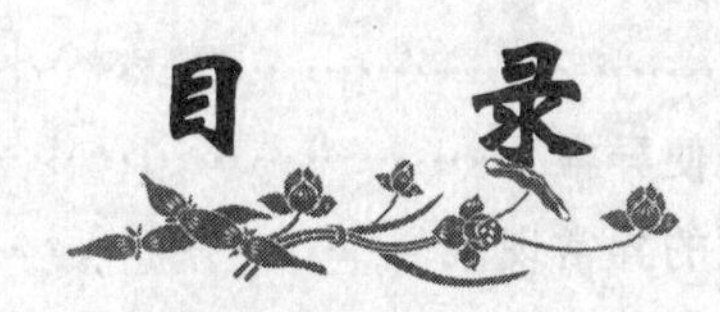

一、新生儿的护理保健

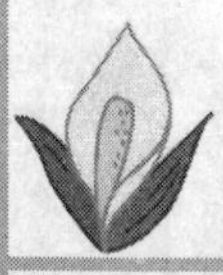

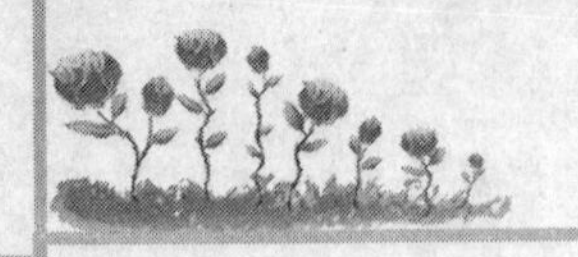

二、1～2 个月婴儿的护理保健

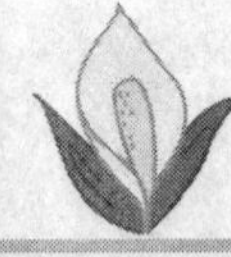

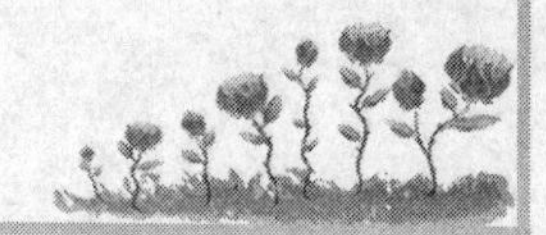

三、2～3个月婴儿的护理保健

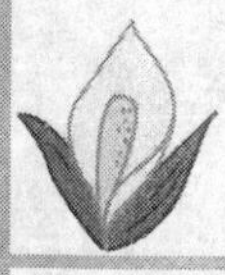

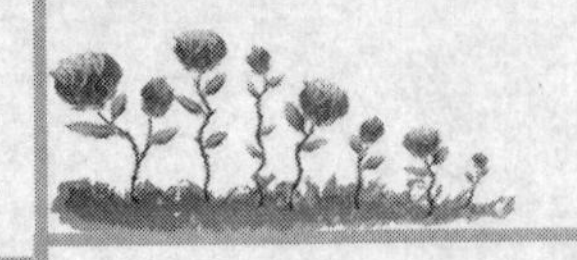

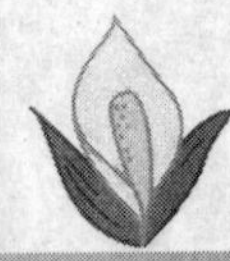

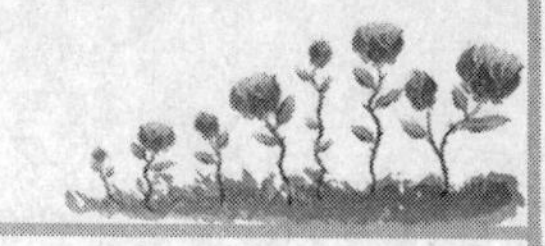

五、4～5 个月婴儿的护理保健

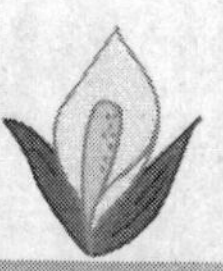

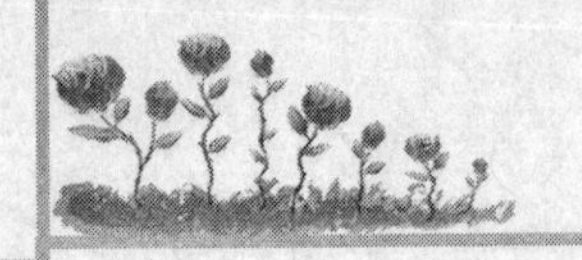

六、5～6个月婴儿的护理保健

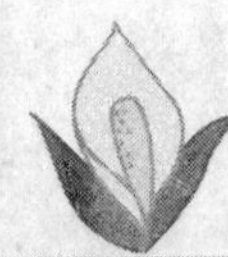

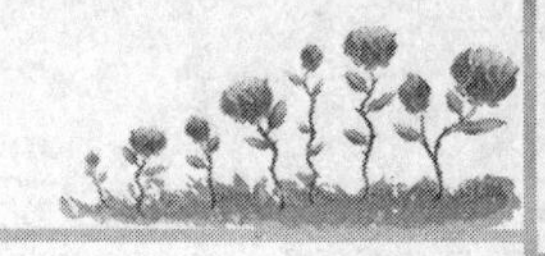

七、6～7 个月婴儿的护理保健

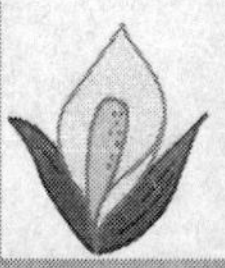

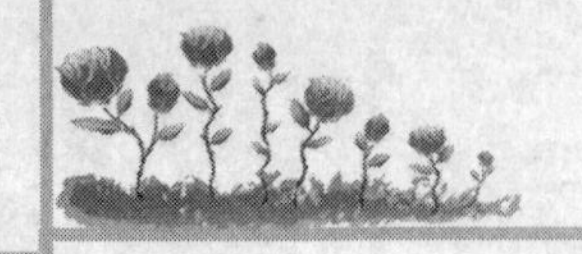

八、7～8月婴儿的护理保健

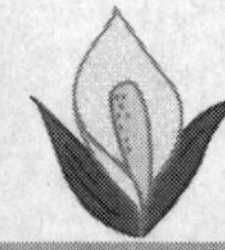

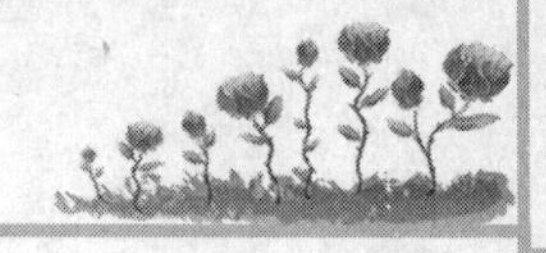

九、8～9个月婴儿的护理保健

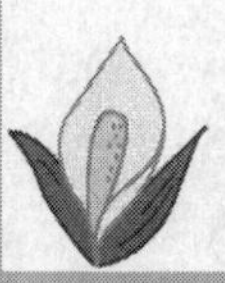

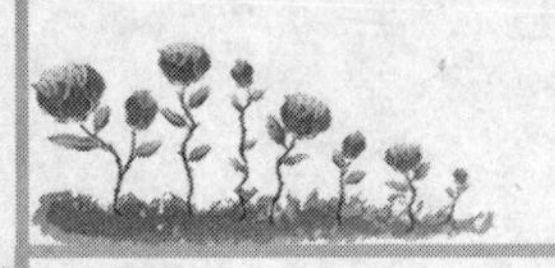

十、9～10 个月婴儿的护理保健

十一、10～11 个月婴儿的护理保健

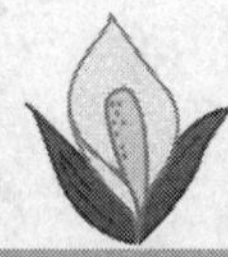

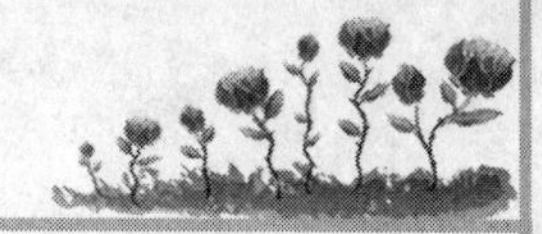

十二、11～12 个月婴儿的护理保健

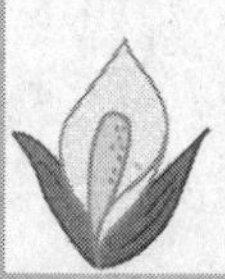

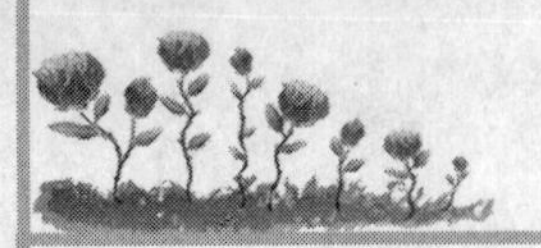

十三、1～1 岁半幼儿的护理保健

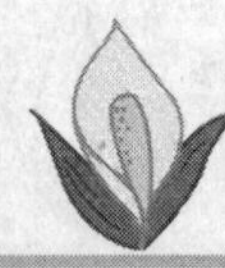

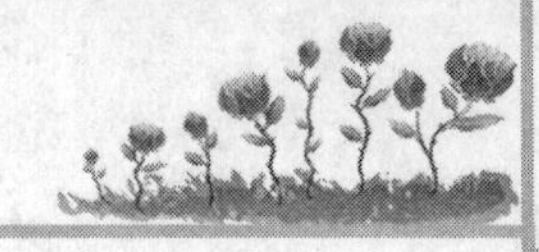

十四、1岁半至3岁幼儿的护理保健

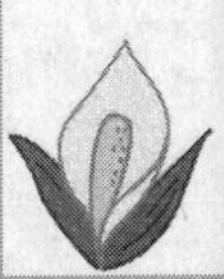

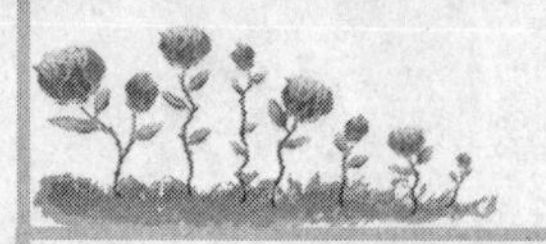

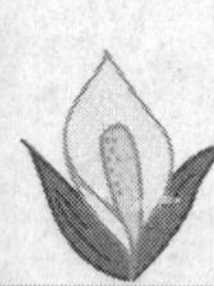

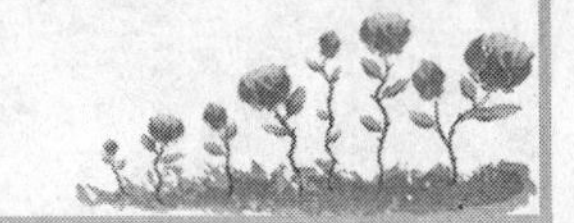

一、新生儿的护理保健

1. 新生儿的体征有哪些特点

婴儿出生之时，如果体重在2.5千克以上，属于健康婴儿。如果体重不足2.5千克，则称之为“早产儿”，也叫“未成熟儿”。

(1)皮肤头部特点：一个健康婴儿的标志是皮肤鲜嫩呈现为粉红色，大声啼哭，手脚自由地活动。婴儿出生时虽然常常啼哭，但几乎是整日鼾睡。婴儿头部一般呈椭圆形，像肿起一个包似的。这是由于胎头在产道里受到压迫所引起的。头胎婴儿或年龄大的母亲所生的婴儿，头部呈椭圆形的更为明显。由于这种现象能自然长好，因此不必特意去注意枕头的枕法，无需人为的纠正。在婴儿刚出生的头几天，一般以不用枕头为宜。婴儿的头顶有一块没有骨头软乎乎的地方，这就是囟门。囟门是头骨在通过产道时为了能变形而留下的空隙。

(2)脸及生殖器特点：刚出生的新生儿，脸看起来好像有些肿，特别是眼睑发肿明显，且多有眼屎。这是产科护士在为了预防“风眼”(淋菌性结膜炎)，使用了硝酸银水点眼而引起的反应。假如采用抗生素点眼，眼屎就不会太多。也不要担心孩子的鼻梁矮，随着年龄的增长会自然高起来。男孩的阴囊看起来也好像有些肿，这种现象会自然消退。女孩的小阴唇比大阴唇要大，好像有些突出来似的，这也会自然长好。

(3)斑及痣特点：有些婴儿其臀部有青痣，也有人称之为母斑或蒙古斑，对这类斑点，父母们不必焦虑，随着孩子的长大，斑点也会慢慢消失。也有些新生儿的脖子、眼睑和鼻尖上，不规则的散布着米粒或豆粒大小的痣，这类痣也会随着孩子的长大慢慢消失。出生当天的婴儿眼睛看不见东西，但耳朵却能听到声音，当你用力关窗户时他们就会有反应。

(4)尿及便特点：刚出生的婴儿，通常是在24小时内排尿。但是，也有的婴儿是在48小时以后才排尿的，这都是正常的。当你打开尿布时，你会看到红砖

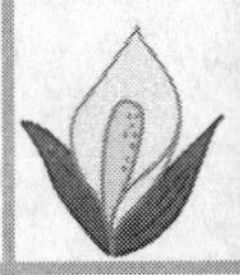

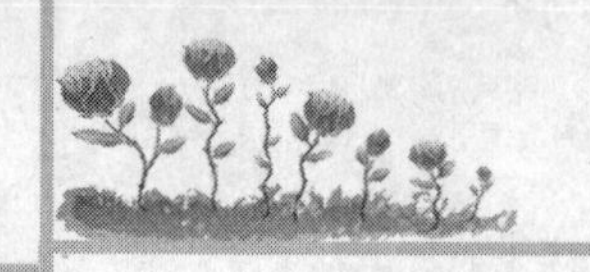

色的尿，这你不必惊讶，也无需担心，这是由尿酸盐引起的，是正常现象。健康婴儿的第一次大便是在24小时以内排出的。粪便呈暗绿色或黑色黏稠状，这叫胎便。这是肠的分泌物在溶解蛋白酶的作用下发生变化所致。粪便呈绿色是因为混有胆汁。

(5)体温特点：婴儿刚出生时，体温和母体相同，然后下降1℃～2℃，8小时后保持在36.8℃～37.2℃。呼吸每分钟为34～35次，脉搏每分钟为120～130次。

2. 出生至1周的婴儿体征有哪些特点

(1)出生后1周内：婴儿出生时头部的变形，脸部的水肿会慢慢恢复正常，婴儿也会变得越来越可爱，越来越喜人。

(2)出生后第三天：婴儿可能会出现新生儿黄疸，这时候的婴儿皮肤出现黄染。这是由于胎儿在子宫内处于缺氧的状态，所以血中红细胞数较多。而当婴儿出生后，由于周围环境中的氧气增多，不再需要过多的红细胞，多余的红细胞在体内破坏，红细胞破坏时会产生一种胆红素，这是一种色素，需要经过肝脏处理后才能排出体外，但由于新生儿肝脏功能尚未发育成熟，使得胆红素聚集于血中，从而引起黄疸。此黄疸不需要特殊处理，在1周左右会自行消退。也有50%的婴儿不会出现黄疸。

(3)出生后3～4天：这个时间里婴儿黑色黏便慢慢减少，开始排出母乳或牛奶消化后的大便，看见这种大便即可以知道婴儿的肠道是通畅的。

(4)出生后4～7天：有些婴儿的乳头部位发生肿胀，按压时婴儿有痛苦的表情，有时候还会出现泌乳，男婴也可能出现这种现象。这是由于婴儿从母乳中摄取了促使母乳分泌的各种激素所导致。这种现象在婴儿成长到2～3周时消失，有时6个月后仍然遗留有痕迹，但最终会消退。部分婴儿在乳头与腋窝之间出现米粒大小的副乳，也不必担心。随着成长，会慢慢消失。

(5)出生后1周：婴儿由于摄水量不足，可出现发热(38℃)，此时只需补给水分即可退热。产后12小时内授乳可以降低婴儿发热的几率。

3. 新生儿个性表现有哪些特点

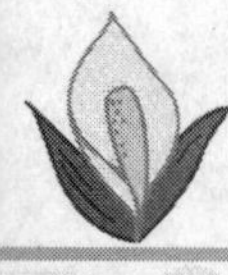

(1)新生儿的个性表现在哭闹的方式上：从出生的第一天开始，爱哭与不爱哭的孩子就可以区分开来。爱哭的孩子肚子稍稍饿一点就会大哭大闹，听到声

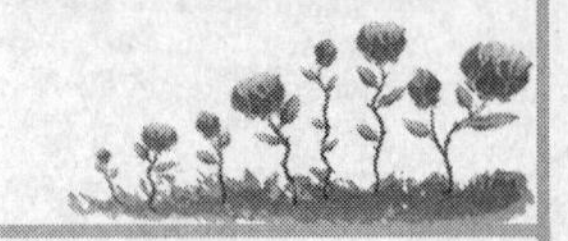

音睁开眼睛就哭，尿布湿了也哭，哭声大而有力。当然，也有些婴儿很安静，几乎不怎么哭。

(2)新生儿的个性表现在吃奶的方式上：有的孩子每次吸 3～4 分钟，就会停下来歇会儿，你动一动婴儿的面颊或是触动一下婴儿口中的乳头，婴儿又会再吸 2～3 分钟，母亲的一侧乳房就能吃上 20 多分钟；而有的孩子一吸上妈妈的乳头就使劲地吃，不到 10 分钟就可以将一侧的乳房吸干，再吸另一侧的乳房，吃着吃着就睡着了。

(3)新生儿的个性表现在大小便的排泄上：有的孩子排尿间隔长，排尿次数固定；有的孩子每天排尿 10～15 次，其间隔时间也不固定，而有的孩子每天只排一次便。大便的颜色、质地也各不相同。同样都是母乳喂养，有的孩子的大便发黏，颜色呈金黄色，而有的孩子的大便呈绿色，含有许多白色颗粒及黏液。用牛奶喂养的婴儿，有的大便发白，有的发黄。

4. 7～15 天新生儿的体征有哪些特点

(1)新生儿在刚出生时皮肤很红，但过了 1～2 周后，就会像人们在进行海水浴后皮肤灼伤一样，表面掉下一层很薄的皮。新生儿的脐带在出生后1周到半个月就会脱落，正常情况下可以不涂药物。

(2)新生儿出生 7 天后的体重同刚生下来时的体重相比一般都没什么变化，这叫做生理性体重下降。这是因为新生儿还不太想吃奶，所以体重不会增加。

不管婴儿具有怎样的成长功能，如果母乳不足，婴儿的体重就不会增加。此时可以适当喂一些牛奶。母亲在生产 2 周后，有希望下奶，因此应该坚持母乳喂养。相反，有些妈妈奶汁充足，但新生儿却不怎么吃奶。如吃五六分钟后就不怎么吃了，或者吃着吃着就睡了。对这样的婴儿就无法硬性地规定授乳的间隔时间和每次喂奶所需的时间。这也是新生儿的个性表现，不必着急，授乳的间隔是会逐渐拉长的。千万不要怕孩子饿着，而把正在鼾睡的新生儿弄醒来喂奶，因为新生儿肚子饿了，会自己哭叫的。通常来说，喂牛奶的婴儿基本上可以 3 小时喂 1 次。

5. 半个月至 1 个月的婴儿体征有哪些特点

婴儿出生半个月后，个体差异更加明显。有的婴儿好静，有时安静得让人

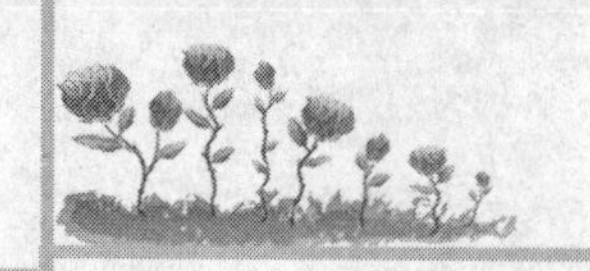

感觉不到他的存在。这样的婴儿睡眠时间相对于好动的孩子来说要长得多,只有在十分饥饿的情况下才会醒来。因为肚子是空的,所以就咕嘟咕嘟地喝奶。如果吃的是母乳,就能很快将两只乳房吃干净。如果吃的是牛奶,能吃120毫升左右。在排尿、换尿布之后,又会安静地呆一会儿,然后在不知不觉间再度入睡。夜里通常在下半夜两点左右醒来1次,凌晨5点醒来1次,换尿布、吃奶之后,又能马上入睡。大便也是每日1～2次。

当然,过于安静的婴儿毕竟是少数,大多数婴儿是不会这样平和的,通常对外界刺激敏感、自我表现能力强的个性让他们表现得异常吵闹,成为众人所说的爱哭的婴儿。只要有一点动静,就会睁开眼睛。尿布湿了,就会大哭大闹表示不快,即使是换完尿布,也会因为饿了而哭个不停。在吃母乳5～7分钟之后,空腹感一消失,他就会不耐烦地停止吃奶,如果妈妈继续勉强让他吃,就会像让他做不合心意的事情一样,会把好不容易吃下去的奶给全吐出来。一会儿,他又会哭闹起来,好像在诉说:“我饿了”。再给他喂奶七八分钟,又会接着入睡。有时候也能连续睡上几个小时。对于这样的婴儿,喂奶是没有规律可循的,有时一天需喂奶十几次。这样的孩子在换成喝牛奶后,情况多少会有所改善。但是,婴儿的性格并不能完全变得平和。假如牛奶瓶的牛奶流出不顺畅,婴儿就会生气地哭起来,就会吐出奶嘴,不再吃奶。千辛万苦喝下去的那些奶也会在十几分钟之后全部吐出来。这种情况在男孩中比较多见。

因为吐出的牛奶的量有多有少,因此到达下次饥饿的时间也有长有短,有一个多小时就开始饿的,也有两个多小时才开始感觉饥饿的。因此,喂奶的时间也就变得没有规律可循了。

6. 新生儿的感知觉发育特征有哪些

(1)视感的发育:新生儿的眼对光反射敏感,出生时已有闪眼及瞳孔对光反射:眼外肌的协调调节差,3～4个月时开始部分调节,12个月时才完善。新生儿出生时为远视,其中有26%新生儿的两眼能追随20～30厘米处的移动的红色环,出生12～48小时的新生儿有76%能做出同样的反应。视觉集中时间在新生儿出生后3～5周时仅5秒,到第三个月已达7～10分钟。

(2)听感的发育:假如在新生儿期或婴儿早期及时发现听力障碍,进行干预,可使语言发育不受或少受损害。宝宝刚出生时鼓室无空气,听力差,3～7日后,婴儿听觉已相当良好。到1个月时,在觉醒状态下听到声音后转动眼和头

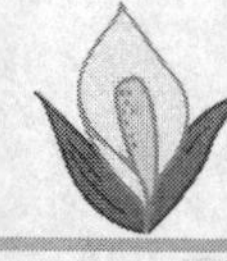

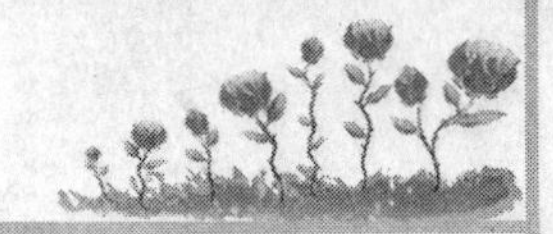

去找声源。听到突然的响声后两臂屈曲抱在胸前,四肢抖动并做出眨眼动作。听到友善或熟悉的声音会停止哭泣,喜欢听母亲的声音。当音量过大或音调过高时,新生儿会背离声源或会受到惊吓,长期处于这种状态他们会缺乏安全感,所以,在跟新生儿说话时应轻声一点儿。此外,在安静状态下他们还能寻找声源,如果逗引不出新生儿上述这些能力,应警惕婴儿是否有听力障碍,为避免发生语言发育障碍,应及时到医院检查,以早发现、早矫治。

(3)触觉的发育:触觉是宝宝最早发展的能力之一,丰富的触觉刺激对智力与情绪发展都有着重要影响。爸爸妈妈应该多与宝宝接触,这样不但能增进亲子关系,更能为宝宝未来的成长和学习打下坚实的基础。

触觉是人类最早出现的感觉之一,胎儿在妈妈肚子里就已经有触觉了。当妈妈抚摸肚子时,胎儿就可以感觉得到。一般来说,胎儿到了 7 周左右大时,口腔就开始对外来的触觉刺激有所反应,并能通过皮肤感觉周围的环境。而另一个较早成熟的系统则是控制平衡感的内耳系统,胎儿亦可通过该系统接受母体摇动所传来的刺激。所以,妈妈们应尽早开展“婴儿抚摸”工作,这样对婴儿的身心健康均有好处。有试验证明生后 3 周的新生儿,其口腔就能感知和区别表面有数个突起的奶嘴和表面光滑的奶嘴,因此小婴儿口腔、口周等处的触觉敏感性已经很高,他们喜欢用口腔去探索周围世界,什么东西都往嘴里放,并喜欢啃自己的手足,可以说在生命初期口腔的感觉对认知发育起重要作用。

(4)嗅觉和味觉的发育:味觉是与生俱来的,但味觉的发育,则靠后天的实践。新生儿一出生就能够把甜味和其他味道区别开。小孩的嗅觉也在出生时已经发育成熟了,出生后 5 天的新生儿就能区别自己母亲和别人母亲的母乳气味。对婴儿来讲,成年人吃起来淡而无味的东西,他吃起来其味无穷。

7. 新生儿的营养需求有哪些

新生儿的营养需求包括维持基础代谢的能量和生长发育需要的能量。在适当的环境中,新生儿的基础热能消耗为每千克体重 209.2 千焦(50 千卡),加上活动、食物等特殊动力作用,每餐需要摄入热能为每千克体重 249.78～335.14 千焦(59.7～80.1 千卡)。

宝宝出生的第一周,所需热能为每天每千克体重 335.14～420.1 千焦(80.1～100.4 千卡),蛋白质每天每千克体重 2～3 克,脂肪每日总需要量为 9～17 克/4.84 焦(100 卡),糖每日需要量为 17～34 克/4.84 焦(100 卡)。

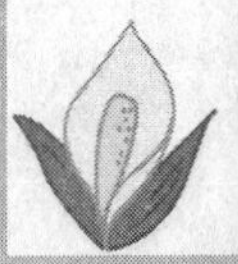

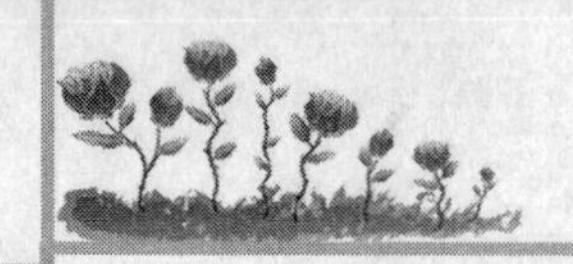

不过，对于出生还不到1周的宝宝来说，最理想的营养是母乳。此阶段宝宝的消化吸收能力有限，母乳中的营养数量和结构都最适合新生儿食用。如果母乳喂养的宝宝健康足月的话，没有必要额外补充营养物质，但如果宝宝是早产儿或患有某种营养缺乏症的话，就应根据具体情况适当予以额外的补充。

宝宝出生2周以后，每日每千克体重会需要420～502.1千焦(100.4～120千卡)的热能，其他营养物质需要量和前两周一样。此外，还有其他各种矿物质、微量元素、维生素等。同样，对于足月健康的宝宝来说，上述营养物质都可以从母乳中吸收。因此，只要母乳充足、宝宝健康，此时依然不需要额外补充任何其他营养物质。

8. 如何选择新生儿的喂养方式

(1)母乳喂养：最好的喂养方式是母乳喂养。母乳，尤其是初乳，是婴儿最好的营养品。母乳喂养有多种好处，不但能够保证宝宝摄入均衡的营养，而且容易被宝宝消化，同时还能有效减少食物过敏的发生。母乳还能够让宝宝身体更强健，因为母乳中含有丰富的免疫球蛋白，可以增强婴儿抗感染的能力。母乳喂养还能够促进亲子之间的感情，能够增强孩子的安全感。总之，母乳喂养是对孩子最有好处的一种喂养方式。

(2)人工喂养：在母亲或者婴儿不适合母乳喂养的情况下，爸爸妈妈应该为宝宝选择经过卫生部门许可出售的奶粉、配方奶粉，按照指定的方法喂养。人工喂养的婴儿最好每天喂6～7次，4小时左右喂1次。

(3)混合喂养：这种喂养方式比较常见于母乳不足的情况，一般会采用奶粉或者配方奶粉(米粉)等来辅助喂养，可以在两次喂母乳的间隔中喂。如果对婴儿采取混合喂养的方式的话，妈妈应该坚持每天保证用母乳喂养3次。通常情况下，母乳喂养的新生儿不需要喂水，人工喂养及混合喂养的婴儿可以在两次喂奶间隙喂温开水，每天喂2～3次，每次40毫升左右。

9. 新生儿一出生就应该哺乳吗

有的妈妈非常不理解，为什么宝宝刚生下来不到1个小时，护士们就要让妈妈给宝宝喂奶呢？这其实是现在医院里非常提倡的“早接触，早吸吮，早开奶”，这“三早”原则到底是什么意思呢？为什么要这样做呢？

临床调查显示，分娩后越早让新生儿吸吮乳汁，母亲泌乳的情况也越好，而

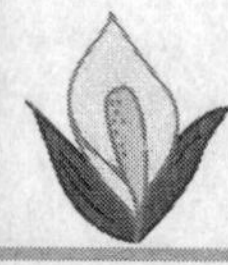

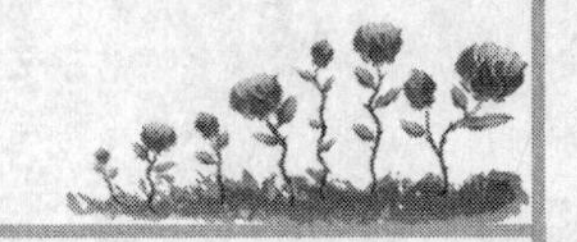

且乳房接受了新生儿的吮吸刺激越多越早，乳汁的分泌量也会越多。

通常，宝宝出生后30分钟内，医生就会建议妈妈给宝宝喂奶。宝宝在出生后的10～15分钟内就会自发地寻找乳头，他们能够凭借本能找到乳头并且开始吮吸。而且通过新生儿的吮吸，乳头受到刺激后，会把信号传到下丘脑，促使垂体释放泌乳激素及催产素，促进乳房泌乳。此外，尽早进行母婴接触对宝宝的心理健康也是很有好处的。顺产的妈妈最好在进行过常规护理之后马上把孩子抱到左胸前，跟孩子说说话，这样不仅可以让孩子产生安全感，而且可以给辛苦分娩的母亲心理安慰。如果妈妈是剖宫产，那么新生儿可能会因为麻醉药而昏昏欲睡。这时候，妈妈要抓住新生儿清醒的片刻，及早把乳头送进宝宝的口中，让他吸奶，哺乳会让宝宝快些苏醒，对宝宝的生长发育非常有利。

10. 喂食初乳的益处有哪些

初乳是母亲生产后7天内所分泌的乳汁。初乳中因含有胡萝卜素，故呈黄色，由于含蛋白质和矿物质，以及免疫物质较多，故较黏稠。初乳与其后的母乳相比，蛋白质含量高，而脂肪和糖的含量少。从营养学角度看，初乳并不一定有多么大的优点，但对婴儿来说必不可少。初乳中含有许多叫做分泌型的免疫物质，它们具有防止婴儿患病，促进健康发育的重要功能。

(1)初乳在新生儿体内不会被消化吸收和分解，它们覆盖在小儿呼吸道和消化道黏膜上，防止细菌和病毒侵入造成感染。婴儿出生后未经6～12个周的时间，婴儿的支气管和消化器官自身不能造出这种分泌型物质。因此，这段时间对婴儿来说，只有初乳中含有的分泌型物质才能防止细菌及病毒等的侵害。

(2)分泌型的免疫物质又一作用是，它能阻止异种蛋白质作为抗原进入体内引起过敏。因新生儿肠黏膜的防御功能发育还不成熟，如不喂初乳而只给牛奶之类的人工营养物质，肠黏膜只吸收与人的蛋白质相异的牛的蛋白质，然后这种性质不同的蛋白质便成为抗原，随着体质发育引起对牛奶的过敏反应，这样对孩子来说，是非常不利的。初乳中还含有很多防止婴儿患病的其他物质，如各种各样的酶，复合铁质蛋白。因此，作为母亲绝不能轻而易举地放弃初乳喂养。

11. 为什么说母乳是婴儿最理想的食物

母乳是母亲给予孩子最天然的、最理想的食物，它不但维护了食物与营养

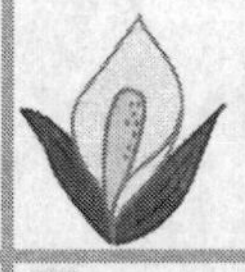

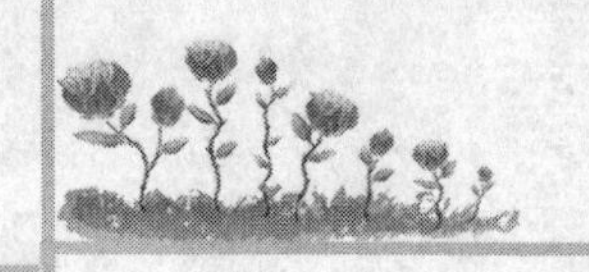

的均衡，并且吸食母乳还是增强婴儿免疫力及抵抗疾病的最佳方法，更是促进婴儿大脑和智力健康发育的保证。

(1)细胞免疫方面：母乳中含有多种免疫细胞，经哺乳到达婴幼儿体内可能发挥积极的抗病作用。其中，巨噬细胞可直接吞噬、杀伤病原微生物，同时它还能分泌释放溶菌酶，这是杀伤病原微生物的重要武器。还有中性多核白细胞也能吞噬杀伤细菌。这些细胞可以说是防御功能的重要"卫士"。此外，B淋巴细胞可针对所感染的病原微生物产生特异性的抗体。这种抗体使得病原微生物不易扩散，却容易被巨噬细胞所吞噬和杀伤，防止疾病的发生和发展。还有T淋巴细胞在病原微生物的刺激作用下，致敏、激活、释放一系列细胞因子，通过化学信息，活化、调动各种免疫细胞(B细胞、巨噬细胞等)协同合作，将病原微生物杀伤消灭在局部。从而预防和制止疾病的蔓延和扩大，进而提高婴幼儿的抗感染力和机体抵抗力。

(2)体液(分子)免疫方面：婴幼儿的体液免疫发育较晚较缓，免疫球蛋白的合成能力不及成人的50%。例如，分泌型免疫球蛋白A(s～14A)是呼吸道与肠道黏膜的保护性抗体，而在婴儿时这种免疫蛋白的供给主要靠母乳来源。这就是人工哺乳的婴儿冬季容易患上呼吸道感染、夏季容易患婴儿腹泻的原因所在。此外，母乳还含有γ-干扰素、白细胞介素、溶菌酶、乳铁蛋白等各种免疫分子。γ-干扰素能干扰病毒的复制(繁殖)和激活其他免疫细胞；溶菌酶主要是溶解革兰阳性细菌细胞壁，导致细菌溶解死亡；乳铁蛋白与细菌竞争结合生长所需的铁原子，使细菌生长受阻；白细胞介素目前已发现有十多种。正是由于这些细胞因子的存在及综合协同作用，才产生机体的免疫应答和免疫效应，从而保持机体的免疫均势和顽强的抗病能力。

(3)其他因子：在免疫学的范围之外，母乳中还有些其他因子，例如B1结合蛋白、双歧因子、黏蛋白等。它们在婴幼儿体内分别起着抑制致病菌的繁殖、降低病毒入侵机会的作用。

实践证明，母乳喂养的婴幼儿上呼吸道感染和腹泻的发生率较人工哺乳婴幼儿的发生率明显减少。母乳不仅能供给婴幼儿丰富的营养，更重要的是，它还向婴幼儿提供抵御外来病原微生物侵袭的能力，这是人工喂养无法相比的。

12. 吃母乳的孩子需要喂水吗

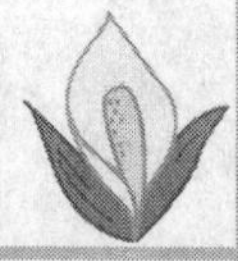

许多产妇都会从妈妈那辈人听到很多经验，比如在给宝宝喂奶的间隔中要

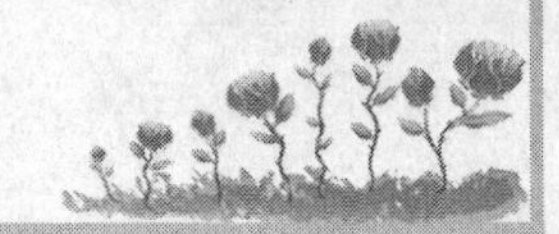

加喂一次温开水，这样可以防止宝宝脱水。不过这种做法与目前联合国儿童基金会提出的“母乳喂养新观点”不相符。联合国儿童基金会的观点认为：通常情况下，母乳喂养的婴儿在 4 个月内都没有必要增加任何食物和饮品，包括水。

人类生长发育的过程中需要六大类营养素，它包括蛋白质、脂肪、糖类、维生素、微量元素和水。前 3 种营养素能够产生热能，维持体温，被称为“产能营养素”；后 3 种不能产生热能，叫做“非产能营养素”，不过这几种物质都是不可缺少的。研究表明，母乳内含有 4～6 个月内婴儿所需的全部营养物质。它不仅包括婴儿所需的蛋白质、脂肪和乳糖，而且含有足量的钙、磷等微量元素和充足的水分。水是母乳的主要成分，这些水分对 6 个月内的婴儿来说已经足够了。6 个月以内的婴儿，在母乳足够的情况下，热能和水分已经能够充分满足婴儿新陈代谢的需要了。所以，母乳喂养的婴儿不需要喂温开水，而且另外加水的话，会使婴儿的心脏和消化道负担增加，对婴儿的生长发育不利。不过，当婴儿身体不适，由于高热、腹泻等疾病发生了脱水情况的时候，或者服用了磺胺药物，以及盛夏时婴儿出汗过多的时候，需要另外喂些温开水来补充体内丢失的水分。

13. 为什么说母乳喂养有助于妈妈防病

母乳喂养可以减少女性乳腺、卵巢肿瘤及缺铁性贫血等疾病的发生率，是女性追求健康的体现。研究表明，母乳喂养的时间长短是影响女儿患乳腺癌发病几率的重要因素，甚至超过了遗传因素。这项研究发现，即使是患有乳腺癌家族病史的女性，如果喂养孩子超过 6 个月以上，就可以降低 5％的患乳腺癌的几率。

目前，发达国家的女性 70 岁时有 6.3％的人患乳腺癌，而在一些贫穷落后的国家，70 岁女性乳腺癌患病率只有 2.7％。正是母乳喂养使得乳腺癌患病率大幅降下来。研究发现，如果发达国家的女性有六七个孩子，她们患乳腺癌概率也会从 6.3％降到 4.7％。如果每个孩子母乳喂养两年，乳腺癌患病率将会降到 2.7％。如果只有一两个孩子，而每个孩子进行母乳喂养 1 年，乳腺癌患病率将会从 6.3％降到 6％。

14. 哪种情况下不能给婴儿喂母乳

尽管母乳喂养对母亲和婴儿都有好处，但并不是所有的母亲都能用母乳喂

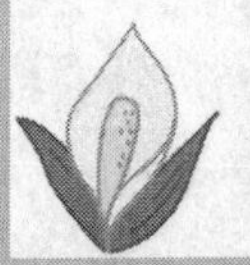

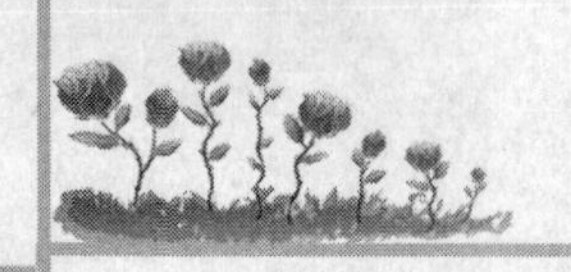

养婴儿，如果存在以下情况，绝不能用母乳喂养。

(1)当母亲为成人 T 细胞白血病病原体 HTLV-1 携带者时，不能采用母乳喂养。这是因为存在于母乳淋巴细胞内的病毒进入婴儿体内，婴儿以后有发生白血病的可能。

(2)患艾滋病的母亲所生婴儿有的在宫内没受感染，为防止经母乳传播疾病，因此不能用母乳喂养婴儿。

(3)做过隆胸手术的人不能用母乳喂养。一些女性在婚前爱美，将硅胶放入乳房内做了隆胸手术。近来报道婴儿吃了这类母亲的乳汁后，有发生食管疾病现象，所以，这类母亲也应禁止授乳。

(4)母亲为乙型肝炎患者，血中 HBsAg 阳性时，婴儿应在产后马上接种乙肝疫苗，并禁止母乳喂养。

15. 给婴儿哺乳时应注意哪些事项

(1)着装宜宽松：妈妈的着装以宽松为宜，这样方便喂奶，同时也避免过于紧身的衣服挤压乳房。另外，喂奶时如有其他人在场，宽松的衣服还可遮盖乳房。

(2)选择舒适的姿势：妈妈在喂奶前要选择好舒适的姿势。因为，婴儿吃奶不是一瞬间就能解决的事，姿势不对，妈妈受罪，婴儿也吃得不痛快。再者，姿势舒服，乳汁分泌也会顺畅；当宝宝感觉到姿势舒服的时候，它吸吮也会更有力。

(3)正确含接乳头：一般母亲每次喂奶时先将乳头触及婴儿上唇，引起其觅食反射。当婴儿口张大的一瞬间，让婴儿靠近自己，使他能大口地将乳头及大部分乳晕含入口中。含接后，婴儿的唇上下外翻，呈“鱼唇状”，可见到上方的乳晕含得比下方多，婴儿的舌头位于乳头下，勺状环绕着乳头。这样在吸吮时能充分挤压乳晕下的乳窦，使乳汁排出，还能有效地刺激乳头上的感觉神经末梢，促进母亲的泌乳和排乳反射。婴儿吸吮时两颊鼓起呈圆形，出现典型的颌部动作，即颌部肌肉缓慢而有力及有节律地向后作出伸展运动，直至耳部，吸吮慢而深，有时会暂停，能看到他的吞咽动作，听到他“咕噜”“咕噜”的咽奶声。如婴儿含接乳头后，唇内卷，大部分乳晕在口外，两颊吸吮时内缩，或母亲感到乳头疼痛，说明婴儿的含接姿势不正确，应及时纠正。

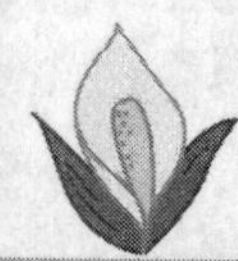

(4)保护乳头：妈妈给婴儿喂奶前要先挤出几滴乳汁，涂在乳头周围，这样

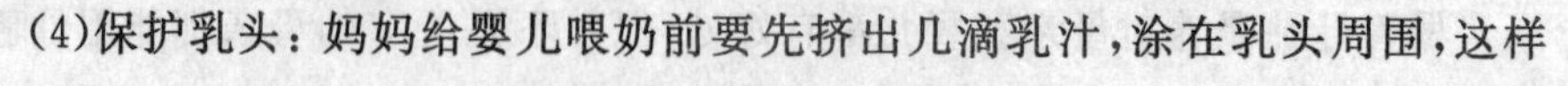

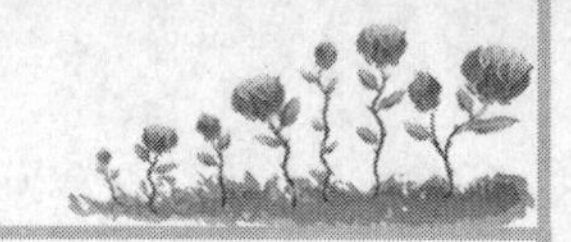

就可以起到滋润作用。宝宝含住乳头吸吮，妈妈不感到疼痛，表示宝宝吸吮动作正确。喂奶后滴几滴奶涂在乳头上，让其自然干燥，可以减少发生乳头皲裂的机会。这里强调一下，乳头皲裂不单是喂奶时疼痛，它还是感染乳腺引起炎症的一个通道。

(5)喂乳时不要呛着宝宝：在喂奶的时候，尽量不要等到宝宝特别饿的时候再喂，这样能避免宝宝吃奶太急导致被呛到的情况发生。妈妈奶水充足的话，可以在喂奶时，用食指和中指夹住乳头，俗称"剪刀手"的形状，让奶水出来慢一点，这样可以不让奶水流量过大。或在奶水过多的时候停一停喂奶，用两只手按住乳头，轻轻揉一揉，让它回一下再喂宝宝。

(6)用两侧乳房哺乳：有些婴儿食欲旺盛，在每次哺乳时都需喂两侧乳房，而其他一些婴儿可能吃了一侧乳房就满足了，或对另一侧乳房吃得很少。许多母亲和婴儿都有最习惯的一侧乳房，然而如果婴儿总是在一侧乳房吃奶较另一侧多，那么吸得多的一侧乳房就会增大，婴儿可能会从这侧乳房得到足够的乳汁，但这会使母亲的乳房变得一大一小。

为了避免这一问题，让婴儿吸空一侧乳房，并确认他吃到了后乳。如果婴儿还想吃，即让他吃另一侧乳房，但不要强迫他吃完。一次哺乳先从右侧乳房开始，下次哺乳从左侧乳房开始，这样两侧乳房能轮流吸空，能得到同样的刺激并能继续产乳。

(7)让宝宝一次吃饱：每次喂奶要让宝宝一次吃饱，如果宝宝吃一小会儿就睡了，可以揉揉宝宝的耳朵，挠挠宝宝的脚心，逗醒宝宝，或把乳头撤出再放进嘴里。当婴儿吃饱了，他会停止吸吮并自己松开乳头。有时婴儿松开乳头时就睡着了，要避免养成新生儿含乳头睡觉的习惯。宝宝如果真的吃饱了，再怎么逗他也不会再吸吮，这时应把乳头轻轻从宝宝的口中撤出。没有必要在规定时间内停止哺乳或者让婴儿离开乳房。有些婴儿吃得慢，有些婴儿吃得快，可以让婴儿自己决定何时停止哺乳。

(8)从宝宝嘴里抽出乳头：结束哺乳要从婴儿嘴里抽出乳头时，注意不要硬拉，否则妈妈会感到疼痛；一般婴儿吃饱了会主动松开乳头，但有时婴儿还会咬住乳头，硬拉会拉伤乳头。巧妙拉出乳头的办法是，当婴儿吸饱乳汁后，母亲可用手指轻轻压一下婴儿的下巴或下嘴唇，这样做会使婴儿松开乳头。

16. 如何判断母乳是否充足

坚持母乳喂养有时候是一件异常艰难的事情。最大的困难，其实不在于乳

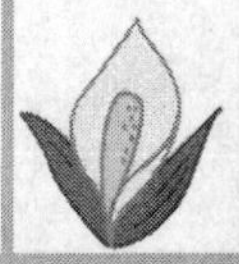

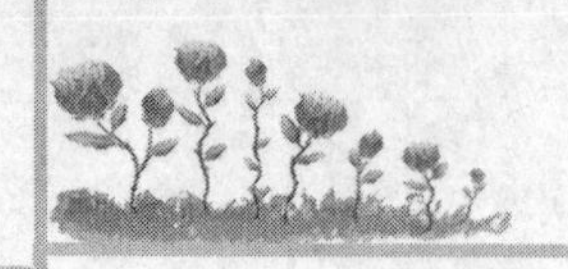

汁分泌不足,反倒是其他因素的干扰。新妈妈的心里产生了干扰和压力,就会产生激素,导致妈妈的身体即使有丰盛的乳汁也分泌不出来。越是担心、着急的母亲,乳汁分泌越是困难。

那么,如何判断母乳是否充足?一般说来,如果乳房胀满,表面静脉显露,用手挤时容易将乳汁挤出,婴儿吃奶时有连续的咽奶声,吃完后能安静入睡,醒后精神愉快,每月体重稳步增加。大便每天 1~3 次,色泽金黄,呈黏糊状或成形,表示奶量充足。反之,乳房瘪软,挤不出奶汁,婴儿吸奶时要花很大力气,或吃空奶后仍含着奶头不放,有时猛吸一阵便吐掉奶头而哭,吃完奶后睡不到一二个小时又醒来哭闹,大便量少或呈绿色的稀便,每月体重增长缓慢,都表示母乳不足。或者在哺乳前后将婴儿各称一次,重量差值就是吸奶量。

17. 母乳不足时怎么办

现实生活中,有的妈妈先天性乳腺发育不良,妊娠时乳房不增大,产后乳房不胀,两侧乳房大小不一,此时乳汁分泌不好。另外,30 岁以上初产妇,无论如何努力,也存在乳汁分泌不足的情况。

(1)母乳不足的因素:①妈妈是否生病,妈妈的乳头有否异常。②哺乳期间,避免或尽可能减少给哺乳的妈妈使用镇痛和镇静药,也不宜服用雌激素、孕激素类避孕药,以防抑制乳汁分泌。③初产妇剖宫产分娩,体质虚弱,或出血过多造成气血亏虚,会引起经脉气机不畅,乳络阻滞,泌乳迟缓,生化乳汁不足或无泌乳。④麻醉药和抗生素药物会抑制脑垂体催乳激素分泌乳汁。对于这些产妇,应同时配合饮食、中西药物或针灸治疗催乳。

(2)母乳喂养得不合理:最常见的母乳不足原因是婴儿的吸吮时间不够,因此,妈妈应该保证足够的时间来喂养自己的婴儿,特别是新生儿,每天的哺乳时间可能长达 8 个小时。

(3)避免乳头错觉:研究表明,人工喂养 3 次后,婴儿即已产生乳头错觉,个别婴儿人工喂养 1 次也会产生乳头错觉,因此提倡早吸吮及 24 小时母婴同室,按需哺乳,尽量避免早期使用各种人工乳头及奶瓶。乳头错觉的纠正,要在婴儿不甚饥饿或未哭闹前指导母乳喂养,可通过换尿布变换体位、抚摸等方法使婴儿清醒,产妇以采取坐位哺乳姿势为佳,可使乳房下垂易于含接。乳房过度充盈时湿热敷 5 分钟,挤出部分乳汁使乳晕变软,便于宝宝正确含接乳头及大部分乳晕。

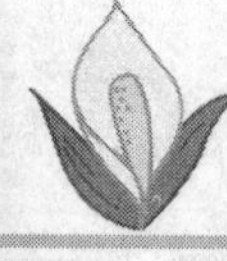

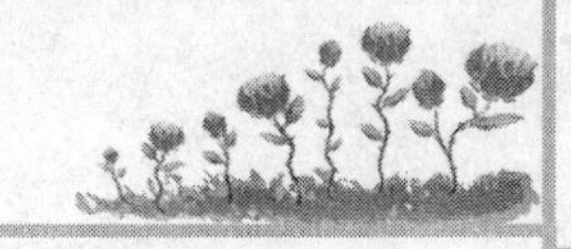

(4)注意休息和培养哺乳的信心：乳汁分泌与神经中枢关系密切，过度紧张、忧虑、愤怒、惊恐等不良精神状态可引起乳汁分泌减少。产妇要保持精神愉快，对母乳喂养抱有信心，尤要注意劳逸结合，保证足够的睡眠和休息，最好采取与婴儿同步休息法，减少干扰。听轻松的音乐，看健康有趣的书画，有利于调节心理，保持心情舒畅。家庭其他成员应照顾好乳母，精神上多加安慰鼓励，并主动分担家务，防止其疲劳。

(5)及时、适量、科学地补养：妈妈的乳汁归根结底来源于吃下去的食物，喂奶妈妈要讲究食谱的科学性。大量资料证明，肉类、蛋类及豆制品类食物具有丰富的营养成分，不仅可补充分娩时消耗的大量热能，而且为制造乳汁提供了大量优质原材料，如优质蛋白、不饱和脂肪酸、微量元素等。因此，哺乳期间不可偏食。但是，要避免分娩后马上开始猪蹄汤、鲫鱼汤等高蛋白、高脂肪饮食，这样会使初乳过分浓稠，引起排乳不畅，分娩后的第一周内食物宜清淡，应以低蛋白、低脂肪的流质为主。此后可适当增加营养，可根据个人口味、平时习惯，适当多吃一些促进乳汁分泌的食物，如鲫鱼、鲢鱼、猪蹄、鸡及其汤汁，还可适当多吃些黄豆、丝瓜、黄花菜、核桃仁、芝麻之类的食物。但是，不宜大量吃味精，味精进入宝宝体内会导致宝宝锌元素缺乏，妨碍体格与智能发育；不宜大量饮用麦乳精，因麦乳精有回奶作用。在整个哺乳过程中还应始终避免食用含雌激素的食品，如雌性的动物、家禽和鱼类等。这是由于在食用这些雌性食物时，会同时摄入过多雌激素。初产妇体内的过量雌激素会抑制催乳激素而导致泌乳量的减少。因此，民间流行的产妇进补老母鸡汤实际上是错误的。有经验的老中医会建议初产妇食用会啼叫的公鸡来帮助催乳。泌乳量过多时则可适量食用雌性动物。

(6)注意喂养技巧：哺乳前应用温开水清洗乳头，切忌使用肥皂、酒精、洗涤剂等，以免除去保护乳头和乳晕皮肤的天然薄膜，造成乳头皲裂，影响哺乳。对扁平内陷乳头，在吸吮前做好乳房护理，采用乳头伸展法，负压吸引法等拉开并离断与内陷乳头“绑”在一起的纤维，使乳头向外突出后尽快让婴儿含接。哺乳结束后，可挤出少量乳汁，均匀地涂抹在乳头上，以保护乳头表皮。乳母应穿柔软的棉质衣衫，不宜穿化纤材料或质地粗糙的布料上衣，以防对乳头的不良刺激。同时应防止乳房挤压、损伤，以免影响泌乳质量。如果乳汁分泌不足或乳房胀痛不适，可轻轻按摩，以促进乳房血液循环和乳汁分泌。

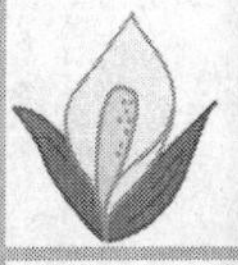

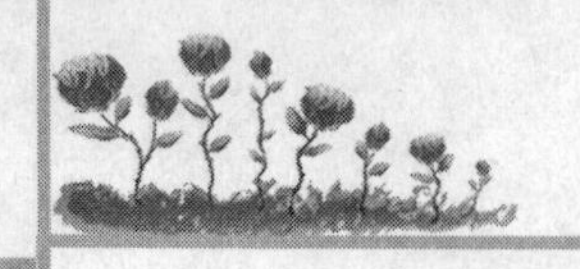

18. 如何选择合适的奶粉

市面上的奶粉琳琅满目，什么样的奶粉最适合自己的孩子呢？以下5种奶粉可供新爸爸、新妈妈参考。

(1)速溶奶粉：溶解速度很快，便于冲配，但颗粒粗并且容易吸收水分，消化起来比较困难而且含糖量很高，所以并不适合新生儿。

(2)淡奶粉：淡奶粉含糖量很高，每100克淡奶粉中含糖35克。此外，淡奶粉中酪蛋白的含量高，不易消化，所以也不适合新生儿。

(3)甜奶粉：这种奶粉是把牛奶的水分去掉，再加糖制成的，含糖量较高不易消化。味道很甜，虽然宝宝爱喝，但是也会造成宝宝对甜食的依赖，之后添加辅食会有困难，所以也不适宜新生儿。

(4)婴儿奶粉：以牛奶为主要原料，加入了大豆蛋白和来自大豆的油脂，可以弥补牛奶中酪蛋白不易消化的缺点，同时还补充了滋养性单糖、维生素和一定量的铁，比较适合新生儿食用。

(5)母乳化奶粉：也被称为“配方奶”，是科学家根据母乳的成分，重新调整奶粉中酪蛋白与乳清蛋白、饱和脂肪酸与不饱和脂肪酸的比例制成的，去除了部分矿物盐，加入了适量的营养素，包括各种维生素、乳糖等物质，和母乳的营养成分比较接近，1岁以内的婴儿都比较适合。

19. 如何选择配方奶粉

母乳是宝宝最理想的食物，但由于各种原因不能进行母乳喂养或母乳不足时，妈妈就需要考虑选择配方奶粉了。婴幼儿配方奶粉是专为没有母乳及缺乏母乳喂养的宝宝们而研制的食品，它根据不同时期婴幼儿生长发育所需营养特点而设计，成为无母乳或母乳不足宝宝的较为理想的替代食品。

(1)适合宝宝的奶粉：首先是食后无便秘、无腹泻，体重和身高等指标正常增长，宝宝睡得香，食欲也正常。再就是宝宝无口气，眼屎少，无皮疹。

(2)越接近母乳成分的越好：目前市场上配方奶粉大都接近于母乳成分，只是在个别成分和数量上有所不同。母乳中的蛋白质有27%是α-乳清蛋白，而牛奶中的α-乳清蛋白仅占全部蛋白质的4%。α-乳清蛋白能提供最接近母乳的氨基酸组合，提高蛋白质的生物利用度，降低蛋白质总量，从而有效减轻肾脏负担。同时，α-乳清蛋白还含有调节睡眠的神经递质，有助于婴儿睡眠，促进大脑

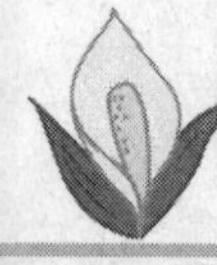

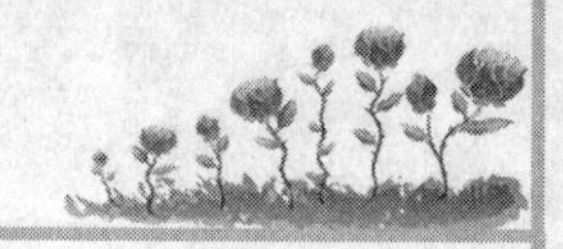

发育。所以要首选仅乳清蛋白含量较接近母乳的配方奶粉。

(3)根据宝宝年龄选择:奶粉说明书上都有适合的月龄或年龄,可按需选择。

(4)按宝宝的健康需要选择:早产儿消化系统的发育较顺产儿差,可选早产儿奶粉,待体重发育至正常(大于 2 500 克)才可更换成婴儿配方奶粉;对缺乏乳糖酶的宝宝、患有慢性腹泻导致肠黏膜表层乳糖酶流失的宝宝、有哮喘和皮肤疾病的宝宝,可选择脱敏奶粉,又称为黄豆配方奶粉;急性或长期慢性腹泻或短肠症的宝宝,由于肠道黏膜受损,多种消化酶缺乏,可用水解蛋白配方奶粉;缺铁的孩子,可补充高铁奶粉。这些选择,最好在临床营养医生指导下进行。

20. 调配奶粉要注意的事项有哪些

用开水消毒用具后,将奶瓶、胶皮奶嘴、奶粉匙、夹子等放在蒸锅里,煮沸 10 分钟后把火关掉。待完全冷却后,用夹子取出,取出奶粉匙用其将奶粉装入奶瓶里,放入温度适宜的开水进行调配,最后把奶嘴夹出安在奶瓶上。每次调配奶粉可以将六、七组奶瓶一起消毒,放到冰箱里,使用时每次取出 1 组。

奶瓶胶皮奶嘴在用过之后要马上进行清洗,口朝下倒立着放好,等待消毒。

随着婴儿逐渐长大,要添加白糖、谷粉时,可以与奶粉一起装入奶瓶,然后加开水,慢慢冲开。当开水量加够时,盖上胶皮奶嘴,等凉到和体温相同时再喂孩子。

21. 喂牛奶时要注意哪些事项

孩子生下后,母亲没有奶水或奶水不足,或因患有某些疾病而不能母乳喂养等情况下,都需要进行人工喂养,而人工喂养的首选食品是牛奶。但是,缺少育儿经验的年轻父母,不知道如何用牛奶喂养小儿,结果不但不能充分利用牛奶的营养,反而会影响孩子的健康。

(1)牛奶中不必对水:以往在给新生儿、婴儿喂牛奶时,父母总是先让小儿吃对水的稀牛奶,近年这种做法已被否定。营养学家认为,这种喂奶方法对小儿无益,因为 3 个月以下婴儿肾脏功能尚未健全,体内水积存过多,容易导致水中毒。实践证明,只要孩子吃后不吐泻,就应喂纯牛奶,这样喂养的新生儿体重增长较快。

(2)不要去掉奶皮:牛奶加热过程中,常在表面上产生一层膜,人们称之为

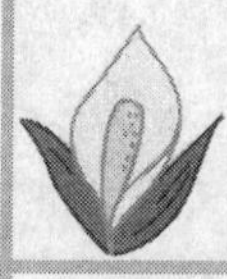

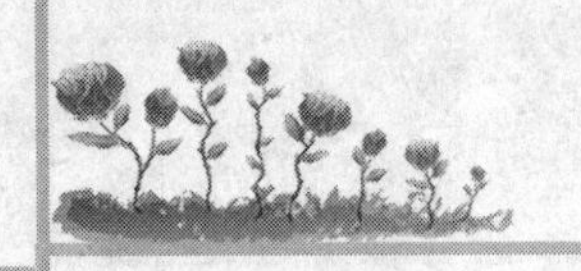

奶皮，不少父母喜欢将这层奶皮丢掉。其实，奶皮内含有丰富的维生素 A，对眼睛健康有益。以牛奶为主食的婴儿，如果长期饮用去奶皮牛奶，不利于眼睛的健康。

(3)每天喂养不要过量：以牛奶为主食的婴儿每天喝牛奶不得超过 1 千克，否则大便中会有隐性出血，时间一长容易发生贫血。

(4)喂牛奶和喂果汁宜错开时间：实践证明，用牛奶喂养的小儿，容易出现大便干结、排便困难，有的家长为了减轻宝宝的痛苦，让他们多饮果汁。其实，因喝牛奶引起的大便干结，只要酌情减少奶量，再增加一些糖，问题就会解决。因为牛奶中某些蛋白质，遇到这些弱酸性饮料会形成凝胶物质，变得不易消化吸收。饮用果汁的时间，要与喂牛奶时间隔开，一般以喂牛奶后 1 小时为宜。

(5)牛奶过热时不要加糖：有些父母在替孩子煮牛奶时，为了使糖溶化得更快些，牛奶一热就加糖，这是很不科学的。因为糖与牛奶中的赖氨酸，在高温下会生成一种有毒物质——果糖基赖氨酸，这种物质会对人体产生危害。如果喜欢喝甜牛奶，最好等热牛奶凉后再放糖，且加糖量不宜过多。

(6)不要在牛奶中掺米汤：有些家长喜欢在牛奶中掺些米汤、米粥，再喂给孩子吃，这也是一种错误吃法。有人做过试验，将牛奶与米汤掺合后置于不同温度下，结果维生素 A 都有很大的损失。孩子如果长期维生素 A 摄入不足，就会出现发育迟缓、体弱多病等，所以牛奶、奶粉与米汤等最好分开喂孩子。

(7)不让婴儿喝剩下的牛奶：有些父母为了图省事，将煮沸的牛奶放在保温杯内，一旦婴儿啼哭要吃奶时。就可将牛奶倒入奶瓶中喂。如此确实方便，但并不科学。牛奶煮沸后，温度会逐渐下降，牛奶中含有的蛋白质及糖，是细菌很好的培养基。在牛奶中，细菌每 20 分钟就能繁殖一代，3～4 小时后就可使牛奶变质，对小儿健康威胁很大。另外，保温杯中恒定的温度，可破坏牛奶中的维生素等，也会直接影响孩子的健康。

(8)喂孩子牛奶前要先试温度：喂孩子牛奶前，一定要试一试牛奶的温度。①你可先滴几滴牛奶在大人手腕上，因为手腕部感觉较为敏感。如果感到滴下的牛奶温度不冷不热，说明牛奶的温度和手腕皮肤温度相似，大约为 37℃，就可以喂给孩子吃了。②可把奶瓶贴在面颊部试温，如果不感到烫或冷，说明与体温接近，可以喂给孩子吃。

22. 早产儿与成熟儿的喂养有什么不同

早产儿对热能的要求高于成熟儿，每日每千克体重需热能 460～630 千焦。

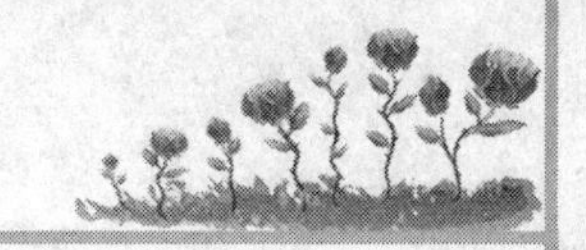

因早产儿肺呼吸的做功比成熟儿大，但吸收能力低于成熟儿，所以热能的供给还是以稍低开始为宜，也可视情况逐步增加。

(1)蛋白质：成熟儿从母乳中摄入的蛋白质占总热能的6%～7%，早产儿摄入的蛋白质占总热能的10.2%，高于正常儿。

(2)氨基酸：正常儿必需氨基酸为9种，早产儿为11种，因早产儿缺乏有关的转化酶，不能将蛋氨酸转化成胱氨酸，苯丙氨酸转化成酪氨酸，因此胱氨酸、酪氨酸成为必需氨基酸，必须从食物中摄取。

(3)矿物质：早产儿比成熟儿需要的多，因为胎儿的最后阶段，是矿物质增加的阶段，如钙、磷、铁都要增加，不足月的早产儿体内就会缺乏矿物质。

(4)维生素：早产儿缺维生素E，易出现溶血性贫血，早产儿对脂肪的吸收率不如成熟儿，并可能缺乏脂溶性维生素及其他营养素。早产儿食配方食品好还是以母乳喂养好，待研究。总之，早产儿的营养应因人而异。因情况不同，个体差异，营养上应结合个体情况细致考虑。

由于早产儿在医院通常都是同妈妈分房而居，因此绝大多数宝宝失去了吃母乳的机会。除了母乳之外，早产儿专用配方奶粉就成了早产宝宝的最佳食品。但目前，专用配方奶粉只有在医院才能吃到。由于早产儿的消化功能非常不完善，因此奶中的脂肪含量不宜过高，所以除了母乳和专用配方奶粉，妈妈可以为宝宝选择大众化的脱脂奶粉。

23. 为什么说早产儿喂奶粉时浓度不宜过高

因为早产儿肾脏没有发育完善，喂奶的浓度过高，对宝宝的体重增长会带来影响。因为早产儿的体内含水量很高，一般新生儿的含水量占人体的70%，而早产儿达到了80%～85%，体内含水量高了，面临的最大问题就是容易脱水。因为奶水浓度太高，从小便中带出的水分相对要多，所以即便吃得再多，也会从小便中溜走，因此体重增长也会非常缓慢。

早产儿的奶水浓度最合适的比例是2∶1，即2份奶，1份水。相对而言，正常新生儿的奶水浓度是3∶1的比例。早产宝宝的早期阶段就是按照2∶1的比例喂养，一直喂养到满月(假如提早出生1个月，宝宝虽然已经2个月了，但真正月龄应以满月宝宝计算)，然后再逐渐按照3∶1的浓度给宝宝喂奶，逐渐过渡到喂养全奶。除了市面上卖的脱脂奶粉外，家庭也可以自制脱脂奶——将普通牛奶煮沸，去掉最上面一层奶油，用同样方法连煮3遍即可。

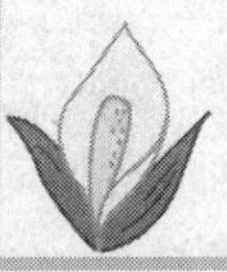

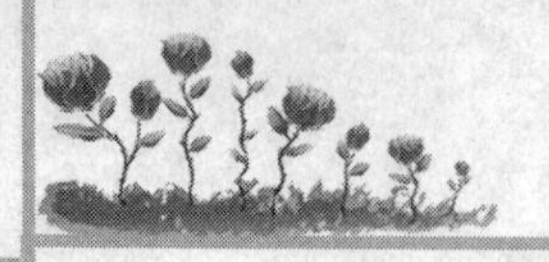

24. 尿布的垫法有什么讲究

本来婴儿在胎内是呈螃蟹形的，出生以后双腿分开，在膝盖部进行弯曲，这是一种自然的姿势。如果是这种姿势，大腿骨的顶端就会挂在关节臼上。在这种姿势下，双腿在进行蹬踢的运动中，髋关节就会顺利发育，即使站立也不会滑脱。但是，当强行伸直婴儿的膝盖使双腿并拢时，连在大腿骨上的肌肉就会紧张而使其顶端滑脱。这样就会破坏大腿骨顶端的臼盖的发育。所以尿布应使双腿呈自然的姿势，在裹法上不要影响髋关节和膝盖的自由活动。

(1)在高温季节，为防止发生尿布疹的发生，应该增加不裹尿布的时间。在测量婴儿的身高时，也不要将婴儿的双腿拽直。

(2)当给女婴儿擦去臀部上沾着的大便时，如果用尿布的一角从后面向前面擦，就会使大便里的大肠埃希菌沾在阴部，从而由尿道进入膀胱引起膀胱炎。

(3)有的婴儿在即使勤换尿布的情况下也可能发生糜烂。若发生糜烂，除频繁地换尿布之外，洗尿布时要用热水把肥皂彻底洗掉，防止其刺激皮肤。当糜烂处的皮肤即将脱落时，为了防止细菌侵入，要把尿布充分地进行日光消毒。

25. 怎样给婴儿洗澡

大多数婴儿都会喜欢洗澡。替婴儿洗澡时，要保证房间温暖。在准备给婴儿洗澡之前，要准备好婴儿澡盆、更衣垫子、婴儿洗澡毛巾、洗头时用的洗头毛巾、防水围裙、洗脸用的一盆温开水、棉花、婴儿皂液、尿布、婴儿爽身粉、干净衣服等用品。

首先，在澡盆里放进适量冷水，加上热水混合，用你的手腕检查水的温度，感到暖和便合适；装水约 10 厘米深，加入皂液。当然最好准备好备用热水，以确保洗澡过程中保证水温处在合适的温度。其次，将洗澡毛巾放在更衣垫子上，在上面替婴儿脱掉衣物，剩下尿布为止。为了防止婴儿从手中脱落，可将婴儿用浴巾裹紧。为了不让水灌进耳朵里，可用拇指和中指从后面把耳郭像盖盖儿似的按在耳孔上。为婴儿洗头时，将婴儿的头抱在一只手上，背部靠在前臂上，把婴儿腿放在你的肘部。另一只手做成环状，轻轻地将澡盆的水淋到婴儿头上。大多数牌子的皂液，用来洗头都不必再过清水。然后，将婴儿抱回你的膝上，用另一条毛巾将婴儿的头轻轻抹干。洗完头后，清洁婴儿的屁股。把婴儿放在垫子上，除去尿布，清洁婴儿的屁股后，可以将婴儿放入澡盆了。用手轻

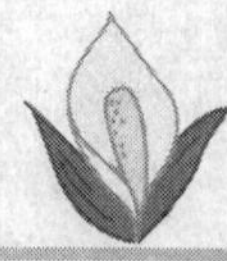

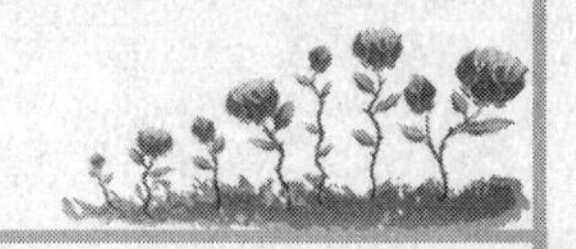

轻往婴儿身上泼水，要一直保持对婴儿微笑，不停与婴儿说话，如果婴儿看起来似乎还是紧张，泼水的速度要慢要缓。对于新生婴儿来说，在水中呆 2～3 分钟已足够。把婴儿抱在你的膝盖上，用毛巾包起来，搂抱婴儿，让毛巾把婴儿身体抹干，再把婴儿放在垫子上，擦干所有皮肤皱褶，最后包上干净的尿布。

给婴儿洗澡的次数取决于天气条件的好坏和婴儿排泄物的多少。两天大便 1 次的婴儿并不一定非要每天洗澡，但每天大便 5～6 次，经常吐奶弄脏头部的婴儿，需天天洗澡才能防止皮肤糜烂。炎热季节在洗澡后应喂 20～30 毫升的糖水或果汁。

26. 如何观察新生儿的粪便异常

刚刚离开妈妈的子宫，新生儿的大便次数会很多，这是正常现象。因为新生儿的神经系统发育尚不够完善，大脑的调节功能较差，而且新生儿的肛门括约肌发育还不成熟，所以只要有大便积聚在直肠内，就随时可以引起新生儿排便。

(1)胎粪：新生儿出生后三四日内所排的大便叫胎粪，是由消化液、脱落的上皮细胞及吞入的羊水混合形成的，无味，为墨绿色或棕褐色黏稠便。粪量不多，拉在尿布上，不易冲洗。生后 10 小时内开始排出，一般经 36～48 小时排净。

(2)牛乳喂养的粪便：用牛乳或奶粉喂养的婴儿，每日大便 1～2 次，常有便秘现象，为淡黄色或土灰色，硬膏样，有时混有奶瓣，为酪蛋白凝块，因牛奶中蛋白质含量较高，故稍有臭气。如排绿色便，表示肠蠕动加快或肠道有炎症。

(3)人乳喂养的粪便：单纯吃人乳的孩子，每日排便 2～4 次，1 周后大多为每天 1 次。粪便呈黄色或金黄色，均匀软膏状，有酸气，无臭味。有的新生儿有时 2～3 天或 4～5 天才排便 1 次，但粪便并不干结，仍为软便或呈糊状，排便时要用力屏气，脸涨得红红的，好似排便困难，这是母乳喂养常有的现象，俗称"攒肚"。每个宝宝的大便都是不一样的，只要食欲好，精神状态好，体重在恢复生理性体重下降后逐渐增加，这时就不用太担心大便次数多一次或少一次，也不用过多地担心大便是糊状还是条状。

不同颜色的异常大便，常可提示不同的疾病：①状如蛋花汤，色黄，水分多而粪质少，提示病毒性肠炎和致病性大肠埃希菌性肠炎。②状如赤豆汤，提示坏死性小肠炎。③状如海水，味腥臭，黏液较多，有片状假膜，提示金黄色葡萄

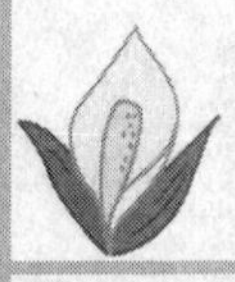

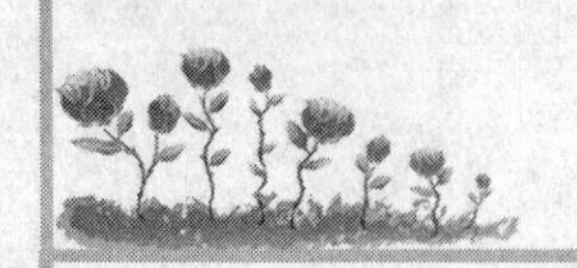

球菌性肠炎。④脓血便，有鼻涕样黏液和血象混合，常见于细菌性痢疾。⑤状如豆腐渣，常见于长期应用抗生素和肾上腺皮质激素的小儿，为继发真菌感染。⑥状如果酱，多见于肠套叠。⑦状如白陶土，色呈灰白，说明胆道阻塞，使胆汁不能流入肠道所致。

27. 如何观察新生儿小便的异常现象

新生儿第一天的尿量较少，一般在10～30毫升。随着哺乳摄入水分，宝宝的尿量也会逐渐增加，每日可达10次以上，日总量可达100～300毫升，满月前后可达250～450毫升。

一般来说，喝牛奶的婴儿排尿比吃母乳的婴儿排尿多一些，但每个婴儿的差异很大。有的婴儿每次排尿量少而排尿次数较多，有的婴儿每次排尿量较多而排尿次数较少。小便次数也随季节、气温而变化。在炎热的夏季因天热出汗多小便次数就会减少；而在天气凉爽甚至较冷时，或者下雨雪空气湿度大的时候，通过皮肤蒸发、出汗等排出的水分较少，体内水分主要通过小便排出，婴儿小便次数就会多。

宝宝刚出生到满月前，因为还没有适应外界环境，饮食也不规律，再加上肠道内仍然有在妈妈体内时积蓄的物质，所以小便容易异常。如小便呈啤酒色或尿色发红，甚至会有血尿，这多半是由于宝宝体内的盐结晶把尿布染红的，不算病态。爸爸妈妈不必惊慌，一般3天左右宝宝就会自动痊愈。如果宝宝持续血尿超过3天以上，最好及时带宝宝就医。

28. 如何护理新生儿的脐带

脐带是宝宝在子宫里吸收营养、维系生命的纽带，宝宝出生后要剪断脐带。在正常情况下，脐带在出生后3～7天脱落。但在脐带脱落前，脐部易成为细菌繁殖的温床。脐带结扎后留有脐血管断口，如果脐部感染，细菌及其毒素进入脐血管的断口处并进入血循环，就会引起菌血症。因此，脐带断端的护理是很重要的。

(1)每天清洁小肚脐：刚出生的小宝宝，脐窝里经常有分泌物，分泌物干燥后，会使脐窝和脐带的根部发生粘连，不容易清洁，脐窝里可能会出现脓液。所以，要彻底清洁小脐窝。方法是：每天用棉签蘸上75％的酒精，一只手轻轻提起脐带的结扎线，另一只手用酒精棉签仔细在脐窝和脐带根部细细擦拭，使脐带

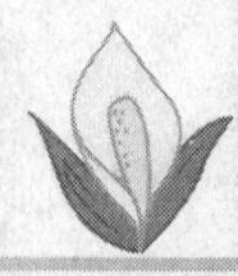

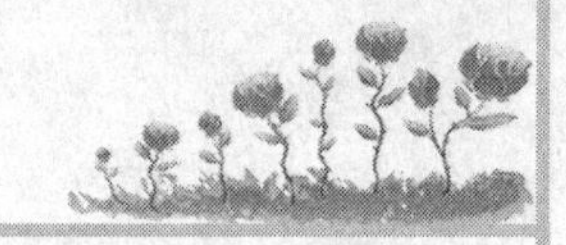

不再与脐窝粘连。随后，再用新的酒精棉签从脐窝中心向外转圈擦拭。清洁后别忘记把提过的结扎线也用酒精消消毒。

(2)保持肚脐干爽：宝宝的脐带脱落前或刚脱落脐窝还没干燥时，一定要保证脐带和脐窝的干燥，因为即将脱落的脐带是一种坏死组织，很容易感染上细菌。所以，脐带一旦被水或被尿液浸湿，要马上应用干棉球或干净柔软的纱布擦干，然后用酒精棉签消毒。脐带脱落之前，不能让宝宝泡在浴盆里洗澡。可以先洗上半身，擦干后再洗下半身。

(3)不要摩擦脐带残端：脐带未脱或刚脱落时，要避免衣服和纸尿裤对宝宝脐部的刺激。可以将尿布前面的上端往下翻一些，以减少纸尿裤对脐带残端的摩擦。

(4)如果脐带不脱落：一般情况下，宝宝的脐带会慢慢变黑、变硬，1～2 周脱落。如果宝宝的脐带 2 周后仍未脱落，要仔细观察脐带的情况，只要没有感染迹象，如没有红肿或化脓，没有大量液体从脐窝中渗出，就不用担心。另外，可以用酒精给宝宝擦拭脐窝，使脐带残端保持干燥，加速脐带残端脱落和肚脐愈合。

(5)如果脐带有分泌物：愈合中的脐带残端经常会渗出清亮的或淡黄色黏稠的液体。这是愈合中的脐带残端渗出的液体，属于正常现象。脐带自然脱落后，脐窝会有些潮湿，并有少许米汤样液体渗出，这是由于脐带脱落的表面还没有完全长好，肉芽组织里的液体渗出所致，用 75%的酒精轻轻擦干净即可。一般一天 1～2 次，2～3 天后脐窝就会干燥。用干纱布轻轻擦拭脐带残端，也能加速肚脐的愈合。如果肚脐的渗出液像脓液或有恶臭味，说明脐部可能出现了感染，要带宝宝去医院检查。

护理宝宝脐带时还要细心观察：①观察脐带有无红肿。有的时候，一夜间宝宝的脐部就出现了红肿，脐根部有臭味并有脓性分泌物，这就是脐炎了。处理的方法：局部用 3%过氧化氢溶液清洗，撒少量的诺氟沙星粉，再用抗生素给予全身抗感染治疗。②观察脐带有无出血。宝宝的脐带被剪断后本身就是一个创面，有时会因新生儿腹胀、哭闹而使脐带有少量血液渗出，这时不用慌，将伤口用 75%酒精棉擦过后涂一点脐带粉，或上一点诺氟消星粉，以预防出血的伤口被感染。如果出血过多，应考虑重新结扎脐带，不过这种情况很少见。③观察宝宝的脐带内有无肉芽组织生成。正常情况下，为修复被剪断的脐带，需要肉芽组织的生成，但因对脐带的护理不当，肉芽组织有时会增生过度，此时会有液

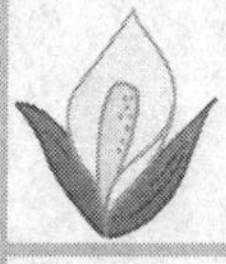

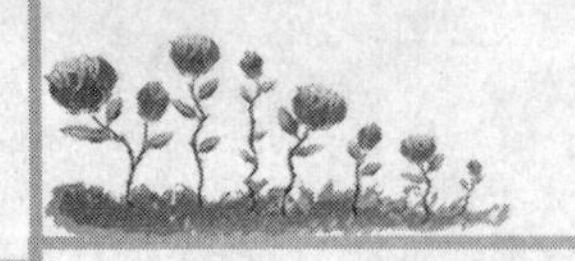

体渗出。这种情况可以请医生用硝酸银烧一下增生的肉芽组织，然后再用生理盐水冲洗干净就可以了。

29. 如何为新生儿做抚摸

新生儿处于生理上的快速生长时期，抚摸可以提高宝宝的免疫功能，增加体内的免疫物质。观察后发现，宝宝在经过抚摸后大都会很安静，睡得香，醒来也很高兴，很乖。那些睡眠有障碍的宝宝在经过抚摸以后也能很快入睡，并睡眠平稳。

(1)抚摸条件

①保持房间温度在25℃左右，每次做抚摸的时间以30分钟以内为宜。

②妈妈、宝宝都应采用舒适的体位，居室里应安静、清洁，可以放一些轻柔的音乐做背景，有助于妈妈和宝宝彼此放松。

③选择在宝宝不宜太饱或太饿的时候进行。

④为宝宝预备好毛巾，尿布及替换的衣服。

(2)抚摸准备

①确保舒适，在15分钟内应不受到打扰，放一些轻柔的音乐。

②最方便做抚摸的时候应是在宝宝沐浴后或给宝宝穿衣服的过程中，房间要保持温暖。

③在做抚摸前妈妈应先温暖双手，倒一些婴儿润肤油于掌心或将油置于开口容器中，这样妈妈很容易能用手蘸油，另一只手无须停止抚摸，勿将油直接倒在宝宝皮肤上。

④妈妈双手涂上足够的润肤油，轻轻在宝宝肌肤上滑动，开始时轻轻按摩，然后逐渐增加压力，以使宝宝慢慢适应按摩。

(3)抚摸顺序：抚摸从头部开始，依次为胸、腹部、四肢和背部，有序进行。先从5分钟开始，在逐渐延长到15～20分钟，每日1～2次。抚摸不是一种机械的操作，而是母子间充满爱的情感交流。在抚摸孩子的同时，您的手掌皮肤也感受到孩子细嫩皮肤的刺激。抚摸不仅使孩子的生长发育加快，更重要的是孩子的肌肤得到满足，心理上得到安慰，促进神经系统的发育和免疫功能加快。抚摸后穿好纸尿裤和衣服。

(4)抚摸注意事项

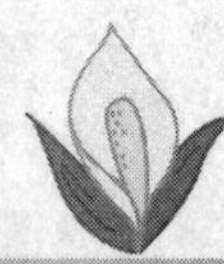

①出生24小时后的新生儿可开始皮肤抚摸，一般建议在洗完澡后、午睡或

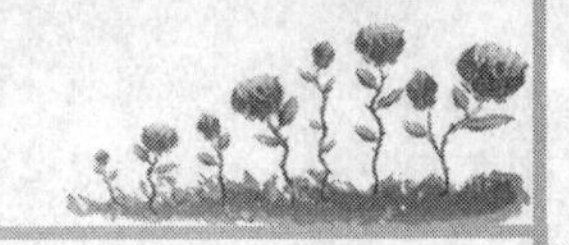

晚睡之前，以及两次哺乳之间进行。

②抚摸时应注意新生儿的个性差异，如健康情况、行为反应、发育阶段等。抚摸如果出现哭闹、肌张力提高、兴奋性增加、肤色出现变化或呕吐等现象，都应立即停止抚摸。

(5)抚摸时间：每个动作重复4遍，抚摸全部动作应在10分钟之内完成，每天做1～2次即可。

30. 如何为新生儿做皮肤护理

新生儿的皮肤比较薄嫩，保护不当容易破损。保护新生儿的皮肤需注意以下几点。

(1)保持新生儿皮肤干燥，避免汗液、尿液等长期浸泡宝宝的皮肤，特别是宝宝的颈部、腋下、大腿根及臀部等皱褶多的地方。一是为了预防感染；二是因为宝宝的皮肤也是重要的呼吸器官之一，担负着一部分气体交换的任务，如果皮肤不干燥、不清洁就会阻塞这条通道。

(2)因新生儿皮下的毛细血管非常丰富，使皮肤具有很高的吸收和通透能力，如果给新生的宝宝穿或用了含有不洁物质的衣服、尿布等，很可能使宝宝发生溶血。所以，新生儿的衣被等物存放时不要用卫生球、樟脑丸，也不能用含磷的洗衣粉洗。宝宝的衣服、尿布最好用纯棉布做，洗时用肥皂。要给宝宝买消毒的无刺激性的合格尿布产品。

(3)新生儿的新陈代谢旺盛，易产生污垢，所以皮肤一定要清洁，尤其是耳后、颈下、腋窝、手指及脚趾缝内。男婴的包皮内、女婴的阴唇内容易积汗、积垢，如果不及时清洗，在汗液和污垢的侵蚀下，宝宝的皮肤极易充血，稍有摩擦就会糜烂。

(4)给新生儿经常变换体位，避免皮肤局部长期受压而影响血液循环。

(5)每天都要检查新生儿的皮肤，看看有无皮疹、糜烂，发现问题后要及时处理。因一旦发生感染，新生儿皮下丰富的毛细血管网，会将感染迅速传播，有可能发生败血症。

31. 常见新生儿皮肤表现有哪些

(1)新生儿红斑：新生儿皮肤表面的角质层尚未形成，真皮较薄，纤维组织少，但毛细血管网发育良好。常常一些轻微刺激如衣物、药物便会使皮肤充血，

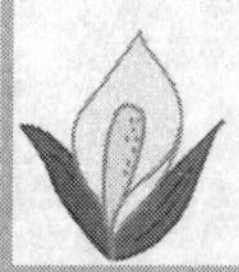

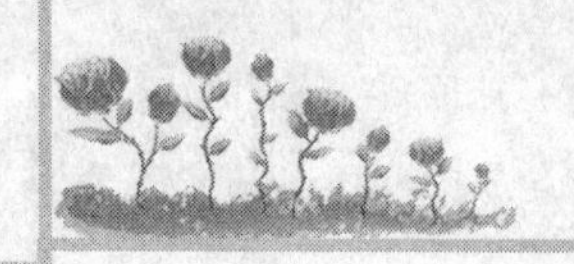

表现为大小不等、边缘不清的多形红斑、多见于头部、面部、躯干及四肢。

护理方法:斑属正常生理变化,无需治疗,通常在1～2天内自行消退。千万不要给宝宝随便涂抹药物或其他东西。因皮肤血管丰富,吸收和透过力强,处理不当则会引起接触发炎。

(2)皮肤变黄:常发生在宝宝出生后的2～3天,表现为皮肤呈淡黄色,眼白也微黄、尿色稍黄但不染尿布,宝宝的一般情况很好,如吃奶有力、四肢活动好、哭声响亮。这种现象是生理性的,7～9天后开始自行消退。

护理方法:足月宝宝不需特殊治疗,多给喝些葡萄糖水即可。如果出生3天后出现,但10天后尚不消退,或是生理性黄疸消退后又出现黄疸,以及在生理性黄疸期间,黄疸明显加重,如皮肤金黄色遍及全身,应及时去医院诊治。

(3)皮肤出血点:宝宝猛烈地大哭,或者因分娩时缺氧窒息,以及胎头娩出时受到摩擦,均可造成皮肤下出血,这是因为血管壁渗透性增加及外力压迫毛细血管破裂所致。

护理方法:出血点无需局部涂药,几天后便会消退下去,如果出血点持续不退或继续增多,可请医生进一步检查血小板,以排除血液及感染性疾病。

(4)生理性脱皮:刚出生的宝宝因皮肤表面的角质层太薄,表皮和真皮之间连接的也不紧密,所以常常表现出脚踝,脚底及手腕部皮肤干而粗糙,易引起皮肤损伤而发生感染,甚至败血症。

护理方法:擦拭皮肤表层,应在医生的指导下,使用安全,温和的保湿品。

(5)粟粒疹:很多父母都会发现自已刚出生的宝宝鼻尖,鼻翼或面部上长满了黄白色的小点,大小约1毫米,这是受母体雄激素的作用而使宝宝皮脂分泌旺盛所致,有的宝宝甚至在乳晕周围及外生殖器部位也可见到这种皮疹。

护理方法:一般在宝宝4～6月时会自行吸收,千万不要用手去挤,这样会引起局部感染。

32. 如何为新生儿眼部做护理

新生儿的眼睛,不论在解剖学还是在生理学上,都没有发育完善,大约一年后才能获得正常的视觉功能。因此,一定要注意新生儿的眼睛卫生。

(1)婴儿期最主要的眼部护理就是预防感染。

(2)婴儿脸盆、洗脸毛巾要专用。

(3)成年人给婴儿洗脸前要洗净双手。

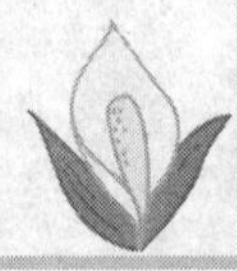

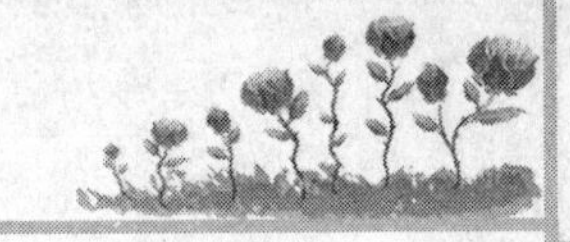

(4)婴儿进行户外活动后要及时清洗双手。

(5)婴儿眼部分泌物较多,每天早晨要用专用毛巾或消毒棉签蘸温开水从眼内角向外轻轻擦拭,去除分泌物。

(6)当妈妈患有性病时病菌常可通过产道传给婴儿,出现感染性眼炎,如淋球菌性眼炎、沙眼衣原体结膜炎等,应注意观察婴儿眼部表现,如果眼部出现脓性分泌物或红、肿等症状,应及时到眼科治疗。

(7)鼻泪管不通是婴儿易发生的眼科疾病,如果婴儿一只或双眼泪水汪汪.可能为单侧或双侧鼻泪管不通,应及时就医。

(8)应在医生指导下使用眼药,不要自行给婴儿使用眼药,以防发生危险.因为有些药物不适宜婴儿使用。

(9)不要让强光直射婴儿的眼睛。新婴儿的视网膜发育尚不完善,眼睛受到较强光线照射时,还不善于调节,遇到强光可使视网膜神经细胞发生化学变化,瞳孔对光反射不灵敏,泪腺尚未发育,角膜干燥,缺乏一系列阻挠阳光和保护视网膜的功能。所以当宝宝遇到强光直射时,可能会导致眼底视网膜和角膜的灼伤,甚至导致失明的危险。因此,要避免强光直射宝宝。

33. 如何为新生儿鼻部做护理

新生儿由于面部颅骨发育不全,因而鼻及鼻腔相对短小,几乎都没有下鼻道,也没有鼻毛,婴儿的鼻黏膜柔弱但血管丰富。正由于鼻腔小,所以容易产生鼻屎而又不易清除。针对这种情况,可先将一滴温水或者生理盐水滴入鼻腔以湿润干痂,当小儿打喷嚏时就可以将变软的鼻痂带出。也可轻按鼻根部将分泌物挤压出鼻腔;还可用捻成细绳状的药棉或用柔软的面巾纸卷成 2 厘米长的细卷,伸进鼻腔转动几下再取出,常可把鼻痂带出。不要用棉签清洁鼻腔以防造成鼻黏膜损伤。另外,由于鼻黏膜血管丰富,特别易受感染,即便是普通感冒也可使鼻黏膜感染。鼻黏膜感染时会充血肿胀,使已经非常狭窄的鼻腔更加狭窄,严重时可使鼻腔闭塞而造成宝宝呼吸困难。这时候宝宝会烦躁不安,因吃奶时婴儿会喘不上气而使宝宝拒乳。所以要防止感染。

34. 如何为新生儿耳部做护理

新生儿的耳道上下壁很接近,使耳道几乎成缝隙状。羊水、脱落的上皮、皮脂腺分泌物及细菌等都极易存留在宝宝的耳道深处,形成耳町或造成外耳道炎

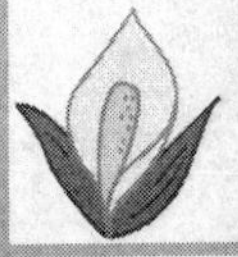

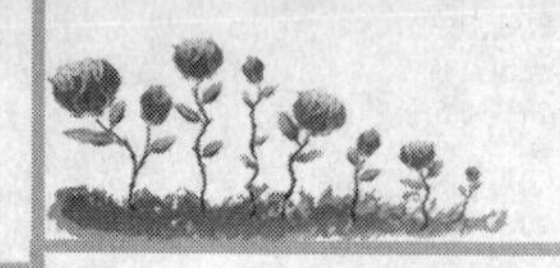

等。因咽鼓管短，新生儿平卧喂奶易呛奶至鼓室。以上因素均可诱发宝宝中耳炎等病。因此，护理好宝宝的耳朵非常重要。

(1)每次洗脸或洗澡后，用干纱布团轻轻擦拭外耳道及外耳，不要用棉签清洁外耳道以防损伤外耳道皮肤，引起感染。

(2)耵聍是由耳道内的耵聍腺分泌出来的一种浅黄色的片状物，存在于外耳道，有保护耳朵的作用。不要用棉签更不能用发卡或火柴棍等给小儿挖耳内耵聍，如果用力不当，不仅会伤及外耳道，还有可能伤到鼓膜。如果由于耳内进水或其他原因使耵聍变硬，并引起疼痛，应到耳鼻喉科就诊。

(3)如果偶尔外耳道内有少量黏稠分泌物，可能因溢出的奶流入所致，及时清除即可。

(4)一般新生儿都易患湿疹，尤其是头面部。在头面部发生湿疹后，很可能蔓延到宝宝的耳道，从而诱发宝宝的外耳道炎，也极易使耳耵形成。耳耵经奶、水等液体浸泡后膨胀，使宝宝感到不舒服，严重者可引起感染。如果发现宝宝的外耳已经患了湿疹要给予及时治疗。治疗方法是将宝宝的耳道清洗干净，用消毒棉棍将湿疹膏轻轻捻入宝宝的外耳道内，一般每天上下午各1次。

(5)如果婴儿外耳道有脓性、浆液性或血样液体流出，及时去医院诊治。

35. 如何为新生儿口腔做护理

新生儿的口腔黏膜上皮非常细嫩，血管丰富，唾液分泌少，所以口腔黏膜比较干燥，容易破溃而感染。破溃的原因有奶及水的烫伤，硬东西的硌伤，擦口腔、挑“马牙”等不良行为造成的擦伤等；还可能因奶瓶、奶嘴消毒得不好或抗生素的滥用等原因引起“鹅口疮”。

(1)喂奶前要洗手：无论是大人还是孩子，勤洗手是避免感染轮状病毒的关键。喂宝宝吃奶前，一定要先把自己的手洗干净。

(2)乳头、乳房要清洁：母乳喂养的婴儿，妈妈的乳头是宝宝口腔接触最多的地方。而妈妈乳头被污染的机会特别多，如妈妈产后体虚会出汗，妈妈要分泌乳汁哺育小宝宝，妈妈的乳房、内衣上都会被乳液、汗液污染，尤其是有漏奶情况时，乳房、乳头被污染的机会就更多。所以，在喂奶前一定要用温水清洗乳房、乳头，切忌使用香皂和酒精之类的化学用品来擦洗乳头，否则会因乳房局部防御能力下降，乳头干裂而导致细菌感染，进而在喂养婴儿时导致婴儿口腔感染。

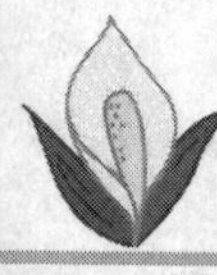

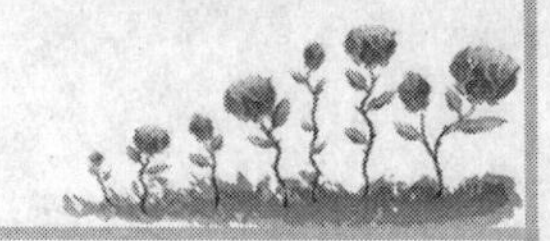

(3)奶瓶要消毒:奶瓶关系到宝宝的“入口”安全,所以一定要保持奶瓶清洁和消毒。一般来说,每次用完奶瓶都需清洗,并保证每天消毒1次。

(4)不擦口腔:新生儿口腔黏膜柔嫩,即使用很软的纱布轻轻擦洗,也会引起肉眼看不见的黏膜损伤。口腔内有多种细菌、真菌等,一旦黏膜受损,病原菌就会入侵而出现炎症,有的父母愈用力把白色斑块擦去,黏膜损伤愈严重,以后会长出更多的白色斑片。

(5)不挑“马牙”:胎儿在6周时,就形成了牙的原始组织,叫牙板,而牙胚则是在牙板上形成的,以后牙胚脱离牙板生长牙齿,断离的牙板被吸收而消失,有时这些断离的牙板形成一些上皮细胞团,其中央角化成上皮珠,有些上皮珠长期留在颌骨内,有的被排出而出现在牙床黏膜上,即为“马牙”。马牙一般没有不适感,个别婴儿可出现爱摇头、烦躁、咬奶头,甚至拒食,这是由于局部发痒、发胀等不适感引起的,一般不需做任何处理,随牙齿的生长发育,“马牙”或被吸收或自动脱落。因为新生儿口腔黏膜的娇嫩,抵抗力低,擦破、挑破后都容易感染,甚至出现败血症而危及宝宝的生命。

36. 如何护理婴儿臀部

新生儿的臀部皮肤和其他部位一样娇嫩,无论是尿便的刺激,还是使用旧布改成的尿布刺激,或是用洗衣粉泡洗的尿布上残存的洗衣粉的刺激,都有可能刺激臀部皮肤而致臀红尿布疹,应该引起注意。

(1)婴儿大小便后没有及时更换潮湿的尿布,尿液长时间地刺激皮肤。或者大便后没有及时清洗,其中的一些细菌使大小便中的尿素分解为氨类物质而刺激皮肤。

(2)尿布质地粗糙,带有深色染料或尿布洗涤不净,都会刺激臀部皮肤。

(3)由于腹泻造成大便次数增多等。其临床表现为臀部、大腿内侧及外生殖器、会阴部等处皮肤初期发红,继而出现红点,以后融合成片,甚至造成皮肤糜烂、感染而发生败血症。

婴儿常因臀红而烦躁、睡卧不安。其实,只要护理得当,臀红是完全可以预防的:①给宝宝勤换尿布,大小便后要勤洗,保持皮肤干燥。②尿布质地要柔软,以旧棉布为好,应用弱碱性肥皂洗涤,还要用热水清洗干净,以免残留物刺激皮肤而导致臀红。③腹泻时应及早治疗。④培养宝宝良好的大小便习惯。⑤臀部轻微发红时,应引起注意。每次清洗后暴露宝宝的臀部于空气或阳光下,或用

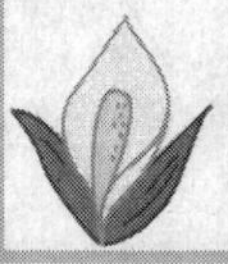

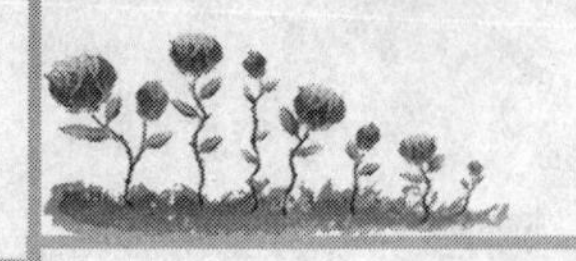

红外线灯照射使局部皮肤干燥，还可涂以鞣酸软膏。

37. 如何为新生儿生殖器做护理

男婴包皮往往较长，很可能会包住龟头，内侧由于经常排尿而湿度较大，容易隐藏脏物，同时还会形成一种白色的物质称为包皮垢，具有致癌作用。因此，在为婴儿清洗生殖器时，需要特别注意对此处的清洗。清洗时动作要轻柔，将包皮往上轻推，露出尿道外口，用棉签蘸清水绕着龟头做环形擦洗。擦洗干净后再将包皮恢复原状。阴囊与肛门之间的部位叫会阴，这里也会积聚一些残留的尿液或是肛门排泄物，也须用棉签蘸清水擦洗干净。

在为女婴清洗生殖器时要将其阴唇分开，用棉签蘸清水由上至下轻轻擦洗。在清洗新生婴儿生殖器时忌用含药物成分的液体和皂类，以免引起外伤、刺激和过敏反应。

38. 如何做好早产儿的护理

(1)坚持母乳喂养，因母乳中所含蛋白质、脂肪、糖的比例适当，富含必需氨基酸。尤其是早产儿所必需的胱氨酸、牛磺酸较高，而对中枢神经系统有不良作用的苯丙氨酸和酪氨酸较低。无法母乳喂养者以早产儿配方乳为宜。

(2)尽早补充维生素 C、维生素 A、维生素 D、维生素 K 及铁和钙。

(3)早产儿喂养需耐心细心，防呕吐。

(4)由于早产儿免疫功能低下，容易发生感染，因此要积极预防。每次接触早产儿前要用肥皂洗手，避免患感冒或腹泻者及皮肤感染者接近早产儿。

(5)早产儿居住的室温一般应保持在 24℃～26℃，湿度保持在 55%～65%。如发现四肢冰凉，可加盖棉被，或用热水袋放置于小被之外，或把小儿紧贴于母亲胸怀使其保暖。

(6)衣服要用棉布制作，以宽松柔软为宜，易穿易脱、干燥清洁。婴儿包裹不宜过紧，更不宜用带子捆绑，夜间一定要松开襁褓，使宝宝手足伸屈方便，有利于血液循环。

(7)脐带脱落前应保持干燥，不可洗盆浴，尿布也不要盖住脐部，被尿浸湿容易得脐炎。一旦脐部有分泌物或脐轮发红，可用 75%酒精涂抹，然后盖上消毒纱布。脐带脱落前每天用毛巾或海绵揩去身上汗液，脐带脱落后每天洗澡，至少一天一次，以保持皮肤清洁。

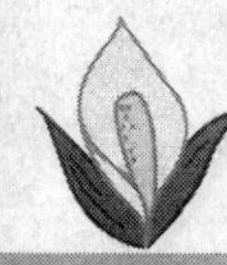

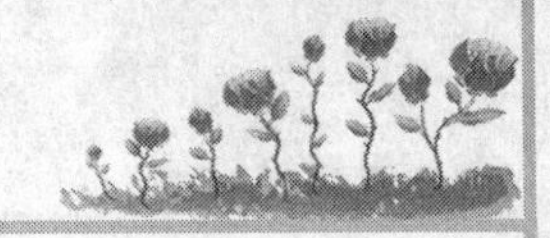

(8)每次大便后以温水洗臀部,以免发生红臀。

(9)睡觉时选择侧卧,这是因为如果宝宝有溢奶情况发生时,溢出的奶可顺嘴角流出,减少婴儿窒息的机会。

39. 母乳喂养婴儿出现消化不良怎么办

宝宝刚出生时,多数都是由妈妈的母乳来喂养,如果母乳喂养的婴儿出现稀便、有奶瓣的粪便等消化不良症状,首先要分清是感染性还是非感染性腹泻,感染性腹泻还应分清是细菌性还是病毒性腹泻。病毒性和细菌性腹泻要在医生的指导下对症用药,非感染性腹泻可以饮食调理。

(1)禁食 8～12 小时:如果婴儿腹泻次数较多,且大便呈水样,此时为使婴儿的胃肠道得到休息,最好禁食 8～12 小时(即停喂 1～2 次奶)。禁食并不是说完全不喂东西,在禁食期间可喂糖盐水(即在糖水中加少许食盐)。禁食后开始喂奶时的量也应比平时减少些。

(2)减少奶量:如果婴儿腹泻不是很严重,可以不用禁食,但是喂奶量要减少。喂奶间隔时间要相应缩短一些;同时可以减少奶量、加水冲稀。

(3)逐渐恢复奶量:如果婴儿腹泻减轻,已进入恢复期的,此时喂奶量可逐渐增加,但不能加得太快,以免再次引起腹泻。一般完全恢复原有喂奶量最好要经过 5～7 天。如婴儿已到了该添加辅食的月龄(一般 4 个月后或 6 个月后),可在大便正常 1 周后,开始恢复添加辅食。

(4)便后清洗:婴儿每次排便后,妈妈最好能用温水清洗婴儿的臀部,以防臀红发生。如已出现臀部发红、糜烂,应将糜烂发红部位暴露在空气中使之干燥,然后涂以 20%鞣酸软膏或凡士林。

40. 如何处理新生儿头皮血肿

新生儿头皮血肿是由于婴儿出生时母亲的骨盆和婴儿的头部不相称,所以,当胎头到达骨盆壁时,头颅骨受压迫,或使用过产钳助产,牵拉力量过大引起头颅受伤。因此,在婴儿生后几小时至几天以后,头皮血肿主要在头顶骨膜下,其范围大小不一样,小则像鸡蛋大,大者可与颅骨块大小差不多,稍为隆起,圆形,边界清楚,不超过骨缝。表面皮肤色泽正常,用手指压肿块有凹陷,稍为硬些,有弹性,不容易移动,有波动感觉,那是由于内有血液的关系。因为是骨膜下出血,血吸收比较慢,所以需要 2～4 个月才能消退。

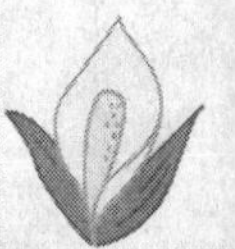

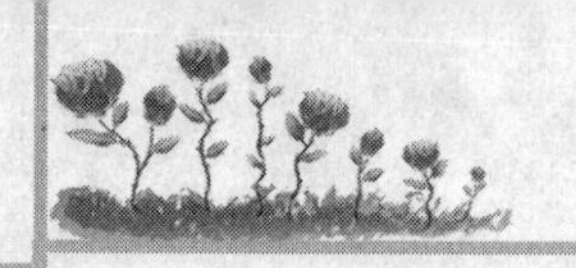

头皮血肿通常情况下在家治疗就可以了，只需保持皮肤清洁，防止继发感染，它会自愈。新生儿出生后头几天可用冰袋或冷水袋敷局部，避免加重出血，不要揉搓；或戴顶小帽子，减少头部和枕头摩擦的刺激。过了 1 周以后可改用热敷，以帮助血肿周围血液循环，促进吸收血块，出血初期可服 3 天维生素 K，在家护理 4～8 周以后血肿仍不消退，应及时就医。

41. 如何处理婴儿吐奶

有的婴儿出生 1～2 天，就有吐奶的现象，这是因为宝宝的胃呈水平位，容量小，连接食管处的贲门较宽，不容易关闭，连接小肠处的幽门较紧。婴儿吃奶时如果吸入空气较多，奶液容易倒流入口腔，引起吐奶。如果吐奶严重，往往影响婴儿对乳汁的“兴趣”，同时对乳房保健也是不利的。其实，只要注意哺乳方法，吐奶是完全可以避免的。

(1)要采取合适的喂奶姿势，尽量抱起宝宝喂奶，让宝宝的身体处于 45°左右的倾斜状态，胃里的奶液自然流入小肠，这样会比躺着喂奶要好，可减少吐奶的发生。

(2)喂奶之后让婴儿简单地“消化”一下，把胃中的空气排出。可在哺乳后将婴儿竖直抱起靠在肩上，轻拍宝宝后背，让婴儿通过打嗝排出吸奶时一起吞入胃里的空气，再把宝宝放到床上，一般就不会出现吐奶的现象了。

(3)哺乳后不宜马上让宝宝仰卧，而是应当侧卧一会儿，然后再改为仰卧，即使仰卧也要保持上身较高的位置。当然，每次的哺乳量不宜过多，间隔时间不宜过短。

42. 新生儿唇裂怎么办

新生儿唇裂，又称兔唇，是一种先天性生理缺陷，即新生儿嘴唇肌肉发育不完整。唇裂按裂缝位置可分为单侧唇裂和双侧唇裂；按裂缝程度可分为唇红裂(只是唇裂开)、不完全唇裂(上唇裂，但未至鼻下)和完全唇裂(上唇、鼻底完全裂开)。

(1)导致婴儿唇裂的原因：到目前为止，医生还无法说明婴儿唇裂发生的真正原因，一般认为与遗传因素和宫内环境因素关系最为密切。①唇裂患儿的父母或亲属中有相似的畸形。②孕妇吸烟、酗酒等也可致畸。③孕妇疾病用某些药物，如抗恶性肿瘤药，肾上腺皮质激素等可通过胎盘致畸。④妊娠期母体缺

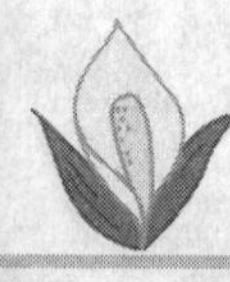

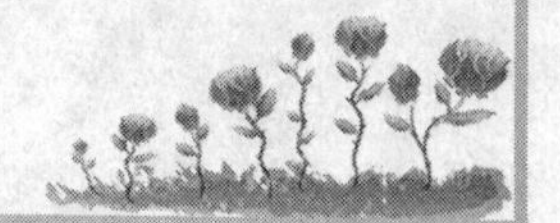

乏钙、磷和维生素等营养，母体受到外伤或病毒感染均可致婴儿唇裂。

(2)唇裂是可以治愈的：单侧唇裂婴儿在出生后3～6个月就可以进行修复手术，双侧唇裂因手术较复杂，宜在6～12个月进行修补手术，修补术能够有效地改善面容，不会对未来生活造成影响。修补手术可以帮助宝宝恢复唇、鼻的正常外形和功能，从而帮助宝宝重获信心，正常生活。手术要根据宝宝的身体健康情况(不贫血，无呼吸道疾病，无感染)，以及唇裂的程度来进行。

43. 如何处理新生儿体温异常

新生儿体温异常是指新生儿的体温比正常值升高或降低0.5℃以上。新生儿出生时体温由宫内的37.5℃迅速下降，当擦干羊水，穿衣保暖后体温逐渐回升，并波动在36℃～37℃。由于新生儿皮下脂肪较薄，体表面积(按体重比例计算)较大，故容易散热。而能产热的脂肪积聚少，仅仅分布在少数重要脏器附近，再加上体温调节中枢发育不够完善，因此受冷时易发生肺炎、皮下组织硬肿；室温过高时，水分蒸发过多，又会造成“脱水热”。

为了及时发现新生儿体温异常，最好每天能给新生儿测量一次体温，尤其在暑热和寒冷季节，或新生儿异常不安宁时，更需如此。测量体温最好用直肠测量法，虽然麻烦一些，但能较真实地反映婴儿的体温。测量前将肛表的温度甩到35℃以下，表头抹上鞣酸软膏或凡士林等润滑油。让婴儿仰卧，操作者一手握住小儿的双踝提起双腿(像换尿布一样)露出臀部，另一只手将肛表轻轻插入肛门内2～3厘米。用手握住体温表的外端予以固定，以防脱落或折断。静置2～3分钟后取出读数。正常新生儿肛温应在37℃±0.5℃(直接读数)。刚洗好澡的婴儿要等30分钟后才能测体温。

(1)如果肛温在36℃～36.2℃的。体温偏低者可作如下处理：应尽量将室温保持在26℃～28℃。将裸体的新生儿放入体温正常的母亲或家人的怀里，两人胸部皮肤直接相贴，外面包裹厚衣或被子。并适当增加喂奶次数，以补充能量，也可将50℃～60℃的热水灌入热水袋内约1/2容积，排出空气、拧紧盖子，确保无漏水后装入布袋或用毛巾包裹后放入新生儿被褥下，每半小时更换一下部位，不能放入新生儿包裹内，要禁止直接接触新生儿皮肤，以免烫伤。

(2)如果肛温在37.8℃～38℃的体温偏高者可做如下处理：室内应开窗通风，有条件的应保持室温在26℃～28℃。在避风处，用32℃～34℃的温水给新生儿沐浴1次。并可用冷毛巾敷婴儿的额部。适当增加喂奶次数。如为人工

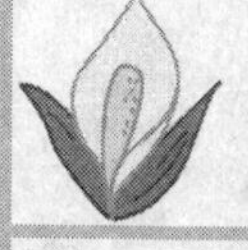

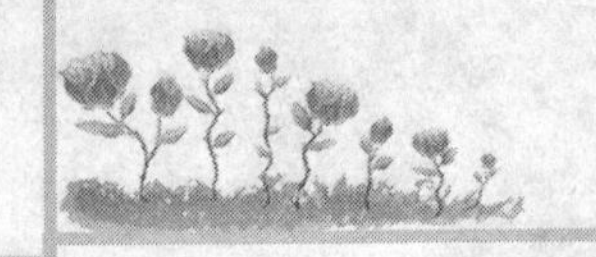

喂养者,两次喂奶间喂水,以增加体内水分。

如果经上述处理 2～4 小时后,新生儿体温趋于正常,应继续注意观察,每隔 4 小时复测一次体温。如肛温仍升高或降低并伴有精神委靡,不想吃奶,皮肤颜色改变或肛温升高或降低幅度超过 1℃时,应速去医院诊治。

44. 如何训练新生儿的视觉

新生儿期的宝宝具有活跃的视觉能力,他们能够看到周围的东西,甚至能够记住复杂的图形,分辨不同人的脸形,喜欢看鲜艳动感的东西。训练宝宝的视觉能力应注意以下细节。

(1)对视法:新生儿最喜欢看妈妈的脸。当妈妈注视他时,宝宝会专注地看着妈妈的脸,眼睛变得明亮,显得异常兴奋,有时甚至会手舞足蹈。个别宝宝在和妈妈眼神对视时,甚至会暂停吸吮,全神贯注凝视妈妈,这是人类最完美的情感交流,也是最基本的视觉能力训练。

平时可以采取玩藏猫猫的形式,训练时妈妈可用一条薄纱布盖住宝宝的眼睛(注意时间不能太长),然后妈妈把脸躲到一旁,一边跟宝宝说:“妈妈在哪儿?”一边迅速将薄纱布从宝宝的眼睛上拿开,把脸凑近宝宝的脸说:“妈妈在这儿呢!”

(2)静态玩具法:当新生儿睡醒时,他会睁开眼睛到处看,这时可以为宝宝预备几幅挂图,最好是模拟妈妈脸的黑白挂图,也可以是条纹、波纹等图形。挂图要放在距宝宝眼睛 20 厘米处。由于新生儿对新奇的东西注视时间比较长,对熟悉的东西注视时间短,所以每隔 3～4 天应换一幅图。另外,也可以在宝宝的房间悬挂一些彩色气球、小灯笼等彩色玩具,悬挂的玩具品种可以多样化,还应经常更换品种和位置,悬挂高度以 20～35 厘米为宜。

(3)动态玩具法:让新生儿学习追视,新生儿喜欢左顾右盼,极少注意正前方的东西。这时爸爸妈妈可以慢慢拿些玩具在宝宝眼前移动,宝宝的眼睛与追视玩具的距离以 10～20 厘米为宜。训练追视玩具的时间不能过长,一般控制在每次 1～2 分钟,每天 2～3 次为宜,否则会引起宝宝的视觉疲劳。除了用玩具训练宝宝学习追视外,妈妈还可以用自己的脸引导宝宝进行追视,妈妈把脸一会儿移向左,一会儿移向右,让宝宝追着妈妈的脸看,不但可以训练左右转脸追视,还可以训练宝宝仰起脸向上方追视,甚至环形追视,这样不仅锻炼了视觉能力,而且也使宝宝的颈部得到了锻炼。

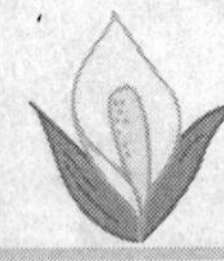

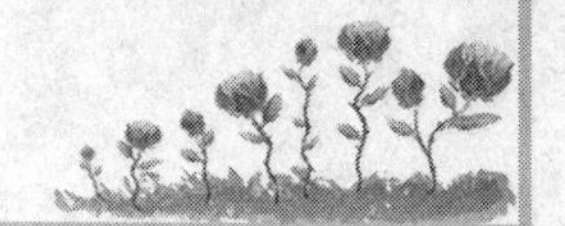

45. 如何训练新生儿的听觉

新生儿除了应给予丰富的视觉刺激外，还应接受丰富的听觉刺激。新生儿刚出生时，视觉和听觉“各司其职”，给新生儿进行视觉和听觉训练，有助于感觉之间的“接通”，促进孩子感知觉的发展。

促进孩子听觉的音响玩具品种很多，如各种音乐盒、哗铃棒、摇铃、拨浪鼓、各种形状的吹塑捏响玩具、能拉响的手风琴及各种发出声响的悬挂玩具等。在宝宝清醒时，家长可在宝宝耳边轻轻摇动玩具，发出响声，引导宝宝转头寻找声源。除了用音响玩具外，大人还可以拍拍手、学小猫“喵呜”叫、学小狗“汪汪”叫等逗引小儿，使他作出向声音方向的转头反应。当宝宝学会听声转头时，还可用音响玩具训练宝宝俯卧抬头，让宝宝趴在床上，大人用音响玩具在孩子头顶的上方逗引，使宝宝抬起眼睛看，每天可训练1～2次，通过此训练，宝宝以后手的够取、坐和爬都学得比较快。注意听觉训练时声音刺激要柔和、动听，声音不要连续很长，否则小儿会失去兴趣，停止反应。在给予声音刺激时要防止有其他声音的干扰。除了用玩具训练小儿的听觉外，平时在小儿清醒时，妈妈要用亲切的语调和小儿说话，逗小儿发音，以促进小儿听觉的发展。

46. 如何训练新生儿的触觉

宝宝的触觉是他探索认识外界的重要途径，大人要充分利用这一特性，应用各种方法刺激宝宝的触觉，以促进心智的发展。

(1)主动找奶水：喂奶时可以将奶头在宝宝口边晃动，让他主动寻找奶水，以锻炼宝宝主动探求事物的能力。

(2)抚摸头和四肢：喂完奶或宝宝醒来时，要经常抚摸宝宝的头、四肢及身体其他部位。

(3)勾拉手指：让宝宝的手握住大人的食指，大人用手指勾拉宝宝的手掌，以训练宝宝手掌的抓握能力。

(4)活动手掌：经常按摩宝宝的四指、手掌和手背，用力勾拉四指，让宝宝手掌充分活动。

47. 如何训练新生儿的肢体活动能力

婴幼儿的肢体活动通常包括翻身、坐、爬、走、跑、跳、钻、投等。这个阶段的

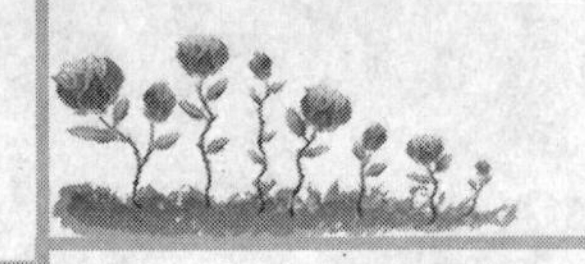

新生儿在能力方面可以做到伸出手臂和双腿，俯卧的时候下巴能够抬起片刻，头能够转向某一边。为了提高此阶段宝宝的能力，父母可以采用以下的方法来进行能力提升训练。

(1)四肢运动：把宝宝放在铺好垫子的硬板床上，双手握着宝宝的双手，跟着音乐做运动；然后再抓住宝宝的双腿，跟着节奏运动一下。如果宝宝很开心，可以多进行一段时间；如果宝宝出现了烦躁情绪，要及时停止。

(2)抬头练习：家长可以把宝宝竖着抱起来，让宝宝的头靠在肩膀上，然后把手稍微离开头部，让宝宝的头部自然直立。但是时间不要太长，每天可以练习4～5次。

(3)俯卧抬头练习：选择宝宝空腹的时候，让宝宝俯卧在妈妈或爸爸的胸腹上，用双手抚摸宝宝的背部，保护宝宝，然后跟宝宝说话，逗引他们进行抬头练习。

(4)“走路”练习：利用宝宝的踏步反射，经常让宝宝做做踏步动作，有助于让宝宝提前学会走路，同时促进大脑的发育。

48. 如何训练新生儿语言理解能力

很多人会很奇怪，一个刚出生的孩子，除了哭几乎都不会发出声音，他们也需要提高语言理解能力吗？答案是肯定的，而且宝宝越早开始语言理解能力的开发，将来越容易学习和理解语言。宝宝现在虽然很少发出声音，但是他们能够感受到周围的声音，而且对柔和的音调会有积极的反应。所以，爸爸妈妈可以用以下3种方式来帮助宝宝提高语言能力。

(1)和宝宝对话：无论要帮助宝宝做什么，都要用柔和亲切的声音和丰富多变的语调来和宝宝讲话。妈妈要给孩子喂奶的时候，可以轻声对孩子说：“宝宝饿了，妈妈来给你喂奶！”宝宝大哭的时候，也可以温柔地问宝宝：“宝宝怎么了？为什么哭呢？”在和宝宝说话的同时要看着宝宝，注意他们表情的变化。

(2)模仿宝宝的哭声：这个方法可以引导宝宝发音，并且可以锻炼宝宝的发声器官。父母可以在宝宝啼哭的时候发出与宝宝的哭声类似的声音。听到父母的声音，宝宝可能会试着再哭几声。如此反复几次之后，宝宝就学会了喊叫，而不单纯是哭泣。

(3)鼓励宝宝发音：如果宝宝无意中发出了一个声音，比如“嗯”“啊”等，爸爸妈妈都要对此做出表扬，并且学着孩子发出同样的声音。久而久之，这种发音就会印在孩子的脑海里，为学会说话打基础。

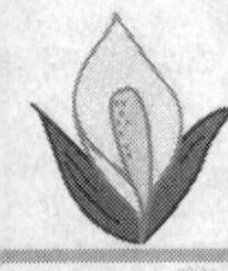

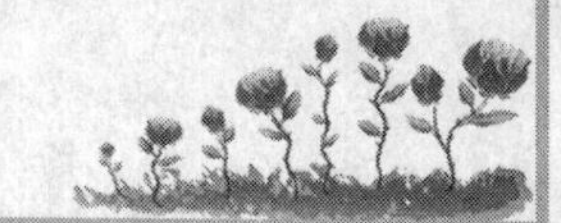

二、1～2个月婴儿的护理保健

1. 1～2个月婴儿身体变化有哪些

(1)体重:经过一个月的成长,婴儿的体重较出生时相比会增加600～1 200克不等,男孩体重为5.1±0.63千克,女孩为4.81±0.57千克。

(2)身高:身高较出生时相比增长5～6厘米,男孩身高为56.9±2.3厘米,女孩身高为56.1±2.2厘米。

(3)头围:头围较出生时增加3～4厘米,男孩头围为38.1±1.3厘米,女孩为37.4±1.2厘米。

(4)胸围:男孩胸围为37.6±1.8厘米,女孩胸围为36.9±1.7厘米。

(5)囟脑门:婴儿满月前囟为2厘米×2厘米,后囟为0～1厘米,在此月龄,部分婴儿后囟已闭合。

2. 1～2个月婴儿营养需求有哪些

这个时期的婴儿一方面要有充足的营养来促进生长发育,另一方面需要有大量的能量来维持新陈代谢,所以必须摄取大量的脂肪、糖类、矿物质和维生素。婴儿骨骼的生长发育需要大量的钙、磷和维生素D,如果钙或维生素D不足,就容易引起婴儿软骨病。

这个月龄的婴儿所需的热能为每天每千克体重418.4～460.2千焦(100～110千卡),水量为每天每千克体重150毫升。用母乳喂养的婴儿,由于不好弄清吃了多少母乳,很难计算每日所摄入的热能,这时可以通过每周测量婴儿体重来判断是否满足营养需求。每周体重增长都超过200克,可能是摄入热能过多。每周体重增长低于100克,可能是摄入热能不足。如果母乳不足,可添加牛乳,按每日需要的总热能计算,但总奶量不能超过700毫升,其余不足热能可用其他辅助食品补充,不足的水量用米汤补充。大多数的婴儿在这个月龄不需

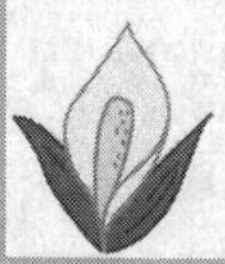

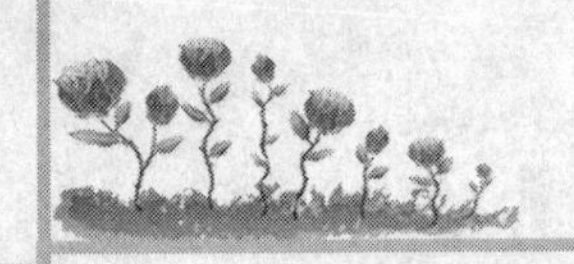

要补充其他营养，如果是早产儿或是患有某些先天疾病的则根据医生的建议补充相应的营养物质。

3. 何时选择按需哺乳与定时哺乳

(1)按需哺乳：我国的传统习惯是“按需哺乳”，这是顺其自然的最省力、最符合人类生理需要的哺乳方式。具体做法就是婴儿有吃奶要求时就要喂奶，以满足生理需求，如果母亲的奶忽然多了，孩子又能吃，也可以喂。长期的实践表明，这种方法既可使母亲的乳汁及时排空，通过频繁的吸吮刺激脑下垂体分泌更多的催乳素，母乳分泌旺盛，持续供给宝宝充足的奶水，又可以及早让婴儿学习吸吮能力，同时还有助于婴儿神经系统的发育。

(2)定时哺乳：指按时给婴儿喂奶，一般每隔 3 个小时喂 1 次奶，时间太长婴儿饥饿就会哭闹，太短的话奶类营养物质不能完全消化。有的宝宝吸奶很不守时，按固定时间给宝宝喂奶，宝宝草草吃几口就呼呼入睡，可未到喂奶时间又偏偏想吃，哭闹不安，所以不要拘泥于是否到了预定的时间。此外，由于婴儿喂哺的个体差异很大，如果硬性规定喂奶时间或次数，往往不能满足新生儿的生理需要，会影响生长发育。

4. 婴儿在什么情况下喂果汁好

婴儿应在什么情况下喂果汁，并没有明确的规定。新生儿时期，母乳喂养的婴儿，最好是除了母乳以外，什么也不要喂，因为母乳完全可以满足这个时期新生儿的需要。在出生后的头 2 周更是什么都不要喂，以保证新生儿能吃到母亲的全部初乳。

有的新生儿吃完母乳后不久，便开始哭闹，假如妈妈心痛，马上喂奶，不但孩子会染上时时索乳的习惯，而且乳房的奶很难饱胀起来。因此，这时给新生儿喂点白开水比较妥当，使新生儿养成每隔 3～4 小时哺乳 1 次的习惯。

进入这个月龄的婴儿，可以给婴儿喂少许果汁，可以让婴儿习惯各种味道，而且还可以为将来添加其他食品打基础。接近 2 个月的婴儿，如果用果汁代替开水，婴儿会吧嗒吧嗒地喝着，婴儿能用味觉感知果汁的好喝与否。婴儿的乐趣主要是通过味觉来体现。给婴儿喝果汁，最好是在他口渴的时候，如洗澡后、散步回来后的时间。

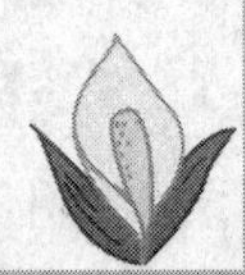

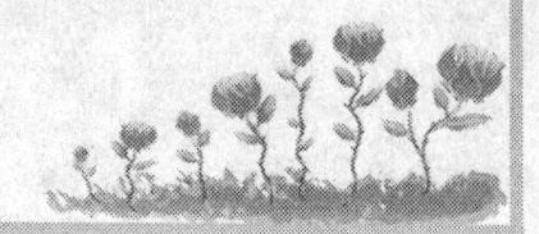

5. 果汁正确的喂法有哪些

果汁的最大作用是补充维生素C，同时水果对孩子的排便有独特的作用。如果孩子有轻微腹泻，可喂一些西红柿或苹果汁，这两种水果有使大便成形的功效；如果孩子有些便秘，可给喂一些柑、橘子、西瓜、桃等果汁，因为这些水果有使大便变软的功效。给孩子喂果汁，可使他（她）习惯各种口味，习惯用匙子吃东西。

（1）果汁的做法：首先，将手、水果及各种工具洗干净，将苹果、梨、桃之类捣碎，葡萄、草莓、樱桃保持原样，西红柿、西瓜等切成小块，柑橘之类可切成圈圈，或捣或挤压，最后将果汁过滤出来。其中，柑橘、草莓、西红柿等含有大量的维生素C。

（2）果汁的喂法：刚开始喂时应将果汁用凉开水稀释1倍，第一天每次只喂1汤匙，第二天每次2汤匙，可逐渐增加，一天喂3次，每次30～50毫升。不应在吃奶前后喂，比如可在洗澡、日光浴、户外活动以后喂。如果宝宝不愿意吃或吃进去就吐，可换过一段时间再尝试喂；如果实在不吃，也不要勉强宝宝。

6. 婴儿缺钙的特征有哪些

（1）多汗：总能听到年轻的妈妈诉说宝宝睡着以后头部出汗，即使气温不高，也会出汗，并伴有夜间啼哭、惊叫；哭后出汗更明显，还可看到部分婴幼儿枕后头发稀少。千万不能小看这个不痛不痒的小毛病，这是宝宝的缺钙警报！机体缺钙时可以引起一系列神经、精神症状，夜间多汗都与自主神经调节能力失调有关。所以，妈妈要考虑及早补钙。

（2）厌食偏食：婴幼儿不爱吃饭，不知给父母增添了多少烦恼。现在儿童厌食、偏食发病率平均高达40%以上，且多发于正处于生长发育旺盛期的宝宝。钙控制着各种营养素穿透细胞膜的能力，因此也控制着吸收营养素的能力。人体消化液中含有大量钙，如果人体钙元素摄入不足，容易导致食欲不振、智力低下，免疫功能下降等。

（3）婴儿湿疹：婴儿湿疹多见于2岁前的宝宝，有的到儿童或成人期发展成急性、慢性湿疹，或表现为异位性皮炎。婴儿湿疹多发于头顶、颜面、耳后，严重的可遍全身。宝宝患病时，哭闹不安，患病部位出现红斑、丘疹，然后变成水疱、糜烂、结痂，同时在哭闹时枕后及背部多流汗。专家认为，钙参与神经递质的兴

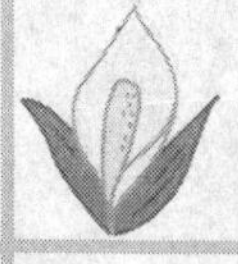

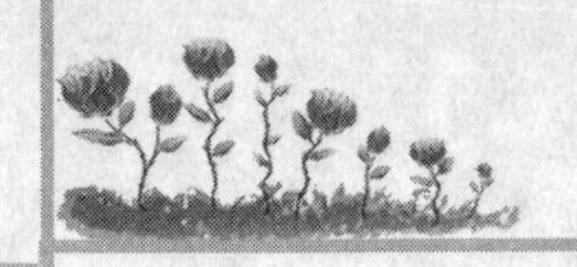

奋和释放，调节自主神经功能，有镇静、抗过敏的作用，在皮肤病治疗中，起到非特异性脱敏效果。

(4)出牙不齐：牙齿是人体高度钙化、硬度高，能够抵抗咀嚼的磨损、咬硬脆食物的器官。如果缺钙，牙床内质没达到足够的坚硬程度，咀嚼较硬食物就困难了。宝宝在牙齿发育过程缺钙，会造成牙齿排列参差不齐或上下牙不对缝、咬合不正、牙齿松动，容易崩折、过早脱落；一旦牙齿受损就不能再修复了。

7. 给婴儿补钙需要注意哪些问题

钙是维持人体健康所必需的一种元素，也是人体内含量最多的无机元素，其中99%的钙与磷结合集中在骨骼和牙齿中，另外一小部分钙存在于机体的软组织和血液中，在机体各种生理学和生物化学过程中起着重要作用。血液中必须保持一定的钙，心脏和脑才能维持正常的功能运作。此外，在神经传导、肌肉运动、血液凝固和新陈代谢等方面都需要钙质的参与。婴儿正处于骨骼和牙齿生长发育的重要时期，对钙的需要量比成人多。因此，就要及时而适当地给婴儿补充钙质。给婴儿补钙，父母们需注意以下几点。

(1)补钙产品不宜与植物性食物同食：有些植物性食物，如谷类，尤其是全麦片、全麦、麸皮等，因含植酸高，影响钙的吸收；又如菠菜、芫荽、苋菜等多种蔬菜都含草酸盐、碳酸盐、磷酸盐等，会和钙相结合而妨碍钙的吸收。

(2)每餐肉、蛋适宜：因为各种肉类、蛋类中含磷酸盐较多，会影响钙的吸收。

(3)补钙产品不宜与油脂类食物同食：由于油脂分解后生成的脂肪酸与钙结合后不容易被吸收。

(4)补钙的时间：由于奶制品中的脂肪酸会影响钙质的吸收。因此，补钙最好安排在两次喂奶之间。有些食物虽营养较丰富，如豆浆等，但含钙量较低，精米、白面含钙量也较低，在给小儿吃这些食物的同时，都要注意另外补充钙质。

(5)补钙的剂量：一般2岁以下的小儿每天需要400～600毫克，3～12岁每天800～1 000毫克。按照正常的饮食，儿童每天从食物中摄取的钙质只有需要量的2/3，所以每天必须额外补钙，以填补欠缺的钙。如果孩子体内缺乏维生素D，肠道吸收钙的能力就会减小。维生素D的预防剂量为每天400国际单位，不可过量，否则会引起中毒。

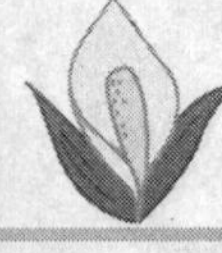

(6)钙磷比例：磷是人体必需的矿物质，但磷摄入过多，会与钙形成磷酸钙。

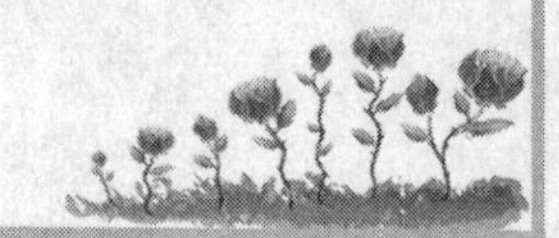

研究表明，食物中的钙磷之比为2∶1，牛奶中的钙磷之比为1.2∶1时，最有利于钙的吸收，母乳中钙磷之比近于2∶1。所以用牛奶喂养的婴儿，应增加含钙高而含磷少的食物，如绿叶蔬菜汤或菜泥、苹果泥、蛋类等以矫正钙磷之比。

(7)补钙同时补镁：父母在给婴儿补钙的时候，只注意补充维生素D，却往往不知道要补镁。钙与镁似一对双胞胎兄弟，总是要成双成对地涌现，而且钙与镁的比例为2∶1，最利于钙的吸收利用。所以，在补钙的时候，切记不要忘了补充镁。含镁较多的食物有：坚果（如杏仁、腰果和花生）、黄豆、瓜子（向日葵子、南瓜子）、谷物（特殊是黑麦、小米和大麦）、海产品（金枪鱼、鲑鱼、鲭鱼、小虾、龙虾）。

8. 宝宝穿多少衣服合适

宝宝穿多少衣服合适主要看季节及室内外温度，根据天气冷暖、室内温度变化加减衣服是给宝宝穿衣的基本原则。

在天凉或冬季，有些家长心痛宝宝，怕宝宝着凉或是冻着，总觉得宝宝穿得少，常常给宝宝穿得一层又一层，裹得严严实实，晚上睡觉时盖得很厚。其实婴儿比成人活动多，全身及四肢都在不停地运动，吃奶对婴儿来说就是在运动和劳动，如果穿多了就容易出汗。婴儿新陈代谢旺盛，出汗多，当婴儿穿得多、出汗多时，给婴儿换衣服或尿布时，不注意保暖，常常会引起宝宝着凉感冒。夏天如果给婴儿穿得多，焐得婴儿面部出现汗疱疹，重者全身有汗疱或脓疱。那么，婴儿到底应该穿多少衣服合适呢？一般来说，平时婴儿穿的衣服应和成年人一样，甚至还可少穿一件。但当带婴儿外出，让婴儿坐在童车里，婴儿活动量减少或不活动时就要加衣服，以避免婴儿受凉感冒。

9. 如何护理宝宝的大小便

(1)男宝宝：由于男宝宝常有解开尿布拉尿的习惯。所以当解开尿布时，应有意识的停留几分钟，不要急于取走已尿湿的尿布。如果此时婴儿已拉尿，可先用纸巾揩去粪便，然后在他的屁股底下摺好尿布，用棉花醮上清水擦洗，先擦腹部，然后再用清洁棉花清洗大腿根部或外阴部的皮肤皱褶，由内往外地顺向擦洗。清洁睾丸下面时，应用手轻轻将睾丸托起再进行。而清洁阴茎时，则应顺着他身体的方向擦拭，只需清洁阴茎本身而不要用力去擦洗包皮。在清洁宝宝肛门时，可用手举起他的双腿进行，擦拭完后再拿去屁屁下的尿布，并洗自己

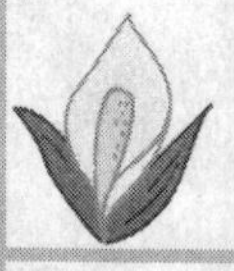

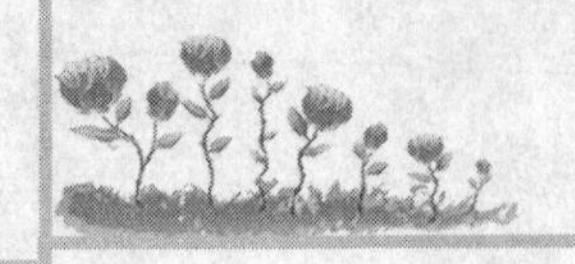

的双手。清洗后，你可让宝宝的小屁屁晾一会儿，再涂些防疹膏或润肤露等，以防“红屁股”的发生。

(2)女宝宝：在替女宝宝清洁时要在解开尿布时，可先用尿布干净的一角擦去粪便，然后举起她的腿，在臀部处把尿布垫好。用纸巾揩去剩余粪便，然后用湿棉花擦洗。再举起她的双腿，清洁外阴，需要注意的是，要由前向后清洗，防止肛门内的细菌进入阴道，切忌清洁阴唇部位。再用干棉花依次清洁她的肛门、大腿根部等处。用洗净的手拿纸巾擦干宝宝的尿布区，让她光着屁股玩一会儿。再涂上防疹膏或润肤露即可。

10. 怎样给宝宝进行空气浴

所谓空气浴是指让婴儿接触户外的新鲜空气。空气浴可以提高婴儿神经和心血管系统反应的灵敏度，增强体温调节功能，以适应气温变化，增强对寒冷的适应性。同时还可增强皮肤的呼吸作用，从新鲜空气中吸入较多的氧气，抑制一些细菌生长，防止感冒。

第一步：先在室内给宝宝做空气浴。让婴儿裸体或穿单薄、肥大、透气的衣服，使皮肤广泛地接触空气，未满月的婴儿，可在20℃～24℃的室内进行。每次空气浴的时间，可从开始时的几分钟，逐渐延长到10～15分钟。最长可达2～3小时。

第二步：“有意”多裸露。当宝宝满月以后，每当给宝宝换尿布和衣服时，可以不要急于给宝宝穿衣服，而先让宝宝身体的一部分在冷空气中裸露一两分钟，让他的皮肤逐渐适应空气浴。

第三步：掌握空气浴的时机。满2个月以后，就可以在他早晚更衣，或是午睡后换尿布时或洗澡后进行空气浴。

11. 为什么说室外空气浴须从夏天开始

空气浴要求在天气晴朗、微风徐徐的情况下进行，最理想的气候条件是气温在20℃左右，相对湿度在50%～70%，风速在每秒1米左右。时间最好选在早饭以后1～1.5小时进行，因为此时空气中灰尘杂质与有害成分较少，空气凉爽，对机体的兴奋刺激明显；地点应该选择干燥的、没有过堂风的背阴处。

12. 怎样对宝宝进行日光浴

阳光中有两种光线，即红外线和紫外线。太阳光中的红外线温度较高，对

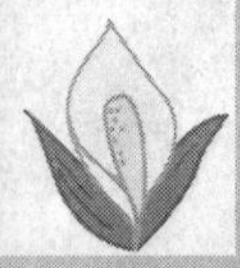

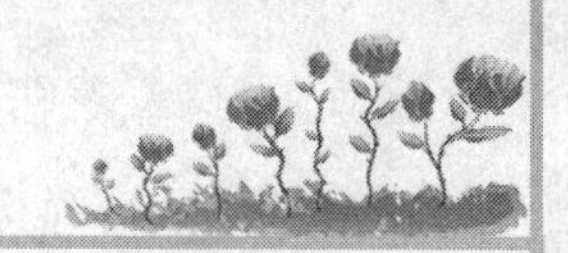

人体主要起温热作用,可使身体发热,促进血液循环和新陈代谢,增加人体活动功能。太阳光中的紫外线能促使皮肤里一种叫麦角胆固醇转变成维生素D。维生素D进入血液后能帮助吸收食物中的钙和磷,可以预防和治疗佝偻病;紫外线还可以刺激骨髓制造红细胞,防止贫血,并可杀灭皮肤上的细菌,增加皮肤的抵抗力。冬天出生的宝宝及人工喂养、双胎或多胎的宝宝更应多进行日光浴。

室外日光浴应选择晴朗无风的天气,穿适当的衣服,让宝宝的全身皮肤尽量多接受阳光。但不要让阳光直接照晒在宝宝的头部或脸部,要戴上帽子或打着遮阳伞,特别要注意保护眼睛。在阳光强的时候,还要注意不要让阳光灼伤皮肤。夏季日光浴可选择在上午8时以后;冬季可选择在中午11时至下午1时以前。每次从3～5分钟逐渐增加到8～10分钟,一般每天3～4次。日光浴后要给宝宝喂些果汁或白开水等。日光浴时注意不要让宝宝着凉。如果宝宝身体不舒服、有病时应停止日光浴。

13. 给宝宝剪指甲的注意事项有哪些

过了满月的宝宝生命力旺盛,不仅新陈代谢加快,而且手也非常喜欢到处乱抓,如果指甲很长,容易将自己的小脸抓破。另外,宝宝也爱把手放到嘴里,如果指甲里藏有污垢,就会把细菌带进嘴里而影响健康。随着宝宝活动能力加强,开始喜欢蹬腿,如果脚趾甲过长,蹬腿时常与裤子或被褥摩擦,容易撕裂脚趾甲。

宝宝的指甲长得特别快,应每周剪指甲1次。宝宝的指甲(趾甲)细小薄嫩,应使用钝头的、前部呈弧形的小剪刀或指甲剪。选择修剪指甲的时间最好在宝宝不乱动的时候剪,可选择在喂奶过程中或是等宝宝熟睡时。剪指甲(趾甲)时,要抓住宝宝的小手,避免因乱动而被剪刀弄伤。不可剪得太深,以防剪到指甲下的嫩肉,而剪伤宝宝的手指。剪好后检查一下指甲边缘处有无方角或尖刺,应将指甲修剪成圆弧形。

14. 婴儿肚脐不干怎么办

有些婴儿在满月后,尽管脐带也已经脱落多日,但脐窝总有些发红,而且总是湿漉漉的,这在医学上叫脐茸。假如脐窝有脓性分泌物,还有窦道,则叫脐窦。如果你的婴儿出现这种情况,可以选用碘酊和酒精消毒擦拭,如果经过几

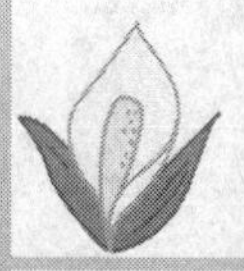

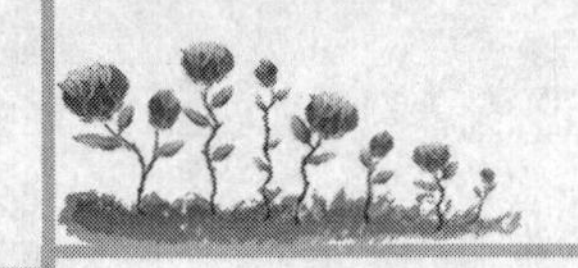

天，不见好转，脐窝内仍有红色黏膜，那么建议妈妈们应该带孩子到医院外科做检查，由专科医生来治疗。医院最常见的治疗手法：脐茸用5%～10%硝酸银灼烧即可治愈。而脐窦则首先需要局部进行抗炎处理，然后和处理脐茸一样，采用相同的治疗手法便可以治愈。

15. 婴儿鼻泪管堵塞怎么办

婴儿泪囊炎，即鼻泪管堵塞，是鼻泪管下端鼻腔开口处被先天性膜组织所封闭，生后4周左右这一膜组织仍没有破裂所造成的。幼儿鼻泪管堵塞绝大多数是先天性的，少数是因为外伤或是眼球周围组织感染所致。因眼睛附近肿瘤压迫而导致的鼻泪管阻塞，在婴幼儿期相当罕见。据统计，有2%～4%的足月新生儿，出生2周后会产生鼻泪管阻塞的现象。溢泪及眼屎过多是常见症状。

95%的鼻泪管堵塞在6个月内都会消失，还有少数后来也会消失。因此，在6个月内出现流泪可不需要看眼科医生，但鼻泪管堵塞会诱发急性泪囊炎，使得结膜囊分泌物在开始时为非细菌性的黏液性分泌物，如细菌感染后则可有大量脓性分泌物，因此。需早期治疗。鼻泪管堵塞初期采用泪囊局部压迫按摩法，家长可在家进行按摩治疗。

方法是：手指朝向鼻腔方向按压，迫使泪囊分泌物向下冲开封闭膜．按压后眼睛局部滴抗生素眼药水防止感染，每次要将泪囊内容物挤压干净后再滴眼药水，每日2～3次。如连续按摩2周无效，可到医院进行泪道加压冲洗冲破膜组织，仍无效者采用根治本病的有效手术-泪道探通术。此方法对年龄在6～13个月的小儿95%有效，而13个月后疗效下降到75%，因此，对鼻泪管堵塞应早期治疗。

16. 婴儿眼睛有分泌物怎么办

眼睛有分泌物是一种眼睛轻度感染性疾病。

(1)可能由于分娩过程中接触阴道含有细菌的分泌物，接生操作者污染的手或者出生后所接触的用品不清洁，引起孩子的结膜发炎，使得婴儿眼屎过多、黏稠。

(2)有的孩子鼻泪管被上皮细胞残渣堵塞或鼻泪管黏膜闭塞，使得泪液和泪道内的分泌物积留在泪囊而引起泪囊炎，这样的患儿在泪囊处有一囊性肿物，表面略发青，如果轻轻压迫眼睛内侧的泪囊部，可看到黏液性或黏液性分泌

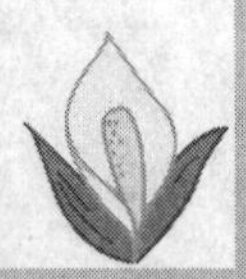

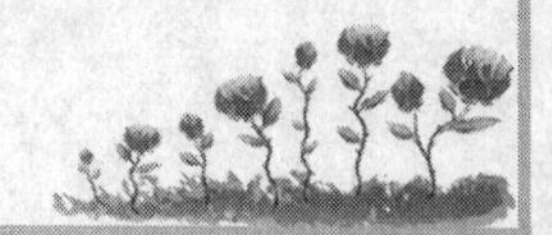

物溢出，肿物消失。而那些眼屎多、结膜充血的婴儿，妈妈可以用脱脂棉蘸上温开水清洁婴儿的两眼，每天两次，由内眼角到外眼角，轻轻地揩拭，并且每只眼睛各用一块脱脂棉。

17. 婴儿耳朵流黄水怎么办

有些宝宝的耳朵里有黄色液体流出，这到底是怎么回事呢？其实这是医学上称为耵聍腺的腺体，这些耵聍腺分泌出来的东西叫耵聍，也就是大家常说的"耳屎""耳残"。大多数人的耵聍是黄色黏稠物，干后形成"耳屎"。但少数人的耵聍是棕黄色黏液状的东西，不会自然干燥，多了就会从耳朵里流出来，这种现象通常和遗传有关。

那么怎样区分是中耳发炎流脓，还是正常的分泌物呢？一般情况下，中耳炎起病时常伴有发热、食欲不振、耳部疼痛，且婴儿哭闹不止，还伴有上呼吸道感染症状，如咳嗽、流涕等。对那些耳朵里流出黄色黏稠物的婴儿，如大都食欲较好，不哭闹，拉一拉耳朵也没有耳朵痛等症状，即单纯发现耳朵流出黄色黏稠物而不伴有其他症状者，可视为正常现象，并非中耳炎所致。

18. 婴儿习惯性吐奶怎么办

有些1～2个月的婴儿常有吐奶的现象，他们往往在新生儿期就常常吐奶，且男孩较女孩多见。这些婴儿身体一般都比较健康，吐奶前面部无任何痛苦的表情，且吐奶是突然的，奶都从嘴角流出而不是喷出，这种吐奶一般仍属于"溢奶"，即习惯性吐奶。

母乳喂养的小儿长到1～2个月时出现上述溢奶现象，大多是由于母乳分泌量增加了，食量大的婴儿就会发生吐奶，大便次数也会增多，体重增加很快。出现这种吐奶时，可适当减少每次喂奶量而增加每天吃奶次数，即少食多餐，吐奶一般会好转。

另外，婴儿躺着吸奶也容易出现溢奶，这时就要将婴儿的头斜向上方抱着喂奶，喂完奶后再将婴儿竖着抱起靠在大人肩上轻拍背部，过5～10分钟再让婴儿躺下。

19. 婴儿便秘怎么办

(1)便秘可用果汁调剂：果汁以哪种为好，不能一概而论，应根据婴儿的个

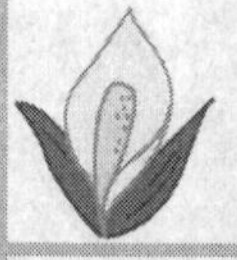

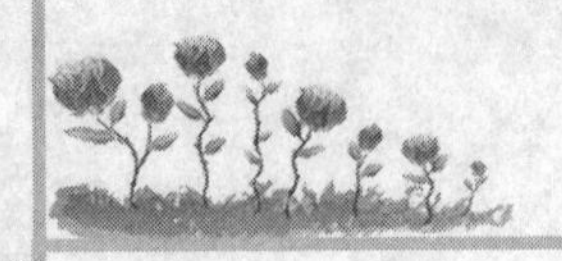

性决定。既有饮用苹果汁而通便的婴儿，也有饮用苹果汁大便反倒干燥的婴儿。

(2)确定适合婴儿的量：开始时，可在20毫升果汁中试加10毫升的凉白开水。如便秘仍无好转，可以不加凉白开水而使用原汁。喝1次不行，也可每天喝两次。饮用果汁后，便秘仍无好转时，可饮用乳酸菌饮料，比例与果汁相同。不管给果汁还是乳酸菌饮料，当便秘仍无好转时，就可灌肠，以不服泻药为好。

20. 婴儿出现湿疹怎么办

婴儿1～2个月，是脸上和头上经常出现湿疹的时期。湿疹俗称胎毒，也叫胎癣或奶癣，是一种常见的过敏性皮肤病。多发生于刚出生到2岁的宝宝。大多在头面部、颈背和四肢，出现米粒样大小的红色丘疹或斑疹。那么，婴儿得了湿疹该怎么办？

(1)密切注意婴儿的消化系统

①母乳喂养。妈妈要注意观察，婴儿是否对牛奶、鸡蛋、鱼和虾等食物过敏。妈妈应避免进食这类容易引起过敏的食物。应注意饮食，得忌口，少喝牛奶、鲫鱼汤、鲜虾、螃蟹等诱发性食物，多吃豆制品（如豆浆）等清热食物。不吃刺激性食物，如蒜、葱、辣椒等，以免刺激性物质进入乳汁，加剧婴儿的湿疹。

②牛奶喂养。如是牛奶喂养引起的异性蛋白过敏所致的湿疹，可以在牛奶里少放些糖，把奶多煮一会儿，使蛋白质变性；另外，可以适当增加奶糕、豆粉等辅食，减少牛奶量，婴儿湿疹就会减轻。

(2)尽量寻找并避开过敏原：避免有刺激性的物质接触皮肤，不要用碱性肥皂洗患处，也不要用过烫的水洗患处；可用金银花煲水洗，然后擦婴儿润肤霜。如身体、四肢湿疹较重时，暂时不要盆浴。

(3)婴儿衣物的选择：应避免太阳直晒，室温也不宜过高，否则会使婴儿湿疹痒感加重。衣被不可太厚，衣服要穿得宽松些，以全棉织品为好；避免毛线衣等接触皮肤，因为那样会刺激皮肤，加重湿疹。

(4)注意事项：对脂溢性湿疹千万不能用肥皂水洗，只需经常涂一些植物油，使痂皮逐渐软化，自行脱落。湿疹发病期间不要做卡介苗或其他预防接种，待湿疹好转后才能接种。

21. 婴儿突然哭闹是什么原因

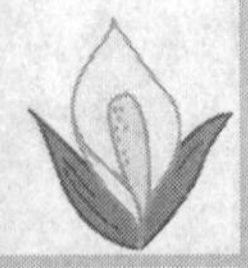

情绪一直很愉快，睡眠也很好的婴儿，突然哭闹起来，这就需要妈妈考虑是

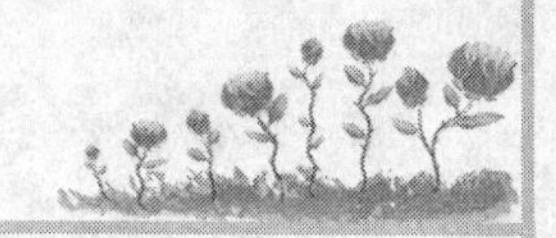

不是肠道堵塞了。

(1)肠道堵塞:最常见的是肠绞窄(腹股沟疝气)。平时妈妈知道婴儿有腹股沟疝气,为防万一,就要打开尿布看看生殖器的侧面,如果肿得厉害、变硬、小肠不像以往那样回纳,就是肠绞窄。

肠绞窄也好,肠套叠也罢,必须去外科治疗。尽早治疗,不用手术即可痊愈。

(2)大肠病:婴儿突然大哭大闹,还有一种病叫大肠病,这种病也有在出生1个月时发病的,但多半在2个月时发病。男女婴儿都有。肠套叠的婴儿哭闹几分钟后就稍微休息一下,接着又像以前那样哭闹,然后再休息一下,以此循环往复。哭闹逐渐减弱,吐完奶后就鼾睡不醒。而"大肠病"婴儿可持续哭闹20~30分钟,一不哭时,就很精神,吃奶也很好。再次发作前的数小时内婴儿与平时并无区别,大便也正常,既不吐奶,脸色也不发绀(土色)。

(3)中耳炎:婴儿是因为感冒咳嗽引起中耳炎而哭闹不止的。

不论出现哪种病症,只要是婴儿突然的哭闹,都应引起家长的重视,必要时应立即去医院诊治。

22. 如何训练宝宝手的灵活性

(1)被动抓握练习:妈妈可以经常帮助宝宝按摩小手;可以把棒状的物体交到宝宝手里,因为宝宝不能长时间抓住小棒,可能很快就会掉下来。妈妈应该用自己的手轻轻地握着宝宝的手,延长宝宝抓握的时间。

(2)主动抓握练习:可以用不同材质的布料缝制几个小口袋,也可以选择废弃不用的手套、袋子,用棉花或者泡沫填充,然后吊在宝宝的床上,在宝宝可以触摸的范围,以吸引宝宝不断地去抓住这些东西。

(3)不要打扰宝宝看手:宝宝对手的观察或者把手放进嘴里"品尝"都有助于唤醒手的力量。为了引起宝宝对手的兴趣,妈妈可以在宝宝的手腕上拴上红布,也可以给宝宝戴个有铃铛的手镯。

总之,父母要重视加强宝宝手的灵活性训练,要知道心灵才能手巧;反过来,手巧才能心灵。因此,父母要尽力训练婴儿的抓握动作,促进婴儿精细动作的发展。

23. 如何训练宝宝抬头、转头和爬行的能力

(1)抬头练习:可以利用各种动作来让宝宝练习抬头,如竖抱抬头和俯卧抬

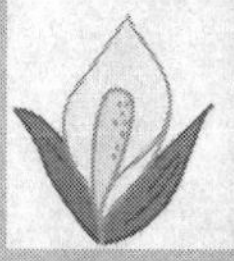

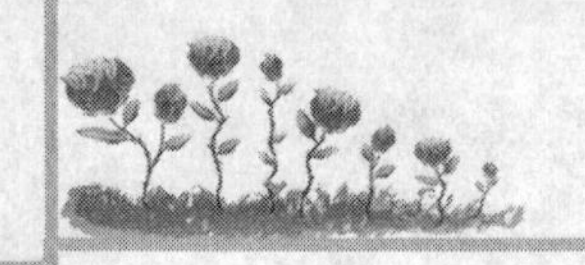

头等。可以在宝宝眼睛上方晃动有声响的玩具，吸引宝宝抬头观看。确定宝宝注意到玩具之后，可以把玩具再往上移动一下，提高宝宝抬头的高度。

(2)转头练习：妈妈可以抱着宝宝，让宝宝的脸朝向前面。此时爸爸可以在妈妈背后时左时右地呼唤宝宝的名字，也可以用其他带声响的玩具或者颜色鲜艳的玩具来吸引宝宝的注意。

(3)爬行训练：可以在训练宝宝俯卧抬头的时候，用手推宝宝的脚底，虽然此时宝宝的腿只能短暂离开床面，但是他们可以借助家长的作用力向前窜行。这种训练方式不仅能够为宝宝的爬行打基础，而且可以很有效地提高宝宝的感觉统合能力。

24. 如何训练宝宝的语言理解能力

(1)宝宝通过模仿锻炼发音器官：妈妈可以选择在宝宝感觉很愉快的时候，抱起宝宝，在他们面前做张大嘴、吐舌头等动作。通过训练，宝宝会逐渐开始学习爸爸妈妈的做法，时间长了，宝宝就在模仿中锻炼了自己的发音器官。也可以在宝宝精神状态良好的时候，用有趣的玩具逗他们玩，或者用手指挠挠他们的痒，让他们发出愉快的笑声，实际上，这种笑也能够使发声器官得到锻炼。

(2)逗引宝宝发音：妈妈可以面对着宝宝，用亲切温柔的声调对他们说“a”“o”“e”“u”等声音，吸引宝宝来进行对话。要注意的是，发音一定要标准，字正腔圆，并且要把口型做得标准，也可以稍微夸张，让宝宝清楚地看到这种声音是如何发出来的，使宝宝能够把发音与口型对应起来。

25. 如何激发宝宝的愉快情绪

情绪是伴随人体各种反应产生的一种内心体验，不同年龄有不同的情绪表现，婴儿一切情绪的表达都是为了自我满足。情绪对婴儿适应生存有特别的意义，婴儿天生就具有情绪反应能力，如饿了就哭，吃饱了就安静。

宝宝在婴儿期就有消极情绪和积极情绪的分化，快乐、兴趣、惊奇、厌恶、愤怒、恐惧、悲伤等基本情绪都已显现。情绪不仅影响宝宝的心理健康，也影响宝宝的生理健康。宝宝长期情绪低落，会抑制脑垂体激素的分泌，抑制生长素的分泌，从而影响他的正常生长发育。而良好的情绪、情感使宝宝富有同情心，能照顾别人等，并能使宝宝产生道德感、美感及理智感。因此，父母应从小注意培养宝宝的愉快情绪。

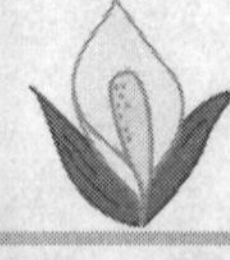

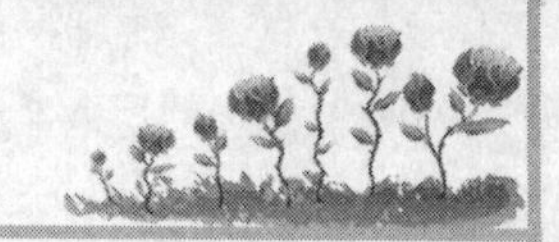

(1)空气浴、日光浴、水浴：天气好的时候，可以带着宝宝到户外去吹吹风，感受一下温暖的日光，这样不仅能预防宝宝感冒，还能训练宝宝的触觉，而且能让宝宝保持愉快的心情。洗澡可以说是宝宝最喜欢的“运动”之一，每次洗澡，宝宝都会很开心地玩水，此时不要着急，要让宝宝快乐地玩耍。

(2)笑的训练：从宝宝面前经过的时候，可以俯下身亲亲宝宝的小脸蛋，然后笑着对宝宝说：“宝宝，妈妈在笑呢！你也笑一个吧！”此时可以挠挠他们的小肚子，让他手舞足蹈地发出“咿咿呀呀”的声音或者“咯咯”的笑声。

26. 如何帮助宝宝进行感觉认知能力的训练

这个阶段的宝宝感知能力都有了提高，眼睛可以追随光亮，耳朵听到声音后会寻找声源，味觉和嗅觉也有了很大程度的发展。

(1)视觉追随训练：当宝宝注意力集中在某些物体或者人身上的时候，慢慢地使物体或人与宝宝之间的距离变远，让宝宝的视线追随这些事物。也可以把宝宝抱到窗前，让宝宝观察窗外走过的人，以此来锻炼视觉。

(2)集中视线训练：如果父母仔细观察就会发现，当宝宝看到某些色彩或图案的图画时就能集中注意力看上很久，有时候还会挥动小手去摸这些东西。有心的父母可以悄悄地记下宝宝的这些偏好，为将来训练视线集中力和注意力做准备。经常让宝宝进行视线集中训练，有助于宝宝提高视力，也能够提高宝宝的注意力水平。

(3)听觉训练：父母可以在宝宝的床边摇铃，当宝宝找到声源之后，可以换到另一边再玩。要注意的是，铃声不要太大，以免伤害宝宝的鼓膜。

(4)嗅觉训练：可以让宝宝闻一些有气味的东西，最好是自然的味道，如柠檬、薄荷等，尽量避免浓烈的香水味或者其他刺鼻的味道。

(5)味觉训练：可以把宝宝抱到餐桌边，让宝宝感受食物的味道。也可以一边用筷子蘸一点点菜汤给宝宝尝尝，一边告诉宝宝这是什么味道。需要注意的是菜汤要清淡，否则会加重宝宝的肾脏负担。

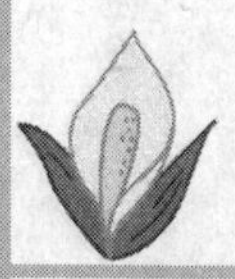

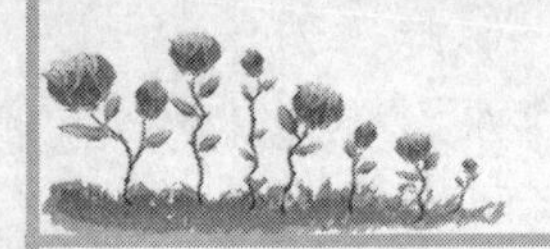

三、2～3个月婴儿的护理保健

1. 2～3个月婴儿身体发育是怎样的

体重正常均值:男孩为6.16±0.72千克,女孩为5.74±0.65千克。

身高正常均值:男孩为60.4±2.4厘米,女孩为59.2±2.3厘米。

头围正常均值:男孩为39.7±1.3厘米,女孩为39.8±1.2厘米。

胸围正常均值:男孩为39.8±1.9厘米,女孩为38.9±1.7厘米。

前囟大小2厘米×2厘米。

后囟及骨缝基本闭合,部分宝宝前囟缩小。

2. 2～3个月婴儿的个性变化有哪些

(1)这个时期的婴儿眼睛能看东西,手脚活动也越来越强,快到3个月时,能抓住玩具在手里握很长时间。几乎所有3个月的婴儿都会把拇指或拳头放到嘴里吮吸。

(2)情绪好时,独自发出某种声音的时候多起来。抱着上街时,婴儿会露出好奇的目光。

(3)吃奶的个性也越来越明显。能吃的婴儿每次可吃到180毫升,体重的增加也很有趣,每天平均增加40～50克。与此相反,也有食量小的婴儿,每次好不容易才吃120毫升,有时,吃了80毫升后,婴儿就把奶嘴吐出来不再吃了,稍微让他玩一下,过10分钟左右后,剩下的40毫升才能勉强地吃下去,天天如此,婴儿也把吃奶当做一项负担而心情不快。除了吃奶外,总是很高兴。这样的婴儿睡眠也很好。在这两个极端中间,也有每次吃150～160毫升的“标准型”婴儿,只是吃奶的次数因个性而异,有的吃6次,有的吃5次,睡眠非常好的婴儿每天只吃4次。

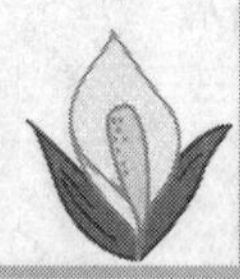

这个月龄中常让父母感到喂奶困难的是用母乳和牛奶混合喂养的婴儿,只

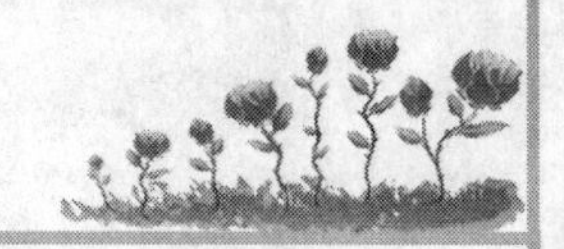

喜欢吃一种奶而讨厌吃另一种奶。厌食牛奶的原因,大都是给了过多的牛奶所引起的。在这个月龄中,不管婴儿如何想吃,每次喂奶都不要超过180～200毫升。在喂浓牛奶时更要注意,最好不加谷粉,掺上谷粉的牛奶不好吃。

(4)这个月龄的婴儿,如果只喝牛奶可加果汁。果汁以选择按季节大量上市的水果为宜。

(5)排便的个性特征是用母乳哺育的婴儿,如果每天大便5～6次,是正常的。小便的次数,一般来说,喝牛奶的婴儿比吃母乳的婴儿多,但个体差异大。

3. 2～3个月婴儿的营养需求有哪些

2～3个月的宝宝,食物应该以母乳为主。如果妈妈的乳量比较充足,可每日定时给宝宝喂奶7～8次,这样婴儿食后会有饱足感,而且会迅速地发育。如果妈妈的奶量不足以供给宝宝食用,则应在母乳喂养的基础上,给宝宝补充其他代乳品。此时妈妈们最好选择补授法,即先给宝宝喂食一部分母乳,然后再给宝宝补喂一些代乳品。如果妈妈们实在无法给宝宝提供母乳,妈妈们也可使用代授法,即完全给宝宝喂食代乳品,但母乳喂养的次数最好不低于一半。另外,这个阶段妈妈们可以给宝宝适当地喂食一些果汁或蔬菜汁,还可适当地增加一些米汤。这个阶段还可以每天给宝宝添加一次鱼肝油滴剂,每次3～4滴。

4. 2～3个月的婴儿如何喂养

2～3个月的宝宝,特别是第三个月,已经进入了脑细胞发育的第二个高峰期,同时也是身体各个方面发育生长的高峰期。这个时期,母乳对于宝宝来说是十分重要的。因此,要尽可能地给宝宝多吃母乳,不但要注意宝宝的吃奶量,而且还要注意母乳的质量。

此期喂奶时间可稍延长,每3个半小时喂1次,每日6次,每次喂奶75～100毫升;白天在两次喂奶中间加喂鲜番茄汁、鲜橙汁,并与淡盐水、温开水交替喂服。

为使宝宝有足够的营养,妈妈必须保证营养的摄入量,保证足够的睡眠和休息,这样才能有既营养又充沛的奶汁。否则,妈妈奶中营养成分不丰富,尽管宝宝吃得多,但营养少,会直接影响到宝宝的生长发育。这个阶段的宝宝,每日所需的热能大致是每千克体重420～500千焦,如果每日摄取的热能超过500千焦,就有可能造成肥胖。母乳喂养的宝宝,可每周用体重计测量宝宝的体重。

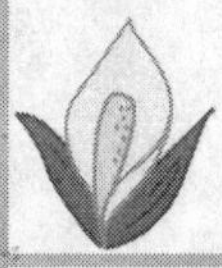

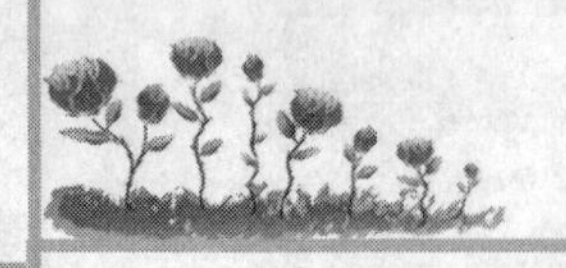

如果每周宝宝的体重增长都超过 200 克以上，就有可能是摄入热能过多；如果每周宝宝的体重增长低于 100 克，就有可能是摄入热能不足。

5. 混合喂养时的注意事项有哪些

妈妈在分娩之后，如果经过努力仍然无法保证有足够的母乳喂养婴儿，或者因为妈妈存在某些特殊情况不允许母乳喂养时，可以选择一些适当的代乳品加以补充，如新鲜牛奶、婴儿奶粉等。这种仍然保留母乳喂养，同时附加一些代乳品的喂养方法，我们称为混合喂养。在混合喂养婴儿时，妈妈要留意以下几个方面的问题。

(1)每次哺乳时，先喂母乳，再添加其他乳品以补充不足部分，这样可以在一定程度上维持母乳分泌，让宝宝吃到尽可能多的母乳。

(2)添加牛奶时，不要放过多的糖。婴儿和成年人一样，也会喜欢甜味，牛奶很甜婴儿会贪吃，随后便不想再吃不那么甜的母乳，有的婴儿因此喂他母乳时会扭过脸去不吃，却大声哭闹着表示饿，表示想吃甜食。

(3)严格按照奶粉包装上的说明为宝宝调制奶液，不要随意增减浓度。

(4)给这个月龄内的宝宝喂鲜牛奶，量不要过大也不要过于浓稠，也不要使婴儿摄入过饱。牛奶、奶糊等过稠，会使婴儿长时间不饿，这也会影响到婴儿摄入母乳的量，减少母乳的分泌。应根据浓度加适量水稀释，以大便正常、无奶瓣为正常。

(5)混合喂养的宝宝，应该在两餐之间适当地补充水。

6. 人工喂养要注意的方面有哪些

人工喂养的主要特点是：调整了牛奶中的某些成分，使酪蛋白、矿物质含量减少，使之适合于婴儿的消化能力和肾脏功能；添加了一些重要营养素，使其营养成分尽量接近于“人乳”，可供不同月龄婴儿选用。人工喂养过程中，需要注意以下 3 点。

(1)牛奶的成分与母乳不同，其蛋白质含量高，糖含量低，初生宝宝哺喂时应加水稀释并适当加糖，也可根据牛奶的质量及宝宝的消化情况来定，目前不强调必须满月以后才可使用纯牛奶。

(2)奶瓶、奶嘴及盛奶容器等要注意清洁消毒。每次用后应清洗干净，煮沸消毒；配制乳品前洗净双手；奶嘴孔的大小以将奶瓶倒立时奶汁一滴一滴连续

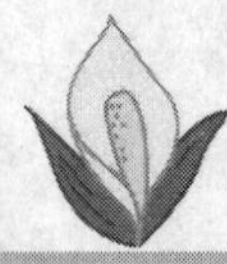

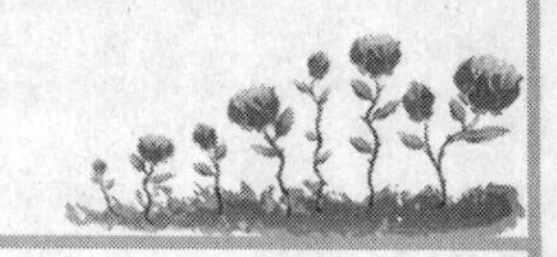

滴出为宜，市面出售的奶嘴多数已有孔；温度以将乳汁滴于手腕内侧不烫手为宜。

(3)喂奶量没有严格限制，完全根据宝宝实际情况安排。由于宝宝个体差异很大，如果一味生搬硬套书本上写的每次常规喂奶量，就可能出现有的宝宝吃不饱，而有的宝宝吃不了的情况。家长应根据自己宝宝的精神、睡眠、大小便及生长发育状况等，慢慢地摸索出适合自己宝宝的喂奶量、次数、配奶比例等。

7. 如何调整哺乳时间

随着婴儿睡眠时间的延长和胃容量的增加，即每次摄入量的增加，婴儿出生56天之后可以逐步由每隔3小时哺喂1次变为每隔4小时哺喂1次，大致安排是上午8时、12时，下午4时、8时，夜间12时，共5次。这样的哺喂时间安排，可以让妈妈得到更好的休息，因而也会更有利于泌乳，对于身在职场的妈妈也相对有利，因为可以适当安排参与工作了。

如果产假在家或是全职妈妈，可按早晨6时、上午10时、下午2时、6时及晚上10时的时间安排定时哺乳，这样可以培养婴儿定时睡觉、定时醒来、定时吃奶的好习惯，有利于妈妈休息和自己的生活安排。当然具体实施时，妈妈还可以根据自己和婴儿的具体情况来定。另外，妈妈要注意减少晚上哺喂的次数，渐渐地改变到晚上不用喂、让婴儿养成能一觉睡到天亮的习惯，这样母子都可安睡1夜，这是最有利于母子健康的了。如果婴儿已养成晚上吃奶的习惯，他到时就会醒来哭闹着要求吃奶，不喂他无法再入睡，妈妈就只好起来哺喂了。所以最好从2～3个月起就开始逐渐减少夜间哺喂次数，以培养婴儿夜间不吃奶的习惯，以求得母子、家人都能在晚上好好的休息。

8. 婴儿居室环境应注意的方面有哪些

(1)婴儿的房间最好选坐北朝南或阳光充足的房间，天气不冷或无风的日子可将窗户打开，让阳光直射房内，保持卧室空气的清新和流通。婴儿居住的房间内应避免吸烟和尘土飞扬。

(2)婴儿房间温度最好保持在22℃左右，相对湿度为60%～65%；使用空调需要注意室内外温差不要超过4℃～5℃；在没有取暖设备的情况下，冬天可用热水袋保暖，但要避免烫伤；用煤炉取暖时要防止煤气中毒，同时也要防止室内空气过分干燥。

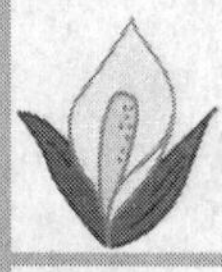

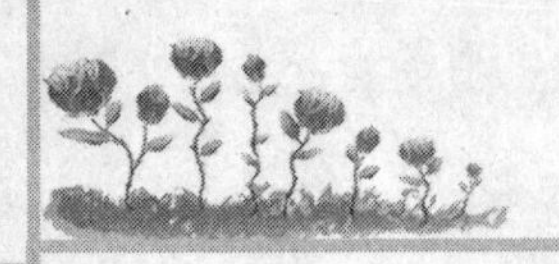

(3)新生儿居住的房间应保持安静。因为新生儿的生活规律与儿童不同，大约90%的时间均处于睡眠中，而睡眠需要安静的环境。

(4)新生儿的房间可贴挂一些色彩鲜艳的画片和玩具，以刺激宝宝早期的视觉发育。

9. 如何防止宝宝“扁头”

头型不正是在婴儿期要注意和纠正的一件事。许多宝宝都会有轻微的头形不对称，这可能是因为分娩时受到产道挤压形成的，但更常见的是宝宝出生后的大部分时间都用同一种姿势睡觉造成的。

要想使宝宝有个完美的头形，在宝宝出生的第一个月里就应该仔细观察，发现不平就应该把不平的一侧垫起来。2～3个月的宝宝出现头形不正只要注意改变睡姿就可以矫正。妈妈要注意宝宝仰卧的时候也应该不断改变他们脸部的朝向。此外，也可以在宝宝睡着的时候利用一些专门设计的U形或凹陷形的垫子垫在宝宝头下，尽量不要让他们枕在枕头或者其他软的被褥上。

如果宝宝的头偏得十分严重，也可以从3个月的时候开始佩戴塑形头盔帮助矫正。这种头盔可以为头部提供平均的承受力，而且不影响囟门的生长。但是，头盔数据的测量必须由专业医生进行。

10. 如何为婴儿选择枕头

这个时期的宝宝已经开始学着抬头，脊柱颈段会出现向前的生理弯曲。因此，为了维持宝宝的生理弯曲，保持体位舒适，就要给宝宝枕婴儿枕了。

好的婴儿枕头必须有适合的承托力、合适的高度和好的填充材料；高度以3～4厘米为宜，并根据宝宝的发育状况调整枕头的高度；枕头的长度最好与宝宝的肩部同宽为宜；质地要柔软、轻便、透气，吸湿性好。家长可以给宝宝用草子、灯心草、蒲绒、珍珠棉、蚕沙等作为婴儿枕头的填充物。此外，传统的荞麦皮也是不错的选择。最好不要使用泡沫或腈纶做充填物，也要尽量避免使用太软的纤维棉做填充，这是因为过于柔软的枕头无法承受宝宝头部的重量，还可能造成宝宝窒息；除了过软的枕头，过硬的枕头也不宜给宝宝使用。宝宝的颅骨很软，囟门和颅骨缝还没有完全闭合，如果此时就开始使用质地过硬的枕头，很容易造成宝宝头骨变形，也可能使宝宝的脸形过于不对称，进而影响宝宝外貌。

这一时期婴儿的新陈代谢十分旺盛，头部出汗多，睡觉时很容易把枕头浸

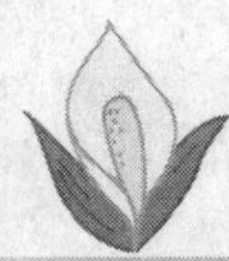

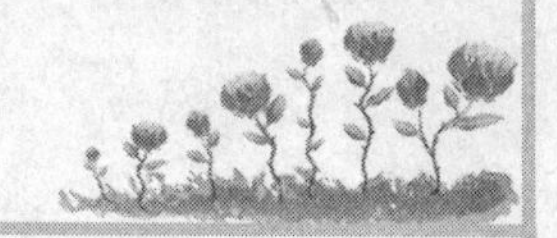

湿，汗液和头皮屑也容易粘在枕头上，使微生物滋生，诱发颜面湿疹及头皮感染。所以，婴儿的枕心应该经常在太阳底下晾晒，最好每年更换1次枕心，枕套和枕巾则要常洗常换。

11. 如何给婴儿洗手和洗脸

给宝宝洗脸、洗手时，一般顺序是先洗脸，再洗手，妈妈或爸爸可用左臂把宝宝抱在怀里，或直接让宝宝平卧在床上，右手用洗脸毛巾蘸水轻轻擦洗，也可两人协助，一个人抱住宝宝，另一个人给宝宝洗。洗脸时注意不要把水弄到宝宝的耳朵里，洗完后要用洗脸毛巾轻轻蘸去宝宝脸上的水，不能用力擦，由于宝宝喜欢握紧拳头，因此洗手时妈妈或爸爸要先把宝宝的手轻轻扒开，手心手背都要洗到，洗干净后再用毛巾擦干，洗手时可以适当用一些婴儿香皂，洗脸毛巾最好放到太阳下晒干，可以借太阳光来消毒。

12. 如何避免宝宝得“空调病”

夏季天气炎热，各家各户都会用空调来降低温度，保持身体的舒适，不过对于小宝宝来说，吹空调降温并不是一个好主意，因为宝宝体温调节能力有限，所以很容易患上“空调病”。

人的皮肤处在高温环境下的时候，血管、汗腺都会自动张开，当温度突然降低时，就会引起血管收缩、汗腺孔闭合，交感神经兴奋，内脏血管也会随之收缩。再加上空调环境往往是门窗紧闭，空气流通不畅，氧气稀薄，因此宝宝很容易出现皮肤干燥、鼻塞、咽喉痛、食欲不振、头晕头痛、大便溏稀、腹泻、胃肠不适、胀气等“空调病”症状。

为了防止宝宝患上“空调病”，开空调的时候不要把宝宝放在风口直接吹风，更不能让宝宝在空调下睡觉。开空调时一定要用毛巾被或者小毛巾盖住宝宝的肚子和膝关节，保护好最容易着凉的部位。空调温度不宜过低，与室外的温差最好不要超过5℃；不要长时间开空调，每开4～6个小时就应该关上空调，并打开窗户让空气流通。另外，还要坚持每天用温水给宝宝洗澡。其实如果因为天气炎热，宝宝盖着被子睡觉不老实的话，可以把一条小毛巾被搭在宝宝的肚子上，避免他们的肚子受冷刺激即可。如果想带宝宝出去透透风，最好是选在早晨，因为这时的空气相对来说比较清新，而且气温不会太高，也不会太晒。

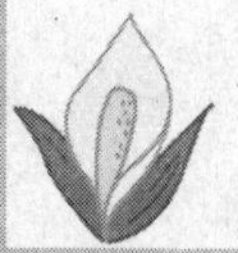

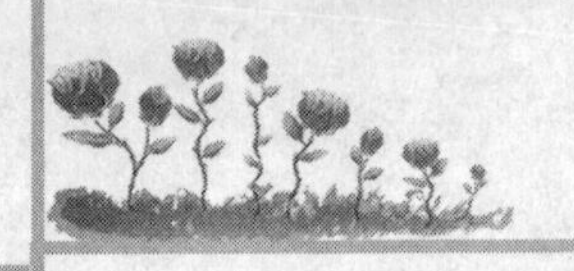

13. 应注意哪些婴儿安全问题

这个月龄的宝宝生活仍然全部由父母照料，尽管婴儿还小，但同样会存在由于父母照料不当引起的安全问题。

(1)妈妈在夜间给宝宝喂奶时一定要保持清醒，尽量坐着喂奶，避免喂奶时，妈妈熟睡将宝宝鼻口堵塞造成窒息。

(2)用奶瓶给宝宝喂奶时，水温要适宜，过高会把宝宝的口腔黏膜烫伤，水温过凉则引起婴儿腹泻。

(3)给宝宝喂菜水一定要新鲜，不能喂隔夜的菠菜水、白菜水等，以免菜水中的亚硝酸盐过多引起肠原性发绀。

(4)冬天用热水袋为婴儿保暖时，热水袋水温应在50℃～60℃为宜，并要用毛巾包裹好，不能让热水袋直接接触婴儿皮肤，以免烫伤。

(5)虽然这个时期的婴儿不会爬，可也有坠床的危险。因此，婴儿睡觉的床要牢固稳当，床边要有护栏，避免坠床。

(6)人工奶嘴的开口大小要适宜，若奶嘴开口过大，宝宝吃奶时容易引起呛奶，甚至窒息。

(7)宝宝用药一定要在专科医生指导下服用，避免过量或误服。

14. 如何正确使用爽身粉

市场上出售的爽身粉和痱子粉，品牌不同，成分也不同，不过大部分都是以滑石粉作为主要的基本制剂。而滑石粉是一种可以引发过敏性气喘和过敏性皮炎的过敏原，原则上不建议婴儿使用，提倡用乳液代替。因为爽身粉和痱子粉使用方便，很多父母依然会选择这两种粉质来帮助宝宝保持皮肤的干燥。在这种情况下，专家建议使用前最好先在宝宝的皮肤局部试用，如果没有出现过敏的红疹，就可以继续使用。要注意的是，宝宝使用的爽身粉成分与成人爽身粉不同，因此要选择婴幼儿专用的产品。

那么如何为婴儿扑撒爽身粉呢？首先应该用粉扑或者包上棉花的纱布扑撒宝宝的重点部位，如臀部、腋下、颈下等。扑粉的时候要把宝宝的皮肤皱褶处拉开，每次用量不要过多。扑撒的时候动作要轻柔，防止粉质在空中飘散进入宝宝的眼睛、鼻子和嘴里，直接往宝宝脸上扑撒爽身粉更是绝对禁止的。

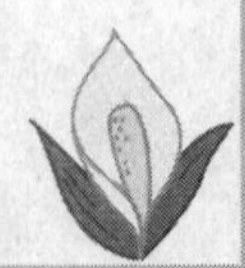

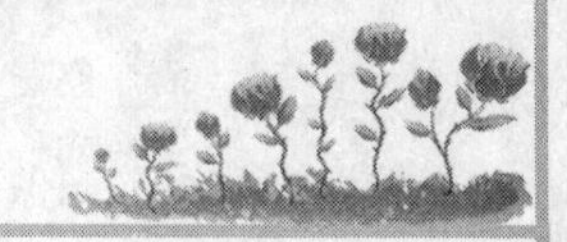

15. 引起婴儿发热的原因有哪些，应如何处理

引起婴儿发热的原因有很多，大体而言可分为以下三大类：①外在因素。小儿体温受外在环境影响，如天热时衣服穿太多、水喝太少、房间空气不流通。②内在因素。生病、感冒、气管炎、喉咙发炎或其他疾病。③其他因素。如预防注射，包括麻疹、霍乱、白喉、百日咳、破伤风等反应。

发热只是疾病的症状之一，而不是全部。儿科医师对于发热，在乎的是疾病本身的影响及进展，但通常父母只看到疾病外表，如发热、呕吐、咳嗽，就慌乱不已。殊不知医师治病，首先是病因的发现及选择完全治愈的方法，而不是单纯只为退热。所以在某些情况下，会让发热症状持续表现出来，以探寻内在真正的病因。因此，爱子心切的父母，切记不要一味的要求医师退热，而是应遵从医嘱，准确地找出引起发热的真正原因，再对症下药。

16. 如何处理婴儿湿疹

婴儿生后患了湿疹，时间长了，头顶上就形成一层脂性痂皮，脸上也有同样的痂皮。由于发痒，婴儿不管白天黑夜醒来就哭。婴儿严重湿疹，不要随便在家里治疗。应去医院进行治疗，医生可能会给婴儿服用一段时间糖皮质激素类药物，或者给涂上各种药水。父母一定要注意的是，不要让婴儿用手去挠，可用小布袋将婴儿手套上，或用安全别针将袖口别到裤子上，使手抬不起来。其次是每天换枕巾，不要让湿疹感染化脓菌，接触面部的被子部分可缝上棉布被头并每天勤换，要单用一个脸盆去洗脸，不要用洗衣服和洗尿布的脸盆洗脸。为了分散婴儿的注意力，可抱着婴儿到太阳晒不到的地方去，让婴儿观赏外面的景物。

17. 如何预防宝宝热痱子

相信妈妈们对宝宝的热痱子一定不陌生，热痱子又被称为“汗疹”，它是由于汗孔阻塞而引起的，常发于高温的夏季。因为宝宝的汗腺功能没有发育完全，所以发生的机会很多。患有热痱子的宝宝经常会出现坐卧不宁、心情烦躁的情况，如果病情严重、发生溃烂的话还可能引起宝宝皮肤感染。为了让宝宝逃过热痱子的“魔爪”，父母不妨试试以下小妙招。

(1)预防痱子的发生，首先要做到保持宝宝的皮肤清洁干燥，因此妈妈一定

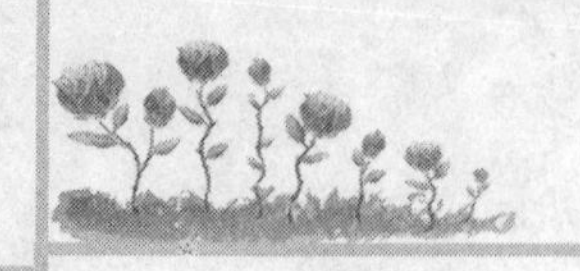

要给宝宝勤洗澡，天气很热的时候可以多洗几次；可在洗澡水中滴加一点花露水或者藿香正气水。

(2)洗澡之后，一定要保证孩子皮肤干燥清爽，可以适当涂抹一些爽身粉、痱子粉等，但是千万不要过量，否则粉质与汗液混合后会堵塞汗腺，导致出汗不畅，这样反而更容易生痱子。

(3)要注意保持室内的温度，高温期间注意降温。妈妈在夏天不要过多地抱着孩子，以免把大人的体温传递给孩子，不要把孩子脱得光光的，以免皮肤直接受到刺激而生痱子。

(4)外出时要给宝宝准备遮阳帽、儿童太阳镜等防晒物品。注意多补水，年龄稍大一些的孩子可以多喝一些绿豆汤等去火的辅食。

18. 如何训练宝宝的肢体

(1)竖头训练：竖头练习有两种方式，一种是把宝宝立着抱起来，用两手分别支撑住宝宝的枕后、颈部、腰部、臀部，以免伤害宝宝的脊椎；另一种方式是让宝宝俯卧，宝宝自己会把头抬起，并可以持续几秒钟或几十秒钟。

(2)抬头训练：婴儿自出生后几天就可以俯卧，但1个月内的小儿俯卧还不能自己主动抬起头，只能本能的挣扎，使面部转向一侧，到2个月时能稍稍抬起头和前胸部，3个月时头能抬得很稳。俯卧抬头练习不仅锻炼了婴儿颈部、背部的肌肉力量，增加肺活量，同时婴儿能较早地正面面对世界，接受较多的外部刺激。

训练要在婴儿清醒空腹情况下(即喂奶前1小时)进行，床面平坦、舒适，将婴儿两臂屈曲于胸前方俯卧在床上，家长将婴儿的头转至正中，手拿色彩鲜艳有响声的玩具在前面逗引，并说："宝宝，漂亮的玩具在这里，"使婴儿努力抬头，抬头的动作从抬起头与床面成45°～90°，并逐步稳定。到3个月时能稳定的抬起90°，同时家长可将玩具从宝宝的眼前慢慢移动到头部的左边，再慢慢地移到头部的右边，让婴儿的头随着玩具的方向转头，每次训练自30秒钟开始逐渐延长，每天练习3～4次，每次俯卧时间不宜超过2分钟。

(3)手足训练：手足运动对刺激大脑发育非常重要，因此不要将婴儿的手包起来。这个月龄的婴儿开始认识自己的小手，会时常凝视着自己的小手，这时妈妈要告诉宝宝，这是你的小手，可以用来吃饭、写字、玩玩具等。让宝宝拿带把能晃出声响的玩具。这时宝宝还不能握住玩具，要不厌其烦一遍遍把玩具递

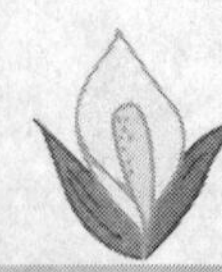

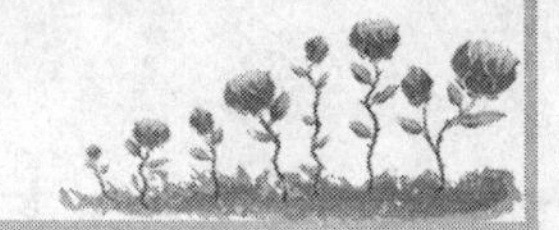

到宝宝的手中。

19. 如何训练宝宝的视觉

这个月以内宝宝的最佳注视距离是20～25厘米，太远或太近虽然也可以看到，但不能看清楚。因此，在训练宝宝对静物的注视时，最有效的就是妈妈抱起宝宝，让他观看墙上的画片，桌子上的鲜花，鲜艳洁净的苹果、梨、香蕉等摆件和食品。另外，妈妈对宝宝说话时，眼睛要注视着宝宝。这样，宝宝也会一直看着妈妈，这既是一种注视力的训练，也是母子之间无声的交流。由于宝宝喜欢明亮及对比强烈的色彩，所以要给宝宝看一些色彩鲜艳、构图简明的图片，如小朋友、小动物和其他构图简单的玩具等。你还可以在宝宝的婴儿床的上方两侧30～40厘米处挂一些悬挂物。

婴儿接近3个月时，视觉能力进一步增强，两眼的肌肉已能协调运动，而且能够很容易地追随移动的物体，这时可以进行动态训练。训练时，妈妈可以拿着玩具沿水平或上下方向慢慢移动，也可以前后转动，鼓励宝宝用视觉追踪移动的物体，或者抱着宝宝观看鱼缸里游动的鱼或窗外的景物。爸爸妈妈在和宝宝说话的时候，要有意识地移动自己的头部，让宝宝追视爸爸妈妈的脸庞，使宝宝眼睛的灵活性随时得到训练。

20. 如何训练宝宝的听觉

对于宝宝来说，听觉是智能里最基础的因素。2个月之后的宝宝不仅具备了观看东西的能力，而且双耳的敏感度也较刚出生时有了一个飞跃。许多宝宝都会注意到居家生活中的细节，如家人的脚步声、开门声、吸尘器的响声、茶壶煮开的哨音、水流声、碗碟磕碰声、撕纸声或风铃声，以及窗外的人声、车声等。这些细微却生动的背景音效，不仅可以用来训练宝宝的听觉，而且还可以帮宝宝认识周围的事物。这时就要用一些色彩鲜艳、有响声的玩具训练他的听力和注意力，到3个月大时，玩具可以挂在让宝宝能够得着的地方。

当然，训练宝宝的听觉，仅靠周围这些自然存在的声音是远远不够的，还要靠爸爸妈妈制造一些适合宝宝听觉的声音。如妈妈可以用有声响的玩具在宝宝身旁摇动，爸爸妈妈在宝宝面前轻歌曼舞，宝宝会随着声音追视发出响声的人或物。或者抓着宝宝的手，一起摇动会发出声响的玩具，也可以在宝宝手腕上绑上一副摇铃，在锻炼宝宝听觉的同时，还有助于宝宝注意声音来源。训练

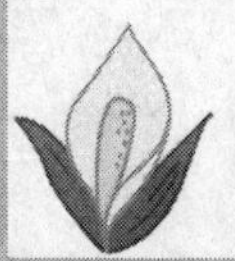

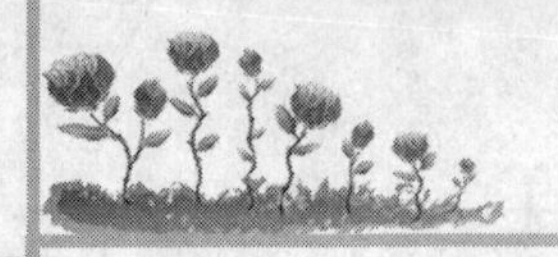

宝宝的听觉要持之以恒，但不要毫无休止地训练，否则宝宝会因此失去兴致。

21. 如何训练宝宝的语言理解能力

2～3个月宝宝发出的声音越来越多，能够发出复杂一些的元音，比如“ai”“ao”等，笑声也变得丰富多彩了，“咯咯”“呵呵”“哈哈”等都可能会出现。宝宝特别开心的时候可能还会尖叫一声。此时，妈妈可以用以下的小技巧来提高宝宝的语言理解能力。

(1)提高对声音的敏感度：拿一个小铃铛在宝宝前方30～50厘米的地方摇晃。当宝宝注意到铃声的时候，妈妈可以对宝宝说：“宝宝，小铃铛在这里哦！”让宝宝盯着铃铛看一会儿后休息一下，然后拿着铃铛到宝宝看不到你的地方，再摇动这个铃铛，并问宝宝铃铛在哪里。在多个方向做同样的动作，观察宝宝的眼睛和耳朵是否协调一致，提高宝宝对声音的敏感度。

(2)回应训练：此阶段的宝宝会发出不同的声音，妈妈试着对这些不同的声音给予不同的反应，如温柔的、激动的及严肃的，并引导宝宝对不同的声音做出不同的反应。试验表明，如果妈妈能够拖长声音在宝宝面前说话，比如“啊呜”，孩子就会渐渐模仿出相应的口型并发出声音。

22. 如何训练宝宝的感知能力

2～3个月的宝宝眼睛逐渐变得灵动起来，而且把对光亮的兴趣逐渐转移到颜色上来，并能长时间注意一个事物，也会对运动的物体产生一定的兴趣。此时看见妈妈总是会变得很兴奋，看妈妈的时间通常会比看其他人长，有时还会发出与妈妈打招呼的声音。为了提高孩子的视力，妈妈可以拿着婴儿喜欢的玩具边走边晃动，让宝宝的目光随着物体做上、下、左、右方向的移动。此外，还可以抱着孩子熟悉房间里面的物品，一边走一边解说，这是冰箱，这是洗衣机。这样反复多次之后，以后一说到冰箱，宝宝就会主动把目光转到冰箱的方向。

妈妈还要注意经常与宝宝说话，此时跟他们说话不仅会促进宝宝语言的发育，还能提高听觉能力。妈妈可以在宝宝视线之外，呼唤孩子的名字或者摇动带响的玩具，观察宝宝是不是能够准确快速地确定声源。如果不能，要带着宝宝去检查听力。如果给宝宝听音乐的话，一定不要用过响的声音刺激宝宝，而且不要用一种声音反复、长时间地刺激。感知觉能力训练要循序渐进，一定不要揠苗助长。宝宝在学会用语言表达自己的感情之前，主要以表情作为与人交

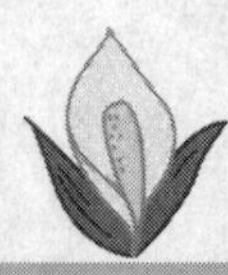

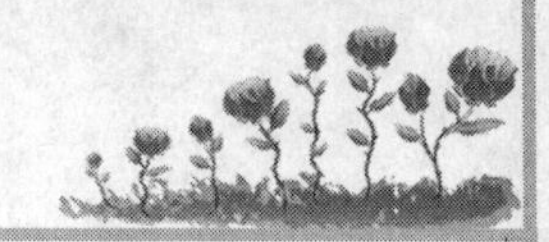

往的工具。他们能够充分运用面部表情、动作、姿态和声音向成人表达自己的生理和心理需求。

研究表明，宝宝3个月的时候就会对走近的人露出笑脸了。如果有人逗他们或者轻轻触摸他们的前胸和肚皮，他们就会“咯咯”地笑出声来。心理专家认为，笑和认知能力的发展是密切相关的，微笑发生的早晚不是天生的，而是与后天的学习和经验有关。曾经有科学家做过研究，结果发现在孤儿院成长的婴儿比在正常家庭中成长的婴儿出现微笑的时间要晚1个月。这是因为几乎没有人对这些婴儿微笑，他们缺乏与人交往的机会。由此可见，丰富的环境刺激和温馨的家庭对婴儿的一生都具有重要的意义。让宝宝笑口常开，不仅会让宝宝身心健康，而且会让宝宝得到更多的喜爱和关注，所以让宝宝学会微笑对他们今后的社会交往能力会有很大的帮助。

那么，父母要怎样帮助宝宝提升他们的社会交往能力呢？首先，家长不要把宝宝长时间放在婴儿床里不理不睬。有些人认为如果孩子一哭就抱很可能把孩子惯坏了，所以非常“狠心”地把孩子放在床上任他们哭闹。其实这是不正确的，在宝宝自我意识还没有萌芽的时候，家长对孩子的哭声不能马马虎虎地处理，长期这样的话会使宝宝感到缺乏温暖，得不到心理安慰。长时间的孤独、失望等消极心理对宝宝自信心的建立极为不利。除了要及时回应宝宝的需求，妈妈还应该经常与宝宝一起做游戏。宝宝做得好要及时夸奖，做不好也要鼓励，游戏结束的时候要摸摸孩子的小脸蛋，对他们微笑。

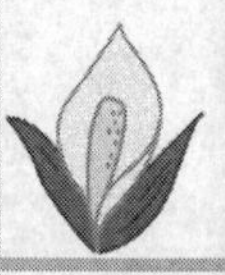

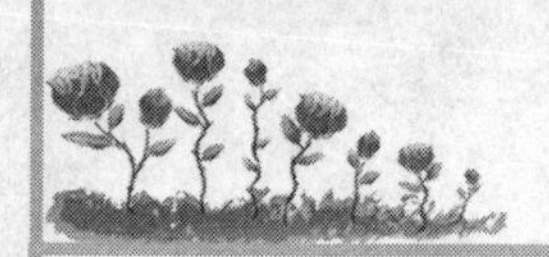

四、3～4个月婴儿的护理保健

1. 3～4个月婴儿的身体变化是怎样的

(1)婴儿的体重正常均值：男孩为6.98±0.79千克，女孩为6.42±0.70千克。

(2)身长正常均值：男孩为63±2.3厘米，女孩为61.6±2.2厘米。

(3)头围：男孩为41±1.3厘米，女孩为40.1±1.2厘米。本月多数宝宝胸围与头围相等，如果胸围少于头围，表示宝宝身体较瘦，应增加食量。

(4)胸围：男孩为41.1±1.9厘米，女孩为40.2±1.8厘米。

(5)前囟：2厘米×2厘米。

2. 3～4个月婴儿的个性变化有哪些

(1)活动能力：进入这个月龄的婴儿，其身体的活动比上个月更加频繁，眼睛和耳朵的功能与手脚的运动能够逐渐开始协调了。头部能逐渐挺直，躯干肌肉功能也加强了。快到4个月时，婴儿手脚的活动已相当自由，有的会把抓到手的毛巾放到嘴里吮吸，或者自己用两手扶着奶瓶。当让婴儿完全支撑全身站在母亲的膝盖上时，有的婴儿会屈伸膝盖并蹬跳。这种运动存在个体差别，有的婴儿到6个月还一点儿也做不了，但站立和走路却与其他婴儿相同。

(2)睡眠时间：大多数婴儿都在午前、午后各睡2个小时左右，晚上8时开始睡，夜里醒1～2次，但也有少数婴儿与此不同。有的甚至到了晚上9～10时，只要有人陪着就不睡。

(3)奶量：婴儿的个体差别很大，爱吃的婴儿吃200毫升牛奶好像还不够，而食量小的婴儿吃了120毫升就足够了。进行混合喂养的婴儿到了这个时期就渐渐不爱吃了，这是常见现象。

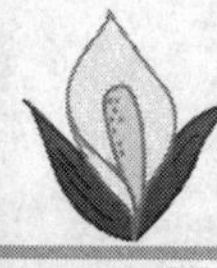

(4)流口水：体液分泌较多的婴儿开始流口水，往往要流到1周岁以后才止

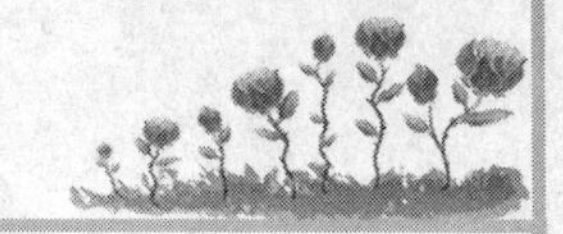

住。由于能自愈,妈妈也不用太担心。

(5)排便:便秘的婴儿可在饮水时,加些蜂蜜或酸乳酪,使婴儿排便通畅些。

3. 3~4 个月宝宝的营养需求有哪些

3~4 个月龄的宝宝所需要营养素中,除蛋白质、脂肪、糖类外,矿物质也有很重要的作用,其中钙、铁、锌、碘对婴儿的生长发育尤为重要。

(1)新生儿体内没有锌的储备,但母乳和牛乳均可满足婴儿对锌的需要,这个月龄的婴儿对锌的需要量为每天约 3 毫克。初乳中含锌量很高,约为成熟乳的 3~5 倍。母乳中锌的生物利用率可达 59.2%,牛乳的为 43%~53.9%。

(2)足月宝宝体内贮存的铁量约 300 毫克,可以满足婴儿 4~6 个月龄时对铁的需要,因此这个月龄的纯母乳喂养婴儿可以不需要额外补充铁。母乳中铁含量较低,每 1 000 毫升约含铁 1 毫克,但母乳铁的利用率可高达 49%,因此母乳喂养的婴儿患缺铁性贫血的几率会低于人工喂养的婴儿。早产儿或低出生体重儿体内铁的储备不足,应及时补充。人工喂养的婴儿应选择强化铁奶粉,不要用鲜牛乳喂养 6 个月以内的婴儿,因婴儿胃肠功能不完善,鲜牛奶会影响宝宝的胃肠健康。

(3)这个月龄的宝宝每日需要碘量约为 40 微克,一般情况下,无论母乳喂养还是人工喂养的婴儿,都不需要额外补充碘。因为营养良好的妈妈,有适量的碘摄入时,每 1 000 毫升乳汁中可提供大约 200 微克的碘,牛乳的一般碘含量为每升 80 微克,都可以给宝宝提供充足的碘。

4. 为什么婴儿喂养要注意提高奶的质量

婴儿在这一时期里生长发育是很迅速的,食量增加。当然每个孩子因胃口、体重等差异,食入量也有很大差别。做父母的,不但要注意到奶量多少,而且还要注意奶的质量高低。母乳喂养要注意提高奶的质量,有的母亲只注意在月子中吃得好,忽略哺乳期的饮食或因减肥而节食,这是错误的。婴儿要吃妈妈的奶,妈妈就必须保证营养的摄入量,否则,奶中营养不丰富,直接影响到婴儿的生长发育。3~4 个月是婴儿脑细胞发育的第二个高峰期(第一个高峰期在胎儿期的 10~18 周),也是身体各个方面发育生长的高峰,营养的好坏直接关系到婴儿今后的智力和身体的发育。因此,提高奶的质量十分重要。

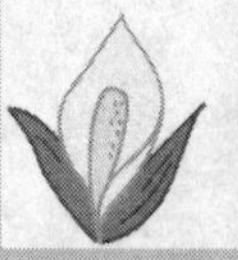

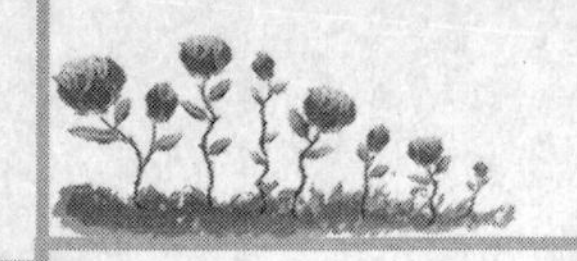

5. 为什么要给婴儿多喂水

水是人体中不可缺少的重要成分，人体的新陈代谢，如营养物质的输送、废物的排泄、体温的调节、呼吸等都离不开水。水被摄入人体后，有1%～2%存在体内供组织生长的需要，其余经过肾脏、皮肤、呼吸、肠道等器官排出体外。水的需要量与人体的代谢和饮食成分有关，婴儿的新陈代谢比成年人旺盛，需水量也就相对要多。3个月以内的婴儿肾脏浓缩尿的能力差，如摄入食盐过多时，就会随尿排出，因此需水量就要增多。母乳中含盐量较低，但牛奶中含蛋白质和盐较多，故用牛乳喂养的小儿需要多喂一些水，以补充代谢的需要。总之孩子年龄越小，水的需要量就相对要多。一般婴幼儿每日每千克体重需要120～150毫升水，如5千克重的婴儿，每日需水量是600～750毫升，这里包括喂奶量在内。

6. 如何给婴儿补充维生素和铁元素

宝宝在出生后的头4个月里面，一般不会出现缺铁或者其他维生素的现象，这要归功于孩子的妈妈。如果妈妈在孕期摄入了足够的含铁食品，不仅能够预防妊娠期贫血，还能更好地保护宝宝。

当宝宝4个月左右的时候，他们从母体那里获得的维生素和铁元素就差不多消耗殆尽了，此时就需要按照宝宝的月龄逐渐添加含铁元素及维生素的辅食，首先可以从菜汁、蛋开始加起，以后逐渐过渡到新鲜的菜泥、肝泥、肉泥及铁强化的食品，如铁强化米粉、奶等。补充铁质和维生素几乎是宝宝婴幼儿时期都要进行的一项任务，不能随着宝宝的成长而松懈。当宝宝的食物从辅食过渡到正常膳食后，妈妈可以把宝宝的食谱内容扩大，添加黑木耳、紫菜、芝麻、大豆及其制品等食物，并让宝宝多吃新鲜蔬菜，尤其是深色蔬菜和各种各样的水果，但是依然要注意这些食品中铁和维生素的含量。

家长要注意的是，为了提高对食物中铁的吸收，在饭前给宝宝吃一个西红柿或喝一杯橙汁，这能有效增加人体对铁元素的吸收，因为维生素C原本就是可以促进铁吸收的物质，所以补充维生素不仅能够满足人体的需要，还能促进对某些微量元素的吸收。

7. 母亲需要食用的食物有哪些

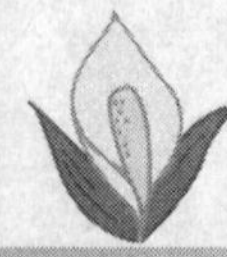

从出生到1周岁，宝宝的脑发育是很快的。几乎每月平均增长约1 000毫

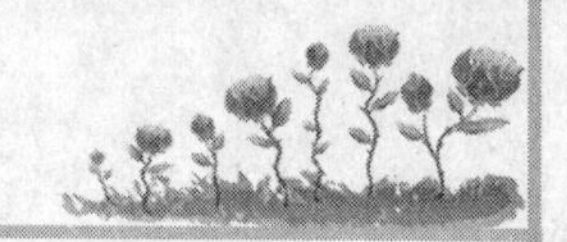

克。在头6个月内，平均每分钟增加约20万个脑细胞。也就是生后第三个月是脑细胞生长的第二个高峰。所以为了宝宝的聪明，每个哺乳的妈妈一定要注意营养，以提高自己母乳的质量。

妈妈在这个时期要多食用有利于促进健脑益智的食品，如动物脑、肝、鱼肉、鸡蛋、牛奶、大豆及豆制品、苹果、橘子、香蕉、核桃、芝麻、花生、榛子、各种瓜子、胡萝卜、黄花菜、菠菜、小米、玉米等。

8. 为什么说牛奶中加入少量糕干粉对婴儿有益

糕干粉是一种以淀粉为主要成分的婴儿食品，其中含糖7.9%、脂肪5.1%、蛋白质5.6%，蛋白质与脂肪的含量很低，质量也较差，因此满足不了婴儿生长发育的需要。而在牛奶中加入少量糕干粉的食用方法对婴儿是有益的。牛奶中蛋白质含量较高，其中酪蛋白约占80%，乳蛋白占20%。酪蛋白食人人体内，遇到胃酶后形成凝块，不易消化。牛奶中加入糕干粉形成了柔软而疏松的酪蛋白的凝块，易于消化。

9. 为什么要给婴儿补充维生素C

维生素C主要来源于新鲜蔬菜和水果，因婴儿不能直接食人蔬菜，所以容易造成维生素C的缺乏。一般每100毫升母乳含维生素C 2～6毫克。但牛奶中维生素C含量较少，经过加热煮沸，又被破坏了一部分，就所剩无几了。所以要注意给婴儿增加一些绿叶菜汁、番茄汁、橘子汁和鲜水果泥等。这些食品中含有较丰富的维生素C。维生素C在接触氧、高温、碱或铜器时，容易被破坏。因而给婴儿制作这些食品要用新鲜水果、蔬菜，要现做现吃，既要注意卫生，又要避免过多地破坏维生素C。

10. 如何给婴儿添加蛋黄

3～4个月的婴儿应该添加含铁较丰富，又能被婴儿消化吸收的食品，鸡蛋黄是最适合的食品之一。开始时将鸡蛋煮熟，取1/4蛋黄用开水或米汤调成糊状，用小匙喂，以锻炼婴儿用匙进食的能力。婴儿食后无腹泻等不适后，再逐渐增加蛋黄的量，半岁后便可食用整个蛋黄乃至整个鸡蛋了。人工喂养的婴儿，最好在第二个月开始加蛋黄，可将1/8个蛋黄加少许牛奶调为糊状，然后将一天的奶量倒入调好的糊中，搅拌均匀。煮沸后，再用文火煮5～10分钟，分次给

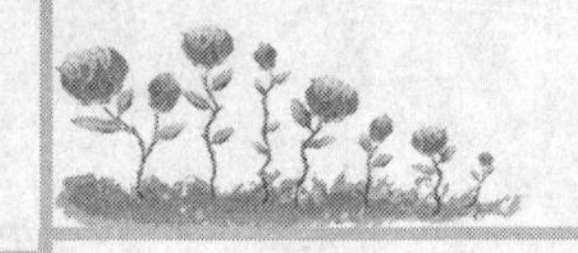

婴儿食用。如婴儿无不良反应，可逐渐增加一些蛋黄的量，直至加到 1 个蛋黄为止。应当注意的是，奶煮熟后放凉，要存入冰箱中，每次食用时都要煮沸，以免婴儿食入变质的牛奶引起不良后果。

11. 为什么要让宝宝学会舔食

让宝宝学会用勺舔食，以便为下个月喂辅食做准备。在初学时，让宝宝用吸吮的姿势吞食勺中的食物。多次练习后，宝宝一见到勺子就会张口，用舌头舔食勺中的食物，吞咽时舌头不再将食物顶出。

宝宝喜欢吃香蕉泥或苹果泥，学会用舌头舔食后，这些食物不会从口角流出，能较顺利地咽下。宝宝最喜欢吃的常常是他第一种记认的食物。如在喂香蕉前先让他看完整的香蕉，以后宝宝再看到香蕉时会表现兴奋，告诉他"这是香蕉"，让他记认食物。

12. 为什么宝宝会厌食奶粉

很多以奶粉为主食的宝宝突然厌食，这可急坏了爸爸妈妈，生怕会影响宝宝的身体健康。那么，父母应该怎么解决这个问题呢？

(1)强烈的好奇心：喂食时要减少外界对宝宝的刺激。如果四周不断有人走动或有嘈杂声就容易使宝宝分心而无法专心喝奶，因此给宝宝一个安静的进食环境是非常重要的。

(2)喜新厌旧：大人只吃一种食物也想换换口味，宝宝喝久了奶粉，也会想尝试其他的食物。

(3)氛围不好：宝宝受到责骂等会使宝宝感觉不舒适，也会使他们没有食欲。而且宝宝用奶瓶喝奶时奶嘴一定要合适，如果奶嘴不容易吸吮、奶水滴得太慢或太快都会造成宝宝不适，使宝宝厌奶更严重。

(4)成长速度趋于缓慢：对营养和热能的需求渐渐低于新生儿时期。

(5)生病：这个时期宝宝的抵抗力较弱，很容易患感冒等疾病。宝宝还不会表达，所以要靠爸爸妈妈细心观察了解宝宝的需求。只要宝宝的生长发育在正常范围内，精神状态也好，也没有不舒服的症状，就不要强迫他们吃东西。

13. 如何保护婴儿的眼睛

(1)讲究眼部清洁，防止疾患感染：婴儿的洗脸用品，应有专用的毛巾和脸

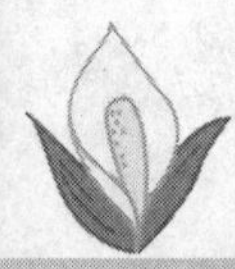

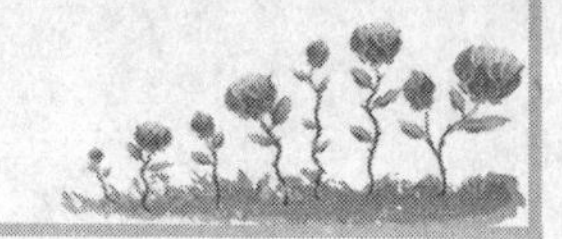

盆,并且经常保持清洁。每次洗脸时,可先擦洗眼睛,如果眼屎过多,应用棉签或毛巾蘸温开水给轻轻擦掉。婴儿毛巾洗后要放在太阳下晒干,不要随意用他人的毛巾或手帕擦拭婴儿眼睛。婴儿的手要经常保持清洁,不要让孩子用手去揉眼睛,发现婴儿患眼病,要及时治疗,按时点眼药。

(2)防止强烈阳光或灯光直射婴儿眼睛:婴儿室内的灯光不宜过亮,到室外晒太阳时,要戴遮阳帽以免阳光直射眼睛。平时还要注意不带婴儿到有电焊或气焊的地方,免得刺伤眼睛,引起眩目。

(3)防止锐利物刺伤眼睛及异物入眼:婴儿的玩具要没有尖锐棱角的,不能给婴儿小棍类或带长把儿的玩具。要预防尘沙、小虫等进入眼睛。一旦发生异物入眼,别用手揉,可滴几滴眼药水刺激眼睛流泪,将异物冲出来。

(4)少去公共场所:成人患急性结膜炎时,要避免接触婴儿。眼病流行期间,不要带婴儿去公共场所,以免感染。如果父母患上眼病,那么应及早为婴儿预防。

14. 如何保护婴儿的耳朵

听觉功能是语言发展的前提。如果耳朵听不到声音,就无法模仿语音,因而也就无法学会语言,这对婴儿的智力发育极为不利。为此,必须对下列方面加以注意。

(1)慎用链霉素、青霉素、卡那霉素、庆大霉素等能够引起听神经中毒的抗生素,因为这些药物可以导致耳聋,即使非用不可,也应少用。

(2)患了麻疹、流脑、乙脑、中耳炎等疾病都可能损伤婴儿的听觉器官,造成听力障碍。因此,要按时接种预防这些传染病的疫苗,积极治疗急性呼吸道疾病。

(3)婴儿的听觉器官发育还没有完善,外耳道短、窄,耳膜很薄,不宜接受过强的声音刺激。各种噪声对婴儿不利,会损伤婴儿柔嫩的听觉器官,降低听力,甚至引起噪声性耳聋。

(4)不要给婴儿挖耳朵,不要让婴儿耳朵进水,以免引起耳部疾患。

(5)防止婴儿将细小物品如豆类、小珠子等塞入耳朵,这些异物容易造成外耳道黏膜的损伤,如果出现此类问题,应该去医院诊治,千万别掏挖,以免损伤鼓膜,引起感染。

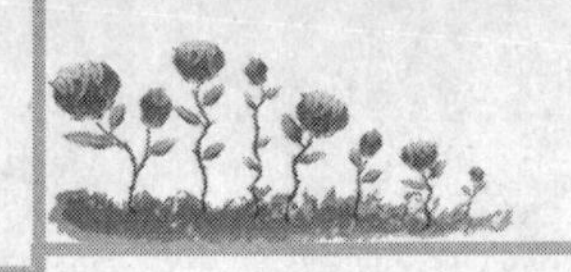

15. 宝宝睡多久最合适

随着宝宝年龄的增长，宝宝睡觉的时间变得越来越短。我们知道，宝宝的成长与睡眠时间的长短有着非常重要的关系，因此很多爸爸妈妈总是担心自己的宝宝睡觉时间不够。实际上，宝宝在3～4个月的时候每天的睡眠时间平均为18小时，不过由于宝宝个体的差异，在16～20个小时的范围内都是正常的。其睡眠时间为：午前、午后各睡2个小时，晚上一般从8时开始睡，夜里醒1～2次。不过宝宝通常对外界环境十分敏感，一有“风吹草动”便难以再次入睡，而且很容易在熟睡中被惊醒。有些宝宝会在3～4个月的时候出现入睡困难、惊醒哭闹的现象，还有些宝宝白天睡得还好，一到晚上就哭哭啼啼不好好睡觉。宝宝睡眠不好，不仅会闹得全家和邻居都不得安宁，更重要的是还会影响宝宝的健康发育和成长，因此为了让宝宝能够获得良好的睡眠，保证宝宝的睡眠质量，爸爸妈妈应该格外注意保持宝宝卧室的安静，空气要清新，温度和光线也要适宜。

16. 宝宝裸睡好不好

我们都知道裸睡对于成年人有很多好处，那么宝宝裸睡好不好呢？其实，裸睡对孩子的生长发育同样有很多的好处。

首先，裸睡可以促进宝宝的智力发育。感受世界是宝宝探索世界的第一步，皮肤是人体与外界的屏障，同时也是最重要的感觉器官，而对宝宝进行感觉刺激可以有效地促进宝宝的智力发展。宝宝通过裸睡可以直接感受到被子的温暖和柔软，也可以感觉到被窝内的空气流动。这些奇妙的感觉可以时时刻刻刺激宝宝，对宝宝的大脑发育有着积极的作用。另外，裸睡还可以增强宝宝的抵抗力。如果妈妈让宝宝裸睡，那么每天睡觉前，妈妈为宝宝脱衣服的时候，宝宝的身体就会不可避免地与空气直接接触。气温和皮肤表面存在温差，这种温差可以对宝宝的身体形成刺激，促进身体新陈代谢，帮助宝宝提高体温调节的能力，增强宝宝对疾病的抵抗能力。

不过，要让宝宝裸睡取得最好的效果，还有几点需要注意。首先，睡前不要让宝宝过于兴奋，要让宝宝身心愉快之后再帮宝宝脱衣服。其次，如果夏天的时候不要让宝宝全裸，最好在肚子上盖个小被子或者小毯子，防止着凉。再次，宝宝的寝具一定要使用全棉制品，如果用睡袋要注意有没有可能成为安全隐患

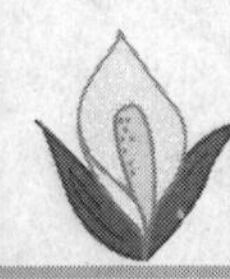

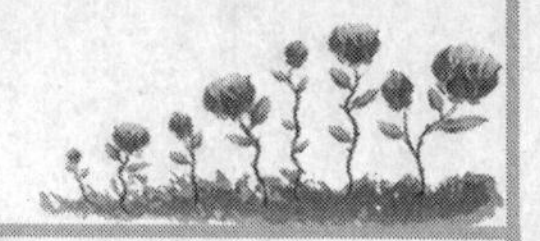

的装饰。最重要的是，每个宝宝都有自己的睡眠习惯，甚至一个宝宝在不同的阶段也会有不同的睡眠偏好。所以父母要根据孩子的特点来选择作息方式，不要强迫宝宝用他们不喜欢的方式睡觉。

17. 正确背、抱婴儿的姿势有哪些

(1)婴儿的抱法

①抱起仰卧的婴儿。如果婴儿仰卧睡在床上，需要抱他起来时，只用一只手慢慢地托住婴儿的下背部及臀部，另一只手慢慢托住头及颈下方，再慢慢地把婴儿抱起，使他的身体有倚靠，头不会往后仰。再把他小心地转放到肘弯或肩膀上，使头有倚靠，不至于耷拉着身子和头。

②抱起侧卧的婴儿。如果婴儿侧着睡在床上，需要抱起他时，可用一只手慢慢地托住他的头颈部下方，另一只手慢慢托住他的臀部。再把婴儿挽进手中，确保他的头不耷拉下来，再轻轻地慢慢地把他托起，让他靠住你的身体，然后用前臂轻轻地滑向他的头部下方，使他的头靠在你的肘部，让他感到有所倚靠。

③抱起俯卧的婴儿。如果婴儿俯卧着需要抱起他时，用一只手慢慢地托住他的胸部，并用前臂支住他的下巴，再用另一只手放在他的臀下，然后慢慢地抬高他，使他面转向你，靠近你的身体。用一只支撑他头部的手向前滑动，直至他的头舒适地躺在你的肘弯上；另一只手则放在他臀下及腿部。这样，他好像躺在摇篮里一样，感到很安全。

(2)放下婴儿：用一只手置于婴儿的头颈部下方，用另一只手抓住他的臀部，再慢慢地、轻轻地把他放下。在放的过程中一直扶住他的身体，直到感到他已落到床褥上为止。然后从婴儿的臀部慢慢地抽出手来，再用抽出的这只手慢慢地抬高他的头部，使另一只手能够抽出来，再轻轻地放下他的头，不要一下就把他的头放在床上，或把手臂抽得太快。千万别让婴儿受到惊吓，否则婴儿会出现夜哭的。

(3)用背带兜抱婴儿：有的妈妈使用背带来兜抱婴儿是个最好的方法。其优点在于安全可靠，简便灵活。可以让别人帮助穿上背带或脱下，又可在无人帮助时自己穿上或脱下。同时，在母亲走动时，也可以使婴儿获得安抚和亲切感，增加母子情感交流。在母亲背带兜抱活动中还可使婴儿得到运动，有利于生长发育。用背带兜抱婴儿的方法如下：

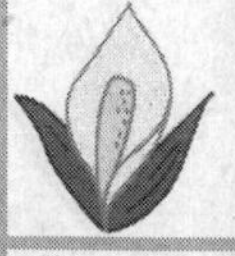

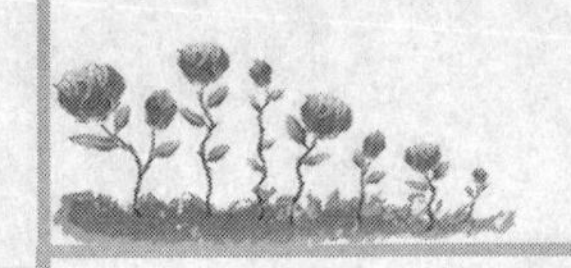

在腰部扣紧腰带。如果感觉不合适，可在前面扣紧再转回腰部。再抱起婴儿，让他靠住你的肩膀，然后一只手托住他的头后部。坐下来，身体向后倾，让你的胸腹部支撑着婴儿，再向上拉起兜袋，让婴儿的腿穿过兜袋的洞（但不要用手去拉），用一只手托住婴儿，再用另一只手把肩带拉到你的肩膀上，当你坐直身体时，婴儿的重量就逐渐落到背带上。当你需要把身体向前倾时，你要用一只手把婴儿的头托住，以免婴儿因自己不能支撑而头部后仰。

18. 如何预防佝偻病

维生素 D 缺乏引起的婴幼儿佝偻病是一种多发病，以 3～18 个月小儿为常见，北方多于南方，冬春季多于秋季。佝偻病的早期，由于血钙降低，非特异性神经兴奋性增高，表现为易激惹、夜惊、夜哭、多汗、烦躁、食欲减退，部分婴儿可有低钙性手足搐搦、喉痉挛甚或惊厥。此时可稍现枕秃、颅骨软化及肋串珠改变。佝偻病严重时，不仅会发生骨骼畸形，还会有生长发育停滞，贫血，免疫抗病力下降，患病迁延不愈，病死率高。此外，智能发展通常落后于同龄正常儿。

(1)3～4 个月的婴儿可以开始户外活动了，可在不直接暴晒太阳的情况下让婴儿露出小脸和双手，每次 5～10 分钟。待婴儿逐渐适应外界环境后，可适当延长其在户外的时间，通常每隔 3～5 天延长 5 分钟，直到每次半小时，每日 2 次。

(2)蛋黄、奶油、肝类、谷类及蔬菜中虽然含有维生素 D，但含量低，不能满足婴儿的需要。但若能及时添加辅食，使婴儿养成进食习惯，则既能补充日光照射的不足，又有利于减少小儿的药物服用量。

(3)3～4 个月的婴儿可添加维生素 D，每日 400 国际单位（用浓维生素 AD 滴剂时，按每克 30 滴计，两天共 5 滴即够），直至婴儿 18 个月。对低出生体重儿可于生后 1 周开始添加维生素 D，每日 800 国际单位，直至两岁为止。如食物中钙含量不足或婴儿为低出生体重儿，则可口服钙片以补充摄入量的不足，按元素钙计量每日 200 毫克即可。鉴于各种钙类制剂的吸收率一般在 30%左右，因此作为长期添加的营养素，碳酸钙制剂可供选用，它含钙率高、来源充裕、经济、安全、实用。

19. 婴儿在日常生活中应防止哪些意外发生

(1)婴儿在这个月龄内最常见的事故就是易从床上滑落到地上。由于妈妈

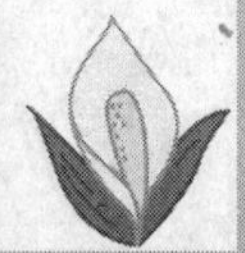

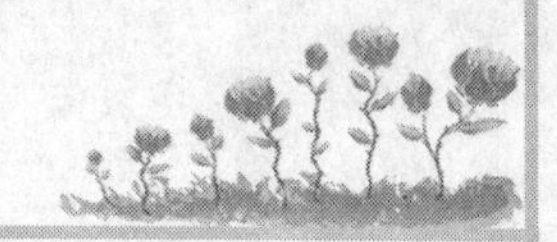

总是以为婴儿还不能翻身，也不会爬，不会滑到地上，因此就粗心大意，未给婴儿床上加栏栅，而让婴儿单独睡觉。这种时候，婴儿由于反复用脚蹬被子，身体会逐渐移到床边，一不小心就会滑到地上，头部很可能就会碰出个大包。

(2)婴儿面部长了湿疹发痒时，他会用自己的小手去抓。为了防止指甲抓破脸，有的父母常常会用纱布做的袋子把婴儿的手套上，其实这并不安全，因为这样会妨碍手指血液的循环。正确的做法是应该经常给小儿剪指甲，把指甲尖修圆，防止抓伤婴儿的皮肤。

(3)婴儿过了3个月后，手一拿到东西就总是紧握不放，故常常会发生婴儿拿着硬质橡胶做的玩具棒胡乱挥舞而弄伤自己的脸这类事故。所以不能把金属器皿放在婴儿床边，否则万一让金属器皿刮伤了脸，会留下终身瘢痕的。

(4)夏天的蚊子较多，但点燃的蚊香要放在离婴儿较远的地方，因为蚊香放在婴儿身旁，他一翻身，手就可能触到蚊香而被烧伤；冬天，用热水袋时，袋上的栓塞掉下来或裹热水袋的套子掉下都会烫伤婴儿，故冬季给婴儿暖被窝时，需特别注意。有时家里的猫或老鼠舔食留在婴儿脸蛋上和嘴边的牛奶时，也有可能咬伤婴儿。所以喂食后要把婴儿的脸洗擦干净；婴儿睡觉时，父母若不在身边，应当把婴儿房的门窗关好，床角也不要堆放太多东西，父母还要随时看看婴儿的情况，以避免猫、老鼠、蟑螂爬到婴儿床上。

20. 如何消毒宝宝的衣服

因为宝宝的自身抵抗力很弱，所以宝宝的衣服还需要清洗后消毒，那么如何给宝宝的衣物消毒呢？

有些妈妈为了使宝宝的衣服显得更干净并且充分消毒，会在洗衣服的时候添加一些增白剂或者消毒剂，这种消毒方法并不可取。因为这些增白剂或者消毒剂中的物质不仅很容易对宝宝的皮肤产生刺激，而且还会通过皮肤接触进入人体。它们与宝宝体内的蛋白质结合之后就很难被排出体外了，所以最好不要选择消毒剂来给宝宝的衣服进行消毒。

对宝宝的衣物来说，最安全的消毒剂就是阳光了，衣物一定要晒干晾透。随后的收纳同样是很重要的一步，能不能保持阳光的消毒作用就看这一步了。即使只穿过一次，孩子的衣服也要经过洗涤晒干之后再放回衣橱，不能把穿过的衣服和干净的衣服混在一起放置。衣橱内还应该划分内衣区和外衣区，最好用干净的袋子收纳内衣来保持卫生。不过，孩子的衣物不要使用密封袋保存，

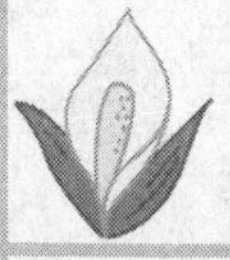

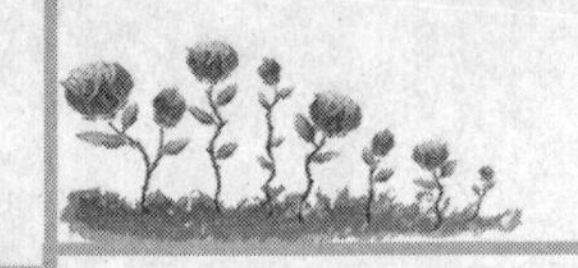

封闭是发霉的祸根，衣服需要透气。木制衣柜是很好的选择，它透气性好，能保持柜内干燥通风。人造板材的柜子最好不要选用，因为它使用的黏合剂中含有能被纯棉衣服吸附的物质，有可能会导致宝宝过敏或不适。所以，宝宝的衣柜最好是实木的。

同时也不要在衣柜里面放樟脑丸等驱虫剂，因为这些驱虫剂中的有害成分会损害宝宝的皮肤，严重的还会导致生命危险。

如果有些衣服孩子有段时间没有穿，那么再次穿之前一定让它们在太阳下晒一下，让阳光驱走衣服上的潮气和细菌。

21. 婴儿患感冒有哪些症状

婴儿患了感冒，一般体温在37.5℃～37.6℃。鼻子不通气，流清鼻涕，打喷嚏，有时也咳嗽，食欲稍有下降。其症状一般持续2～3天，到了第三天，鼻涕会变成黄色或绿色的浓鼻涕。奶量下降的婴儿到了第三四天就恢复正常了。有时可在感冒的同时出现腹泻，使大便次数增多。

在婴儿明显表现出感冒症状时，应尽量少给婴儿洗澡。如果婴儿吃奶困难，应减少半匙或1匙奶粉，果汁可继续加用。

22. 婴儿长牙如何护理

婴儿在出生4个月后开始长牙。为使婴儿长出一口健康整齐的乳牙，在乳牙萌发时能够给予适当地护理至关重要。

乳牙萌发时，婴儿的牙床先开始红肿，有充血现象，极易引起牙床发痒，喜欢吮手指、咬奶头、咬玩具，流口水，当乳牙突破牙床，牙尖冒出后，牙渐渐变白，这标志乳牙已生成。一般婴儿长牙无异常现象，某些婴儿会有低热、睡眠不安、流口水及轻微腹泻。这时多给婴儿喂些温开水，以达到清洁口腔的目的，并及时给婴儿擦干口水，以防下颌部淹红。可给婴儿一些烤馒头片、饼干、苹果片等食品提供磨牙，预防牙痒，又可促进乳牙生长。

婴儿出牙的时间很不一致，在6～10个月萌发均属正常，并不是说越早出牙越好。婴儿在3个月时出牙，这并非正常现象，这是由于牙胚距口腔黏膜太近，因而出牙过早．这些牙齿会影响喂奶。每个婴儿出牙时间不同，不必单纯以出牙时间来作为婴儿健康发育的标志。出牙时不要让婴儿吸空橡皮奶嘴，长时间吸吮会造成牙齿前突，影响咀嚼能力和面容的美观。在长牙时要补充一些

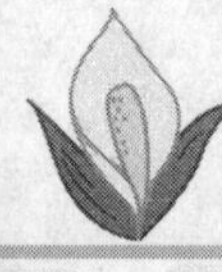

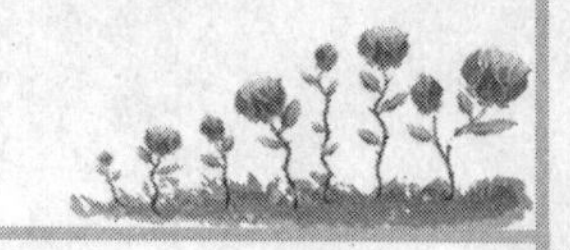

高蛋白、高钙、易消化的食物，以促进牙齿健康生长。

23. 怎样防治婴儿外耳道湿疹

(1)症状：婴儿的外耳道湿疹是一种常见皮肤病，以瘙痒及容易复发为其主要特征，皮疹常呈多形性的皮肤损害，随着病期不同，可出现弥漫性潮红、水肿、丘疹、水疱、糜烂、浆液渗出、痂皮及鳞屑等，皮疹消退后不遗留永久性痕迹。婴儿的外耳道湿疹反应主要为淋巴细胞浸润而非多形核白细胞浸润，无脓而有水疱形成，因而与通常的化脓性炎症反应不同。

(2)治疗：在急性期合并感染时可使用抗生素，严重者服泼尼松或地塞米松。耳部保持清洁干燥，病变部位不可用水洗，忌局部滴药，有渗出者，可用生理盐水或3%硼酸水湿敷1～2天。

24. 如何预防婴儿斜视

斜视是指左右两眼的视线不能同时落在同一物体上，俗称“对鸡眼”，分单眼斜视和双眼斜视；有内斜视，也有外斜视。因为婴儿在3个月过后才能清楚地注视某一点，所以到了这个时期才能发现婴儿是不是斜视。

(1)在宝宝床头上方两侧及周围悬挂一些五颜六色的玩具，如小气球、吹气娃娃、彩条旗、小灯笼或父母放大的照片等，每隔4～5天轮流更换位置。注意离宝宝眼睛不能太近，位置一般在1.5米之外，以分散宝宝目光。

(2)宝宝睡觉的小床或摇篮应当经常变换方位，以促使宝宝多转动眼球，别让他老是盯着电灯或窗户。

(3)当宝宝睡醒时，用鲜红的玩具(直径约10厘米的红球)逗引他，看他有无视觉反应，如眨眼。当宝宝有反应后，再缓慢地弧形移动玩具(每秒移动7～8厘米)，让他的视线追随你移动的方向。

(4)不要让宝宝长时间躺着，要不时将宝宝抱起来走一走，转一转，让他对周围环境产生好奇而东张西望，增加眼球转动的频率。

(5)不要躺着或者一个姿势喂奶，因为长期固定一个位置，宝宝往往注视固定的光源，容易造成斜视。

(6)夜间睡觉关灯，或者用暗淡灯光。光线最好从墙脚射出，以免引起宝宝注目。

斜视严重的宝宝，应尽早到眼科进行检查，配戴合适的矫正眼镜，年龄较大

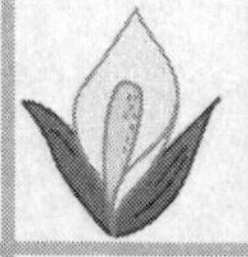

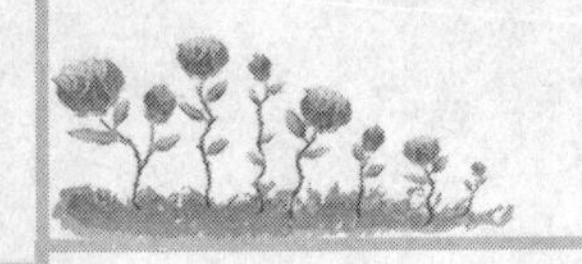

的宝宝需做手术矫治。

25. 3～4个月的婴儿需要接种哪些疫苗

(1)复服小儿麻痹糖丸:宝宝在两个月时已经服用了小儿麻痹糖丸(脊髓灰质炎三价混合疫苗)的第一丸,3个月时要继续服用第二丸。

(2)注射三联针:百日咳是由百日咳杆菌引起的,是一种儿童急性呼吸道传染病,传染性强,典型症状为阵发性痉挛性咳嗽,并带有吸气性尾声或伴有呕吐,并发症多且严重;白喉是由白喉杆菌所致的急性呼吸道传染病,临床症状为在咽、喉、鼻部等处形成白色假膜,白喉杆菌产生强烈外毒素进入血液循环引起全身中毒症状;破伤风为破伤风杆菌所致,当肌体受到创伤时,或产妇分娩时使用不洁用具剪断脐带,破伤风杆菌可侵入伤口,在缺氧的条件下生长繁殖,分泌外毒素,引起以肌肉强直及阵发性痉挛症状为特征的神经系统中毒症状,病死率较高。目前通过注射三联针(百日咳菌苗、白喉类毒素、破伤风类毒素混合剂)来预防以上3种疾病,免疫效果好,使发病率明显下降。

接种对象:出生3个月至6岁的儿童做全程免疫。婴儿出生后3个月注射第一针,连续打3针,每次间隔1个月。

26. 如何帮助宝宝提升肢体的活动能力

这个时期,宝宝的头颈部力量明显增强,手臂和腿部的活动也变得灵活而有力,父母可以通过如下训练帮助宝宝提升肢体能力:

(1)前臂支撑训练:成长到这个时期,宝宝的头颈部和手臂力量逐渐增强,在俯卧时,双臂能支撑起上半身,头能稳居身体中间,而且可以向上抬起90°,所以在这个时期,父母可以在原有基础上加强宝宝俯卧抬头等方面的训练。如父母可以站在宝宝的前方与其对话,使宝宝用前臂支撑起全身,学会抬头看着父母。此外,父母还可以在宝宝前方用玩具逗宝宝,并移动玩具,训练宝宝向前爬行。

(2)翻身训练:不少宝宝在这个阶段已经逐步学会了翻身,至少也能在父母的帮助下翻身了,此时父母要加强这方面的训练。可以试着握住宝宝一侧的手,让宝宝顺势做出翻身的动作,学会由仰卧到侧卧再到俯卧。另外,父母也可以站在宝宝的一侧说话或是在其一侧放置玩具,吸引宝宝翻身。通过训练,使宝宝的身体灵活性得到明显增强。

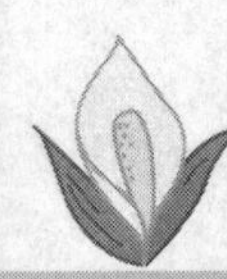

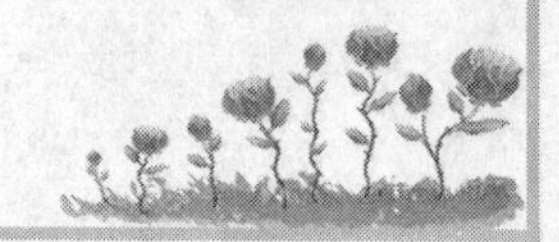

(3)拉坐训练:当宝宝处于仰卧位时间,父母可以尝试着握住宝宝的手,将其拉坐起来。需要注意的是,在拉坐过程中,父母应少用力气,而注意让宝宝自己用力,直到宝宝能仅握住父母的手指就能坐起来。这一训练有助于增强宝宝的身体平衡能力和手臂的力量。

27. 如何训练宝宝手指动作能力

(1)准确抓握训练:父母可以放置一些玩具在宝宝触手能及的地方,鼓励宝宝自己动手去抓取玩具,并且记录下宝宝能准确抓取的次数。这一训练每天可以重复几次,让宝宝反复练习,以增强效果,而且为了便于训练,玩具的选择最好也能由大到小。

(2)伸手抓取物品训练:父母可以将玩具放在离宝宝有一定距离的位置,观察宝宝对于玩具的反应,或者由妈妈抱着宝宝而爸爸在前面以玩具逗引,观察宝宝是否注意到,然后妈妈抱着宝宝逐渐靠近玩具,直到宝宝肯动手触碰和抓取玩具。这一训练对于提升和发展宝宝的观察力和触觉很有帮助。

(3)伸手够取悬吊的物品训练:父母可以先让宝宝仰卧在床上,然后将玩具用绳子悬吊起来,置于宝宝上方,吸引宝宝抓取并观察宝宝的反应。另外,父母还可以试着增加难度,用手轻轻地推玩具,之后鼓励宝宝用手去够玩具,直到其能双手抱住玩具。

28. 如何训练宝宝语言理解能力

(1)多与宝宝交谈,鼓励宝宝咿呀学语:在平时的日常生活中,父母可以尝试着多跟宝宝交谈,见到什么就与宝宝说什么,有事没事多跟宝宝说说话。尽管宝宝可能并不明白这些话的意思,但久而久之,宝宝就能在模仿中咿呀学语,他们会和着父母的声音,嘴里发出一些“喔”“啊”之类的简单音节来。

(2)让宝宝学习发声:父母可以拿摇铃、拨浪鼓之类能发出声音的玩具逗引宝宝,一边玩一边对宝宝说话,教给宝宝一些简单的发音。此外,父母还可以为宝宝准备一些能发声的娃娃、能讲故事或者播放音乐的早教机等,让宝宝躺在床上听故事或者音乐,观察宝宝的反应并鼓励宝宝做一些简单的发声练习。当宝宝能发出“ma”“na”等简单的音节或者近似音时,父母最好能为宝宝做好记录,并帮助宝宝不断提高。

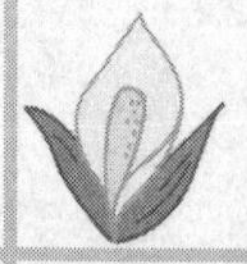

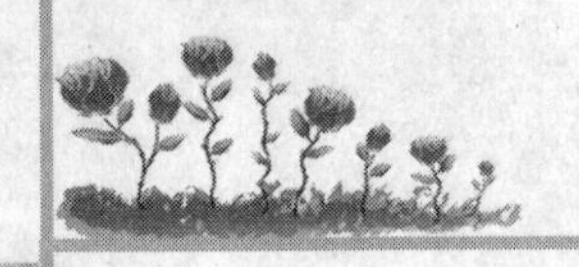

29. 如何训练宝宝感知能力

(1)视线转移训练:父母可以在原来视听训练的基础上增加视听转移训练,让宝宝的视线从一个转移到另一个上,或者在他们注视一个物体或人脸时,让其迅速移开。比如,当宝宝在床上玩的时候,妈妈可以站在右侧陪着宝宝说话,此时爸爸可以突然出现在床左侧并且鼓掌,以吸引宝宝的注意力,让其视线转向左侧;或者父母可以把滚动的球从桌子一侧滚到另一侧,然后带着孩子一起观看,以此训练宝宝视线的转移。另外,父母带着孩子去室外观看会飞的鸟儿、会跑的猫等也不失为良好的训练方式。

(2)目标和寻找声源的训练:父母可以带着宝宝来到一些物体前,告诉宝宝这一物体的名称。刚开始的时候,宝宝可能并不会很在意眼前的物体,更难以将物体与名称联系起来,但训练的时间久了,宝宝就会在头脑中形成意识,从而对物体及其名称作出反应。此外,父母在平时还可以拿一些能发出响声的物品给宝宝玩,并告知名称,通过反复地训练,使宝宝能通过听声音来辨别物体,并记住名称。

(3)宝宝抚摸:在和宝宝相处时,妈妈可以拉着宝宝的手来抚摸自己的脸、耳朵、双手等,边抚摸便告诉宝宝"这是妈妈的脸""这是妈妈的耳朵""这是妈妈的手"等。通过这样的训练和对话,不仅能增强亲子之间的亲密感,还能训练宝宝的理解和接受能力,同时能激发宝宝对于周围事物的兴趣,有助于日后宝宝社交能力的养成和发展。

(4)和宝宝玩藏猫猫游戏:妈妈在面对宝宝的时候,可以突然用双手或者毛巾将自己的面部遮住,让宝宝试着将自己的双手或者毛巾拿开;当再次看到宝宝时,可以做出各种不同的面部表情,如微笑、哈哈笑、发怒、假哭等。妈妈也可以在爸爸抱着宝宝的时候,告诉宝宝自己要和其玩藏猫猫的游戏了,之后躲到宝宝看不到的地方,一会儿之后再次出现于宝宝眼前。这样的游戏训练可使宝宝分辨不同的面部表情,使其对不同的表情做出不同的反应。

30. 如何用音乐促进婴儿的大脑发育

音乐教育有其独特的美育感化作用。研究表明,音乐对婴儿的智力有深远的影响,尤其对婴儿右脑的开发有着明显的效果。音乐的内涵是极其丰富的,优美悦耳的音乐能使宝宝精神愉快,情感丰富,性格开朗。经常为婴儿哼唱或

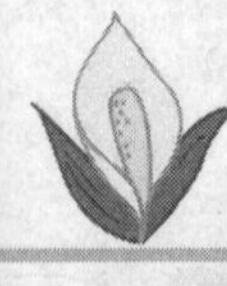

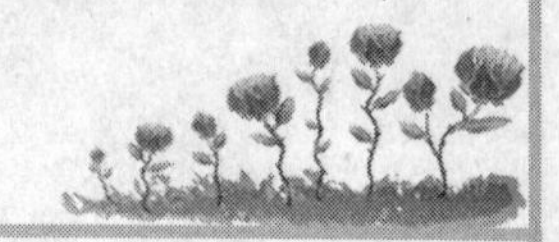

播放轻快有节奏曲调的儿歌、民歌、催眠曲，让其生活在热情、充满音乐的环境里，对右脑开发、培养创造能力都大有裨益。

(1)智力启发曲目

①巴赫：第二号布兰登保协奏曲、平均律第一卷C大调。

②贝多芬：《给爱丽斯》。

③海顿：第101号交响曲《时钟》。

④莫扎特：A大调单簧管协奏曲、《小夜曲》、第二号法国协奏曲、钢琴奏鸣曲。

(2)适宜宝宝睡眠音乐

①贝多芬：《月光钢琴奏鸣曲》第二乐章、《悲怆钢琴奏鸣曲》第二乐章。

②舒曼：《梦幻曲》。

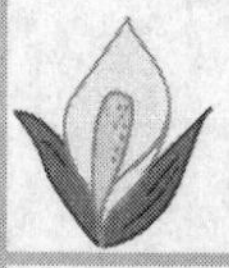

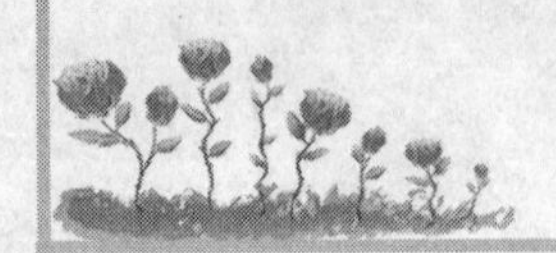

五、4～5个月婴儿的护理保健

1. 4～5个月婴儿的体征变化有哪些

(1)体重正常均值：男孩为7.56±0.81千克，女孩为7.01±0.75千克。

(2)身长正常均值：男孩为65.1±2.2厘米，女孩为63.8±2.2厘米。

(3)头围：男孩为42.1±1.2厘米，女孩为41.2±1.2厘米。

(4)胸围：男孩为42.3±1.8厘米，女孩为41.3±1.8厘米，头围与胸围大致相等。

(5)前囟正常均值：2厘米×2厘米。

2. 4～5个月婴儿的个性变化有哪些

婴儿在4～5个月时，其喜、怒、哀、乐更是其形于色。个性安静和爱哭闹的婴儿，其差别也是越来越大。

(1)这个月龄的婴儿应调节喝奶量，使体重增加每天不要超过30克。一般喜欢吃奶的婴儿也会喜欢吃代乳食品。如果在加代乳食品的同时仍能喝完标准的奶量，体重增加就很难控制在30克以下。

(2)这个时期应按照婴儿的睡眠规律安排生活，睡眠时间短、白天活动时间较多的婴儿，应该想办法充分利用这些时间，使婴儿能愉快地生活。将这些时间更多地用于婴儿的锻炼。保证每天3个小时的户外活动。

(3)这个月龄的婴儿，应接种百白破三联疫苗和脊髓灰质炎疫苗，接种这些疫苗后，婴儿的身体状态会有所改变，此时要推迟加代乳食物的时间。但如果婴儿喝奶正常、情绪好，总是面带笑容，那么即使接种了疫苗，从第2天起也可开始吃代乳食品。

(4)婴儿进入这个月龄后，对周围的事物不仅是看，而且对看过的东西也开始有记忆。当然，最开始记住的还是接触最密切的妈妈的面孔，一看到妈妈就

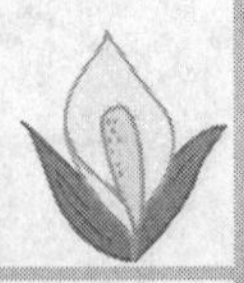

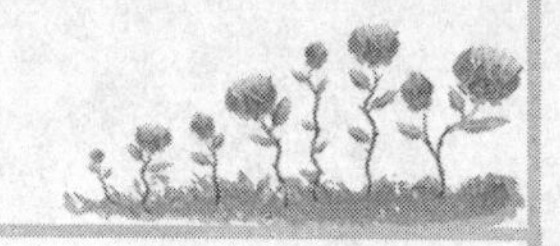

会露出非常高兴的神态。有的婴儿一看到母亲离开自己的身边就开始哭;当听到有人喊自己的名字时,会立即转过脸去寻找。

(5)排尿。有些婴儿到了这个月龄,可以从夜里 11 时一觉睡到早晨 5 时或 6 时,这期间既不排尿也不醒。但大多数婴儿夜里排尿时要醒 1 次。

(6)这个时期的婴儿,其运动能力越来越强,几乎所有的婴儿头部都能完全挺直,听到声音会转着脑袋来回寻找。手的活动也变得相当自由,经常把手放到嘴里吮吸着玩,有的婴儿还能把两手合在胸前。接近 5 个月时,已经能开始主动抓东西了。

(7)这个月龄的孩子已经开始翻身,因此婴儿醒着时不会老实地躺着,总想翻身。当把婴儿抱到膝盖上时,婴儿双脚并拢蹦跳的动作更有力量、也更频繁。

3. 4～5 个月婴儿的营养需求有哪些

宝宝到了 4 个月之后,消化器官的发育逐渐完善,因为此时宝宝的活动量增加,消耗的热能也会增多,所以此时宝宝的喂养要比 4 个月前的宝宝更复杂。由于已经有了第一阶段的食物,此时的宝宝可以通过咀嚼食物来训练咀嚼能力,所以要适时地给宝宝添加辅食。

添加辅助食品,不仅能够为婴儿的生长发育补充各种必需的营养素,还能减少婴儿对母乳的依恋,为断奶做好心理准备。因此,不论是母乳喂养、混合喂养还是人工喂养,都应添加一定的辅助食品。辅助食品应根据婴儿的消化情况而定,可由少到多,由细到粗,由稀到稠,由一种到多种。每添加一种新的食品,都要适时注意婴儿的消化情况,如果出现腹泻等不良反应,应立即停止添加这种食品。待宝宝身体恢复正常后,再从小量添加的同时,宝宝的胃肠适应能力也逐渐增强,神经系统和肌肉控制等发育已比较成熟,已经出现正常的吞咽动作,而且唾液腺的发育逐渐完善,随着唾液分泌的增加,唾液淀粉酶的活性会增强,这时的宝宝已经能较好地消化淀粉类的食物了。为了满足宝宝生长发育的需要,家长此时可以给宝宝添加稀粥、肉泥、鱼泥、菜泥和果泥等食物,并逐渐培养宝宝吃半流质食物的习惯。

4. 母乳喂养婴儿应注意哪些方面

宝宝到了 4 个月以后,消化器官及消化功能逐渐完善,而且活动量增加,消耗的热能也增多,此时的喂养要比 4 个月前的宝宝复杂。

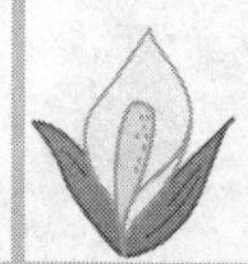

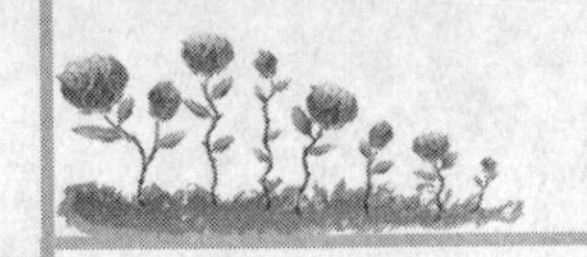

4～5个月婴儿的母乳喂养可每4小时喂奶1次，每日5次；时间安排在上午6时、10时，下午2时、6时，晚10时；每次喂110～200毫升。浓缩鱼肝油每日2次，每次2滴。交替喂服温开水、水果汁、菜汁、菜汤等，每次95毫升左右。生长发育正常的孩子这个月龄吃得香，睡得好。如到吃奶时间还在睡，不必叫醒，可让他多睡一会，不必打乱他的生命规律。如果母亲上班了，可将母乳改为上午、中午、晚上各喂母乳1次，其他时间改喂牛奶，另喂蛋黄1/6个，全日分次喂服。这个月龄的宝宝只要体重增加正常（平均每天增长15～20克），就不用急于增加各类辅食。如果母乳越来越少，宝宝相比以前体重在10天之内只增加了100克，就需要加牛奶或其他辅食了。在实际喂养中，如果到了这个时候才开始加牛奶，宝宝很可能已经不肯吃了，因为宝宝不习惯吸吮与妈妈乳头感觉完全不同的塑胶奶嘴。无论妈妈用什么办法，宝宝都不肯吃，这时就应加其他代乳食品，否则宝宝就会出现体重在平均水平以下，导致营养不良。

5. 人工喂养婴儿应注意哪些方面

（1）奶量多少：进入这个月龄的婴儿，如果人工喂养，一般的婴儿每餐150毫升就能够吃饱了，而有的生长发育快的婴儿，食奶量就明显多于同龄儿童，一次吃200毫升还不一定够，有的还要加糕干粉等。当婴儿能吃一些粥时，可将奶量减少一些，但是这么大的孩子还是应该以奶为主要食品。

（2）添加辅食：4～5个月的婴儿，除了吃奶以外，要逐渐增加半流质食物的摄入，为以后吃固体食物作准备。婴儿随年龄增长，胃里分泌的消化酶类增多，可以食用一些淀粉类半流质食物，先从1～2匙开始，以后逐渐增加，婴儿不爱吃就不要喂，千万不能勉强；加大米粥等食物的那一餐，可以停喂一次糕干粉。在添加辅食的过程中，要注意孩子的大便是否正常，以及有没有不适应的情况，每次添加的量不宜过多，使孩子的消化系统逐渐适应；喂养时间可在上午6:00、10:00，下午14:00、18:00，晚上22:00，夜里可以不喂，在2次喂食之间加喂1次鲜水果汁等。钙片每天3次，每次2片；鱼肝油每天2次，每次2～3滴。

（3）易患贫血：婴儿进入这个月龄，有的婴儿容易出现贫血，这是因为从母体带来的微量元素铁已经消耗掉，如果日常食物比较单一，便跟不上身体生长的需要。因此，要在辅食中注意增补含铁量高的食物，如蛋黄中铁的含量就较高，可以在牛奶中加上蛋黄搅拌均匀，煮沸以后食用。为补充体内维生素C，除了继续给孩子吃水果汁和新鲜蔬菜水以外，还可以做一些菜泥和水果泥喂

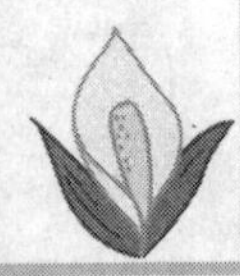

孩子。

6. 婴儿突然不爱吃奶粉怎么办

人工喂养的婴儿突然不爱吃奶粉，其原因有：

(1)妈妈的不良情绪"传染"了婴儿。

(2)原来的奶嘴或奶瓶已不适合婴儿了，需要调换。

(3)带养人或生活环境发生了变化。

(4)厌倦了一种口味的奶粉。

(5)接种三联疫苗(白喉、百日咳、破伤风)后的婴儿也会出现厌奶的情况。

(6)奶量过多。

婴儿在奶量不够时会通过哭声告诉亲人，但量多了他却不会有明显表现。于是父母担心婴儿饿着，就不断给他增加奶量，如此下去，到3个月左右时他就会出现厌食奶粉的情况。但厌食奶粉并不意味着婴儿生病了，而是他为了自我保护采取的措施。因此，应找出婴儿厌奶的真正原因，对症处理：可以给婴儿换个奶嘴，或者换另一种奶粉给他试试，但替换的过程一定要循序渐进；婴儿不想吃时不要强迫，他饿极了自然会吃；如为接种疫苗的反应或环境变化所致，一般3～5天后婴儿将逐渐适应。婴儿实在不肯吃奶的话，也可以先给他喝一些果汁或者白开水，只要果汁和白开水他能喝下去，就不必过于担心。另外，可以适当加大婴儿的活动量如做被动操，这对增加他的食欲也有一定帮助。

7. 什么时候可以给婴儿添加辅食

4个月后婴儿由于生长迅速，需要摄入的食量会增加，而且此时他的肠胃已经发育到可以适应消化母乳以外的其他食物，所以可以逐渐添加果菜汁、米粉糊、蛋黄等。

当你发现自己的宝宝体重如果不再增加，或者增加很少，吃完奶后还意犹未尽，这就是宝宝在行为上和生理上发出需要辅食的信号。那么你就不要吝啬给宝宝添加辅食。在这个阶段添加辅食，可让宝宝的成长迈上一个新台阶，接触新的口感和味道之时，刺激宝宝学习在嘴里移动食物。此外，给宝宝添加固体食物的另一个重要原因是：宝宝从母体内带来的铁和DHA已开始逐渐减少，需要从饮食中得到补充。为宝宝添加固体食物，可以参考中国营养学会制定的《中国居民膳食指南及平衡膳食宝塔》，为宝宝的饮食模式建立一个良好的开

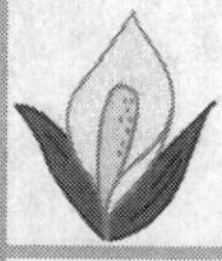

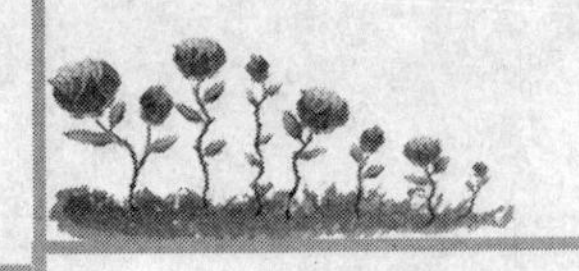

端，令他一生受益。

(1)铁质：4个月以前，母乳喂养的宝宝不需要额外补充铁。铁是输送氧气到身体组织及防止贫血不可缺少的元素，对宝宝成长及发育非常重要。4～12个月大的宝宝，每天需要大约10毫克的铁。宝宝可从固体食物中获取铁，如从强化铁的亨氏婴儿营养米粉及之后逐渐添加的亨氏肉泥、鱼泥、肝脏泥、豆泥和蛋黄等固体食物中获取。

(2)DHA：学名二十二碳六烯酸，是一种多元不饱和脂肪酸，是宝宝大脑中枢神经和视网膜发育必不可少的物质。研究证明，DHA是否充足与婴儿智力和视力发育有极密切的关系。婴幼儿期是宝宝认知与视觉功能发育的决定阶段，而4个月开始母乳里的DHA含量急剧减少，在这时期，摄取DHA非常重要。亨氏DHA番茄米粉是DHA直接摄取的良好来源。

8. 添加辅食的基本原则有哪些

随着婴儿的长大，体重增加，对能量及各种营养素的需求量也同时增加，但母乳分泌量不能随之增加，所以单靠乳类已不能完全满足婴儿的营养需要。这个时期的婴儿体内铁的储备也已大部分被利用，而乳类本身缺乏铁质，需要及时从食物中补充，否则，婴儿易发生营养不良性贫血。因此，在继续吃母乳的同时，逐步添加辅助食品是十分必要的。婴儿辅食应根据小儿的营养需要和消化能力合理添加，要遵循以下原则。

(1)从少到多：使婴儿有一个适应过程，如添加蛋黄，宜从1/4开始，5～7天后如无不良反应可增加到1/3～1/2个，以后逐渐增加到1个。

(2)由稀到稠：首先开始给宝宝选择质地细腻的辅食有利于宝宝学会吞咽的动作，随着时间推移，逐渐增加辅食的黏稠度，从而适应宝宝胃肠道的发育。如从乳类开始到稀粥，再增加到软饭。

(3)由细到粗：辅食制作由细到粗，开始添加辅食时，为了防止宝宝发生吞咽困难或其他问题，应选择颗粒细腻的辅食，随着宝宝咀嚼能力的完善，逐渐增加较大颗粒的辅食。如从菜汤到菜泥，乳牙萌出后可试喂碎菜。

(4)由一种到多种：一次只添加一种新食物，隔几天之后再添加另一种。万一宝宝有过敏反应，你便可以知道是由哪种食物引起的。

9. 初加辅食要注意哪些问题

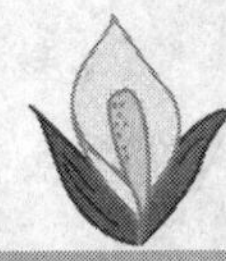

(1)初喂宝宝辅食需要耐心：第一次喂固体食物时，有的宝宝可能会将食物

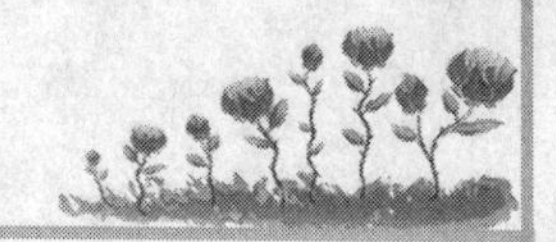

吐出来，这只是因为他还不熟悉新食物的味道，并不表示他不喜欢。当宝宝学习吃新食物时，您可能需要连续喂宝宝数天，令他习惯新的口味。

(2)为宝宝进食创造愉快的气氛：最好在您感觉轻松，宝宝心情舒畅的时候为宝宝添加新食物。紧张的气氛会破坏宝宝的食欲及对进食的兴趣。

(3)了解宝宝进食的反应及身体语言：如果宝宝肚子饿，当他看到食物时会兴奋得手舞足蹈，身体前倾并张开嘴。相反，如果宝宝不饿，他会闭上嘴巴把头转开或者闭上眼睛睡觉。

(4)注意宝宝是否对食物过敏：当你开始喂宝宝固体食物时，要注意观察，宝宝可能会对食物有过敏反应，如起疹子、腹泻、不舒服、烦躁不安等。医生建议每次只添加少量单一种类食物．几天后再添加另一种。这样，若宝宝有任何不良反应，你便可以立即知道是哪种食物造成的了。

10. 怎样给婴儿补充铁剂

婴儿出生后进入 4～5 个月时，需补充含铁的食物。这个时期的婴儿还在吃营养丰富的母乳，为什么还会发生营养性贫血呢？

殊不知，母乳含铁量很低，100 克母乳含铁量一般不超过 0.5 毫克，纯母乳喂养时间越长。孩子发生缺铁性贫血的可能性就越大，据统计，实行纯母乳喂养的婴幼儿贫血发生率为 43.93%。因此，父母千万不要因为母乳量足就推迟添加辅食。婴儿在贫血发生后不仅会出现食欲减退、爱哭爱闹等，还容易反复感冒，智力发育也会受损。

(1)母乳喂养的婴幼儿应在 4 个月以后添加铁质强化食物，如强化米粉等。

(2)不能进行母乳喂养或是断了母乳的婴幼儿，建议用配方奶粉喂养。

(3)要注意添加含铁质多的食物，如肉末、肝泥等。

(4)及时补充蔬菜水果，因为蔬菜水果中的维生素 C 能促进食物中铁的吸收。当然也可以找医生选择适合婴儿服用的含强化铁的补剂。

11. 辅食的制作方法有哪些

(1)蛋黄泥：取鸡蛋放入冷水中微火煮沸，剥去壳，取出蛋黄，加开水少许用汤匙捣烂变成糊状即可。把蛋黄泥混入牛奶、米汤、菜水中调和喂吃。

(2)猪肝泥：将生猪肝去筋切成碎末，加少许酱油泡一会。在锅中放少量水煮开，将肝末放入煮 5 分钟即可(还可用油炒熟)混入牛奶、菜水、米汤内调和

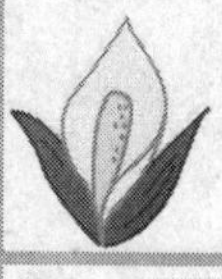

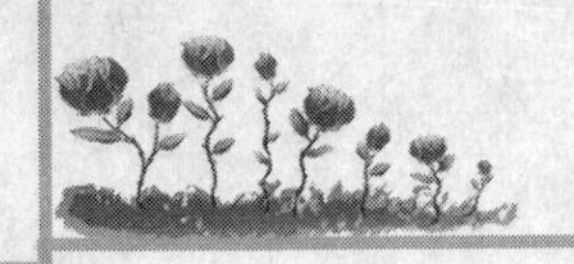

喂吃。

(3)菜泥：蔬菜种类很多，可交替给孩子食用。如胡萝卜、土豆、白薯等，可将它们洗净后，用锅蒸熟或用水煮软，碾成细泥状喂婴儿，菜类可选用白菜心、油菜、菠菜等。把菜洗净后，切成细末，再用少许植物油炒熟即可食用。

在各种蔬菜中，胡萝卜是小儿最理想的食物，胡萝卜营养丰富，是合成人体内维生素A的主要来源。要知道，人体如缺了维生素A，眼睛发育会出现障碍，易患夜盲症并伴有皮肤粗糙等病变。给孩子一些蜂蜜是很必要的，尤其是便秘的小儿，不能吃泻药，给孩子食用适量的蜂蜜可起到促消化、润肠、通便的作用。蜂蜜中含有许多人体所需的矿物质，如钾、锌、钙、铁、铜、磷等，并含有各种维生素。可以强健小儿的身体，促进脑细胞的发育，还能促进小儿牙齿与骨骼的发育生长，提高机体的抗病能力。

应该注意的是，菠菜中含草酸较多，草酸容易与钙质结合形成草酸钙，不能被人体所吸收。所以在制作菠菜时，要先将洗净的菠菜用水烫一下，再放入冷水中浸泡几分钟，切成细末，放在炉火上继续煮2～3分钟才可食用。这样便可去掉菠菜中大部分草酸，减少草酸与人体中钙的结合。

12. 家庭通便方法有哪些

(1)甘油栓通便法：甘油栓是由甘油和明胶所制成的呈圆锥形的栓剂。使用时小儿取左侧卧位，操作者将甘油栓包装纸剥去，手垫纱布或软(草)纸捏住栓剂较粗的一端，将尖端部分插入肛门(嘱小儿张口呼吸，可放松肛门括约肌)，用纱布轻轻按揉数分钟后压紧小儿两侧臀部(以防小儿迅速将栓剂排出)，使甘油栓完全融化后再排便，以保证通便效果。

(2)肥皂条通便法：用肥皂削成铅笔粗细、3厘米多长的肥皂条，用水润湿后插入婴儿肛门，可刺激肠壁引起排便。

(3)开塞露通便法：开塞露呈锥状扁圆形，密封的塑料胶壳内装50%甘油或山梨醇。小儿用的为10毫升/只，药房有售。小儿取左侧卧位，将开塞露尖端剪开或剪去顶端并修光滑，先挤出少量药液润滑开塞露顶端及肛缘，然后轻轻插入肛门，用力挤压塑料壳后端，使药液全部注入肛门内，然后退出空壳，弃去。让小儿尽量保留药液，到不能忍受时才排便(一般要求能保留10分钟左右)，即能达到通便的目的。

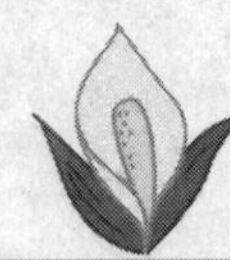

(4)手法按摩通便法：将小儿仰卧在床上，操作者右手四指并拢，在孩子的

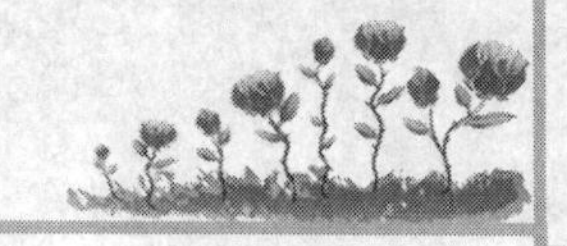

脐周按顺时针方向轻轻推揉按摩。这样不仅可以帮助排便而且有助消化。

13. 如何为婴儿配置睡袋

4个月左右的婴儿可以用睡袋了，特别是在冬天，婴儿睡在温暖舒适的睡袋里，父母再不必担心婴儿在寒冷的夜晚踢开毯子和被子了。

这时期宝宝不会翻身，但双脚会蹬被子。睡觉时双手上举，双腿膝盖向外弯曲，并需要频繁更换尿片。宝宝在睡眠中会因手上下挥舞，双腿如青蛙划水状运动而极易把被子蹬掉，如手脚活动受限制，宝宝则会醒来哭闹，影响睡眠。因此应该选用宽松型的睡袋，不要给宝宝束缚感，如葫芦式、信封式等。笨笨熊婴儿防蹬被很好的解决了这一问题，也就是一条被子，多出一个压在宝宝身下的带子，既可以让宝宝手脚乱挥乱蹬，又保证被子不会掉。

14. 怎样防止婴儿异物入口

婴儿从4～5个月开始能抓握玩具及物体，在婴儿的手能够触及的地方，如果有什么东西，他就会抓起来，甚至放到嘴里。因此，在婴儿经常接触和活动的地方，如婴儿睡的小床、大床、童车及婴儿接触的桌边等处，不要摆放烟灰缸、纽扣、火柴、别针、发夹、针、花生米、瓜子、豆类及药片等物。

凡是给婴儿玩的玩具，一定要稍微大些，还应注意不要用过小的食物逗引婴儿或让其舔食。

有些体积小而圆滑的东西如纽扣、玻璃球吞进胃里后，既不痛，也没什么异常，2～3天就会排出体外；有些金属的东西，有棱角，婴儿吞咽后会刺破口腔或咽部或卡在咽部，有的会造成胃肠穿孔，有的吞咽时如误入气管则有可能发生窒息。如发生婴儿是异物吸入，抢救必须分秒必争，如是小婴儿，家长可用一手将患儿两脚拎起呈倒置状态，另一手拍打背部，由于重心改变，呛咳时异物有咳出的可能；如为较大儿童，可令其站或坐，成人站在患儿身后两手臂夹住宝宝，一手握拳，另一手搭在握拳的手上，放在脐与胸骨剑突之间，有节奏地使劲往内上方推压，使横膈抬起，促使肺内产生强大气流逼迫异物从气管内冲出。还可以用匙臂或筷子压舌根刺激咽喉部，引起呕吐反射，将异物呕出。如果以上处理无效时，就立即到有气管镜的大医院急救，切记分秒必争。

15. 怎样使宝宝有个好睡眠

4～5个月的宝宝，爱睡觉的实在不是很多。当然，从婴儿身体的健康方面

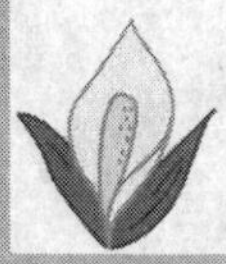

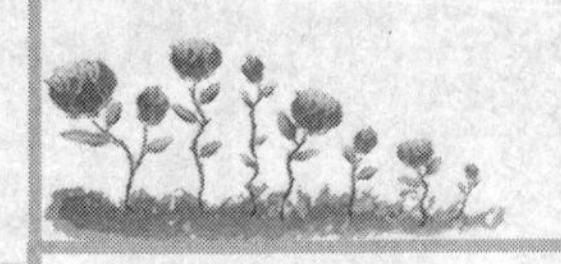

来说，我们还是主张小婴儿要多睡觉，因为只有保证充足的睡眠，才能使宝宝快速生长。睡眠长短在每一个婴儿身上都有不同的体现，存在个体差异，有的睡眠较多，有的婴儿就比较少。

每个宝宝都有自己的睡眠时间及睡眠方式，妈妈或爸爸要尊重宝宝的睡眠规律而不应强求，要保证宝宝醒着的时候愉快地好好玩，睡眠时好好安心地睡。如果宝宝白天睡得比较香的时候，妈妈不要硬把宝宝叫醒喂奶，否则会影响宝宝睡眠而使宝宝烦躁哭闹，同时也影响宝宝的食欲。如果你的宝宝在白天醒着的时间比较长，就应该在宝宝醒着的时候就多逗他（她）玩，让他（她）快乐，这样晚上宝宝才会睡得香，而且时间也比较长。但值得注意的是，晚上入睡前不要逗宝宝玩，以免因过度兴奋而影响睡眠。

16. 如何培养宝宝自己大小便

大小便习惯的形成必须通过培养和训练，使宝宝在大小便过程中建立起良好的条件反射。培养排尿习惯可以从宝宝5个月开始。

（1）小便：当宝宝喝完水后，过一会儿就可以把他小便，有时宝宝有尿意但不愿意被大人把尿，这时你可以采用条件反射法进行训练。让家人用水壶往下倒水，用一个小盆接住水，这样流一段时间，宝宝听到流水的声音，看到流水的情景，就会使劲尿出来。这种办法非常有效，试用一段时间后，就可以掌握宝宝小便的规律，让他适应把尿。

（2）大便：许多宝宝在大便前会有一些表现，细心的父母一定会从中发现一些规律。父母一定要有耐心，坚持按照一定时间规律把便，但一定不要强迫，如果宝宝打挺反抗，不肯配合，或超过5分钟宝宝还不肯排便的话，就不要再勉强他了。

17. 晚上不宜给婴儿多次换尿布的原因有哪些

在宝宝学会控制排便和按时排便前，尿布是宝宝离不开的生活必需品。一般来说，在白天，父母给婴儿及时换尿布，以保持宝宝屁股的干爽清洁，而到了晚上，父母只需在尿布非常湿或是非常脏的时候再帮宝宝换，以免影响宝宝的睡眠。研究表明，晚上多次更换尿布影响婴儿睡眠质量，从而导致宝宝白天情绪不佳、母婴之间互动质量下降。所以，父母们应该关注孩子的睡眠健康，切忌在晚上多次给婴儿换尿布。通常来说，在夜间，父母可以为宝宝准备一些质量

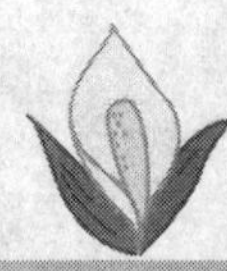

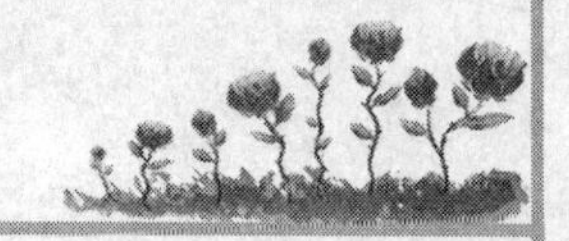

较好的尿不湿或者吸水性较好的尿布，以减少更换频率，如果自家的宝宝尿量很多，经常弄湿了衣服和被褥，父母最好能将尿不湿垫得厚一点或者在尿布的外面加一块尿不湿，以减少潮湿对宝宝的危害，帮助其在夜间安稳睡眠。

18. 为什么父母不要随便碰宝宝的玩具

在孩子成长的这一阶段，很多父母都会开始为孩子准备玩具，而且也会帮着孩子收拾和处理一些玩具，如当孩子想玩的时候帮孩子拿出来，等孩子不想玩的时候帮孩子放回原处并整理好等，这些都是必要的，但在这一过程中，父母应该注意玩具的清洁消毒工作，最好不要随便拿孩子玩具，起码应该洗干净手之后再拿孩子的玩具并经常清洗玩具，做好消毒工作。

之所以要求父母这样做，是因为这一阶段的孩子总喜欢将东西放进嘴里吮吸，拿到玩具时也是如此，如果父母随意触碰孩子的玩具，手上的细菌很有可能会留在玩具上，孩子将玩具放进嘴里自然会吃到不少细菌，而此时孩子的肠道还没有建立正常的生态平衡，对于细菌的抵抗力非常弱，很容易因此就受到细菌的侵扰，导致疾病的发生，从而影响身体健康。

19. 如何护理婴儿倒睫

宝宝在 4 个月左右时，爸爸妈妈常会在睡醒觉或早晨起床后，发现宝宝眼角或外眼角沾有眼屎，而且眼睛里泪汪汪的。仔细一看还可能发现，宝宝下眼睑的睫毛倒向眼内，触到了眼球。这种现象叫倒睫。

倒睫也叫睑内翻，是婴儿常见的一种眼病，占婴儿眼病的第二位(第一位是急性结膜炎)，尤其是肥胖的婴儿发病率较高。婴儿倒睫主要发生在下眼皮的中内 1/3 处，大多由内眦赘皮引起。有些婴儿是因为眼皮内的眼轮匝肌过度发育或睑板发育不全而引起。婴儿的倒睫主要症状是下眼皮上的睫毛向眼珠上倒，孩子睁眼合眼时睫毛扫着眼珠(家长从侧面看容易发现)，常引起眼睁怕光流泪发红，疼痛，有异物感。婴儿不会说话，往往常用小手揉眼睛，如不及时矫正，睫毛经常扫在眼珠上，能将角膜“扫”得混浊而不透明，影响宝宝的视力。

(1)妈妈每次给婴儿喂奶时，用大拇指从婴儿鼻根部向下向外轻轻按摩下眼皮，使下眼皮有轻度的外翻，让睫毛离开眼珠。每次按摩 5～10 分钟，按摩的次数多了，向里倒的睫毛会慢慢矫正过来。

(2)用橡皮膏粘住倒睫的下眼皮，向下拉一下，使下眼皮处于轻度的外翻状

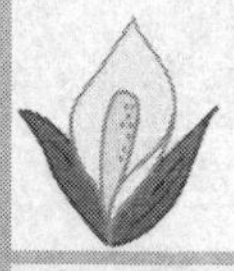

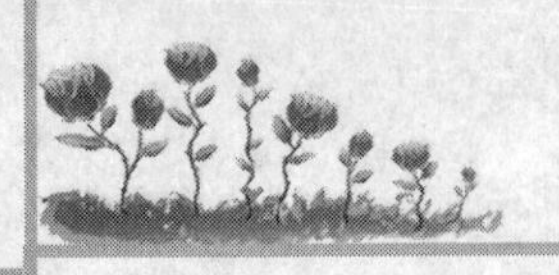

态，固定在面颊部，两三天换一次橡皮膏，用这种方法五六次，轻的倒睫便能矫正过来。

(3)为了减轻眼睛的刺激症状，防止眼睛感染，平时可点些眼药膏或眼药水，起到预防感染和润滑的作用。

(4)如果婴儿的倒睫很严重，两三岁了还不好转，就要到医院眼科动手术治疗，不要误认为这是小毛病而不治疗。

20. 宝宝消化不良怎么办

(1)食物不易消化：由于婴幼儿的消化能力差，父母要针对宝宝的年龄特点，给宝宝吃他能消化吸收并愿意接受的食品。一方面，父母要根据宝宝不同的年龄特点，饮食逐渐由流质向半流质(如米汤、糊状食品、稀饭等)及固体食物(如软饭、面包等)转变。

(2)新的食物：比如，有的宝宝第一次吃虾，觉得味道很好，就一下子吃许多，结果造成消化不良。因此，父母在让尝试吃一种新的食物时，要让他慢慢适应。一次的量不能给太多，要逐渐增加，让宝宝有个适应过程。

(3)食物搭配不合理：婴儿4个月过后，父母就需要给宝宝增加奶类以外的辅食，要注意给孩子营养平衡的饮食。宝宝的生长需要各种各样不同的营养，其中包括蛋白质、脂肪、糖类、维生素、矿物质和微量元素、纤维素等营养素。粮食是最基础的，而肉、鱼、奶、蛋、蔬菜、水果等等也是身体所必需的。因此，父母需要合理搭配给宝宝的食物，做到多样化，避免食物过于单调。

吃饭是一种饮食行为，家长需要在孩子饮食的过程中进行正确的示范和引导，让孩子从小养成正确的饮食习惯和行为。

养成孩子定时定量吃东西的习惯十分重要。如果给孩子太多的零食，一会儿吃糖，一会儿吃饼干，胃里不空，到正常吃饭的时间，孩子就会没有饥饿的感觉。家长可以通过固定时间、固定地点、特定餐具和话语来让孩子意识到要吃饭了。

为了减少消化不良的发生，应注意：①喂养要定时、定量。让孩子从小养成饮食的好习惯，使其内脏更好适应。对较大的幼儿应鼓励其养成自动取食的习惯。②克服偏食，营养全面性。荤素配合要适当，克服以零食为主的坏习惯。避免浓茶、咖啡、酒类及香料、辣椒、芥末等强烈刺激性食物。③保持好宝宝的良好食欲。要保持宝宝良好的食欲，必须注意进食环境不能过于嘈杂，更不能边看

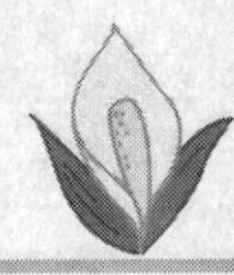

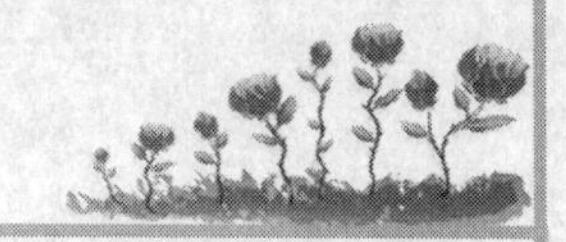

电视边进食；注意不要强迫进食或对宝宝饮食限制过严；不要饭前吃糖果；避免进食时宝宝过于疲惫或精神紧张；食物的色、香、味要有一定吸引力。④注意腹部保暖。不要使胃肠道受寒冷刺激，同时尽量减少呼吸道感染。⑤密切注意保持消化道通畅。养成定时排便习惯。⑥注意个人卫生。养成宝宝饭前洗手的习惯，不宜边看书边进食。

21. 应对消化不良的食疗方有哪些

(1)胡萝卜汤：胡萝卜洗净，剁碎，加水少许煮烂，滤出菜汁加水到1 000毫升，糖30～50克，煮沸即成。它富有碱质，含果胶，有使大便成形和吸附细菌、毒素的作用。

(2)苹果泥：苹果洗净切成两半，用勺刮成泥。苹果泥纤维较细，对肠道刺激少。因含碱质与果胶，有吸附作用，且含有鞣酸，具有收敛作用。

(3)焦米汤：米粉炒黄，加水熬糊状，加适量糖即成。因焦米汤中的淀粉已成糊，更易消化，且炒过的米粉一部分已炭化，具有吸附作用。因此，宝宝腹泻严重者可用焦米汤。

(4)稀释牛(羊)奶：牛、羊奶加5%～10%糕干粉(面粉或米粉也可)，根据小儿的消化情况，适当加水调匀煮开，适当减少糖量，这样可影响牛(羊)奶的胶质状态，形成柔软而疏松的酪蛋白凝块，易于消化，同时奶内加了淀粉后，能减弱乳类中糖的发酵作用。

(5)脱脂牛、羊奶及酸牛奶：牛、羊奶煮开晾凉，撇去浮在上面的脂肪，即成脱脂奶；牛、羊奶1 000毫升煮开晾凉，徐徐滴人乳酸5毫升或橘汁6毫升，即成酸牛奶。边滴边快速搅和，吃时可再加温。这两种乳类含有较多的蛋白质、无机盐，而含脂肪及碳水化合物少，用来哺喂消化不良的宝宝比较适宜。但是，由于它所含的营养成分不能满足健康宝宝的需要。因此，只能给宝宝作为短期治疗之用，不可长期服用。

22. 如何预防婴儿脑震荡

婴儿脑震荡不单单是由于碰了头部才会引起，有很多是由于人们的习惯性动作，在无意中造成的。比如，有的家长为了让宝宝快点入睡，就用力摇晃摇篮，推拉婴儿车；为了让宝宝高兴，把宝宝抛得高高的；有的带小婴儿外出，让宝宝躺在过于颠簸的车里等。这些一般不太引人注意的习惯做法，可以使宝宝头

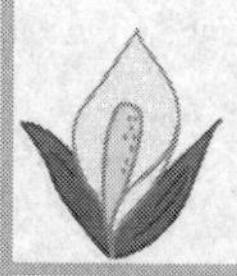

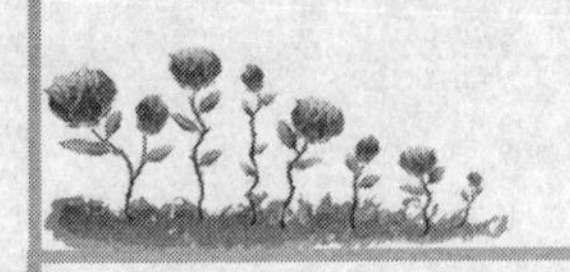

部受到一定程度的震动，严重者可引起脑损伤，留有永久性的后遗症。小儿为什么经受不了这些被大人看起来是很轻微的震动呢？这是因为婴儿在最初几个月里，各部的器官都很纤小柔嫩。尤其是头部，相对大而重，颈部肌肉软弱无力，遇有震动，自身反射性保护功能差，很容易造成脑损伤。

23. 婴儿易患哪几种感冒

(1)普通感冒：所谓普通感冒是指临床上最常见的感冒，主要症状是流鼻涕、打喷嚏、咽喉红肿疼痛、发热、全身酸痛无力、气喘等，有时还伴有不思饮食、睡眠困难、轻度腹泻等全身的症状。一般3～4天就能好转，恢复如常。

(2)急性喉头炎：这是发生在秋冬两季的一种感冒。发病时呼呼直喘，声音嘶哑，咳嗽声似远处狗叫。白天发病较少，经常在晚上睡了2～3个小时突然大声咳嗽，甚至会导致呼吸困难。但只要提高室温，或在房间内煮开水产生蒸气，发作就会减轻。此病一般会有一些低热，2～3天就能恢复正常。但严重时有呼吸困难、嘴唇青紫等缺氧现象，如症状严重时，应及时找医生进行治疗。

(3)流行性感冒：流行性感冒简称流感，是由流感病毒引起的急性传染病。潜伏期为1～2日，最短者数小时，长者达3日。一年四季均可发生，但以冬春季发病较多。病儿情绪极坏，食欲下降，有时因此而精疲力尽。倘若大人或大宝宝患此感冒，则在发热的同时一般都会有头痛、腰痛、肌肉痛或全身疼痛等症状。

(4)非感染性感冒：非感染性感冒常见于那些皮肤和黏膜过敏的婴儿，在外界气温发生变化时，就会出现流鼻涕、咳嗽、打喷嚏等类似感冒的症状，但不发热、食欲好、情绪正常。这种感冒不会传染给他人，故称非感染性感冒。

传染性感冒和非传染性感冒在初发时很难分辨，但传染性感冒有发热和情绪变坏等全身症状，而非感染性感冒食欲好，不发热，精神也正常，不用吃药治疗也很快就能痊愈。

24. 婴儿服用感冒药有哪些注意事项

(1) 用药别太早：宝宝刚刚流点清鼻涕，或者咳嗽两声，家长就立即给吃上药或马上看医生，而且大多数家长愿意选择患儿很多的大医院。结果，本来无碍的轻微感冒，可能由于“保暖”太过，或者周围都是有病的宝宝交叉感染，而变成重感冒。所以如果宝宝不发热，吃、喝、拉、撒都正常，不要急于吃药和看

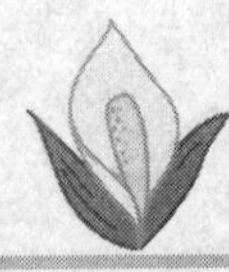

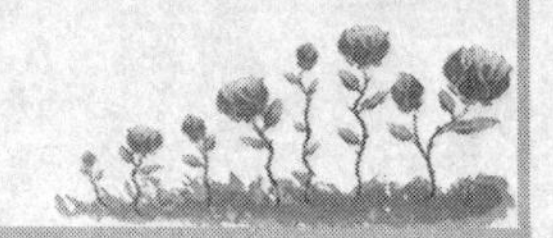

医生。

(2)慎用退热药：有些家长一发现宝宝发热就急着用退热药，其实发热是身体对病毒或细菌入侵所产生的一种反应，有利于歼灭入侵的病毒和细菌，从而有利于小儿的成长发育。只有当体温超过 39℃时，可配合使用退热药。但退热药都有较大的不良反应，如阿司匹林虽有较好的解热镇痛作用，但对消化系统和肝肾功能有损害，有的可能引起瑞氏综合征或造成白细胞、血小板降低，尤其是 3 岁以下的幼儿，一般不主张用这种药。在服用退热药的过程中，要密切关注其副作用。

(3)忌用抗生素：小儿感冒多是由病毒所引起，使用抗生素往往无效，但在下列情况下，可考虑合用抗生素。服用抗病毒药物不能退热；预防 6 月龄以下婴儿发生继发性细菌感染；血液检查白细胞数明显增高；经常患扁桃体炎；出现支气管炎或肺炎。

(4)禁用成人药：有些家长在宝宝感冒后，经常给宝宝服用成人感冒药，殊不知，因为小儿特殊的体质，往往会产生一些意想不到的副作用，如"速效伤风胶囊""感冒通""安痛定"等药，对骨髓造血系统可产生抑制作用，影响小儿血细胞的生成，导致白细胞减少及粒细胞缺乏，降低小儿的免疫力，有的可引起中毒性肝损害。

(5)用药忌过多：宝宝感冒家长着急，为了让感冒早点好，有些家长往往同时给宝宝服用好几种感冒药，其实这种做法是相当危险的。目前感冒药的名称很多，但其药物成分大多类似，药物作用也大同小异。如果两种以上感冒药同时服用就相当于加大了药物剂量，不良反应的危险性会成倍增加。

25. 如何帮助宝宝做体操

4～5 个月的宝宝，腿部力量明显增强，在大人的帮助下可以不断跳动或静立几秒钟，靠着物体时可以较稳当地坐着，俯卧时在前臂的支撑下已经能抬胸，翻身的动作也熟练了不少。此时父母可以通过体操训练帮助宝宝提升体能：

(1)婴儿房间要有良好的通风条件，室内温度不得低于 20℃。

(2)由于宝宝做操时要求全裸，所以妈妈的指甲要剪短，手表、胸针、戒指等饰物要暂时摘掉，以免发生意外。并要在做操的过程中不断和宝宝说话，即使宝宝听不懂，也要以自身的愉快情绪感染宝宝，激发宝宝的积极情绪，以使体操顺利完成。

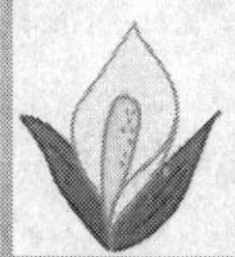

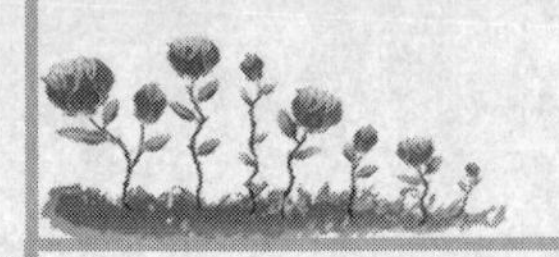

(3)要掌握体操的训练强度，因为婴儿操会使宝宝的呼吸和脉搏加快，在一般情况下做完操恢复常态的时间大约需要 2 分钟，如果不能恢复正常，就说明运动量过大，每节体操的次数就应减半，以后再根据宝宝的体能状况逐渐增加次数。

①扩胸运动

功效：促进血液循环及胸式呼吸，增加胸部运动等。

方法：妈妈两手握住宝宝的双手。向两侧水平伸展，然后向身体的中心部位交叉抱臂，右臂在上；再向两侧水平伸展，然后向身体的中心部位交叉抱臂，左臂在上。宝宝本来是腹式呼吸，通过扩胸运动，可以促进宝宝的胸式呼吸。

次数：4 次。

速度：缓慢。

力度：力量稍大。

②双腿上举运动

功效：松筋练骨，增强腿部运动。

方法：宝宝仰卧，妈妈将拇指放在宝宝的小腿肚上，其余四指并拢放在膝盖上，向上举起达 90°，然后再复原。以举起并复原为一个过程。

次数：4 次。

速度：适中。

力度：轻度，不要引起宝宝疼痛。

③双腿外展运动

功效：有松弛肌肉活动髋关节的功效。

方法：宝宝仰卧，妈妈两手握住宝宝的脚，提起小腿向上推直至弯曲，慢慢做外展运动，直至两膝接触床面。

次数：上述动作包括两腿内收，并下回到原位，为 1 次。

次数：4 次。

速度：慢速。

力度：适中。

④腿部大运动

功效：以髋关节为轴做圆周运动，使髋关节、膝关节、踝关节都得到活动。

方法：宝宝仰卧，妈妈握住宝宝的脚，提起小腿至身体 90°处，然后以踝关节为轴，向外做循环转动 1 周然后回到原位。此为一个完整过程。

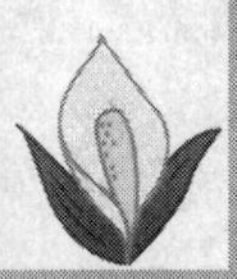

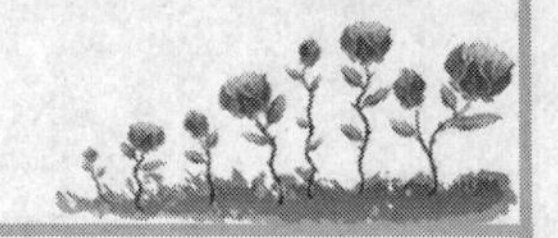

次数：左、右腿各重复4次。

速度：适中。

力度：适中。转动时不要引起宝宝的疼痛。

26. 如何训练宝宝的自理能力

随着年龄的增长，宝宝各方面的能力也在逐步增强，此时父母应该更加关注宝宝自理能力的培养和提高。

(1)训练宝宝用手指拿捏食物：这一时期的宝宝总喜欢随手抓取东西往嘴里送，此时父母可以利用宝宝的这一特性，训练宝宝抓取和拿捏食物的能力。比如，父母可以先帮宝宝洗干净双手，然后将一些小饼干、小馒头之类的食物摆放在宝宝面前，鼓励宝宝自己动手去抓取食物，并学会用拇指和食指捏着食物往嘴里送。

(2)训练宝宝自己喂食：父母可以给宝宝一些小零食或者小饼干、小馒头等食物，先让宝宝攥紧，笑着对宝宝说："宝宝吃东西了。"然后，父母可以先示范着将这些食物往自己嘴里送，之后，帮助宝宝将手中的食物移动到嘴边，鼓励宝宝自己喂食，自己咀嚼后咽下食物。在进行这一训练时，父母需要循序渐进，并做好示范。在宝宝吃东西的时候，父母还应该多加留意，避免宝宝将食物一口吞进肚子。

(3)和宝宝做游戏，激发宝宝的愉快情绪：平时，父母可以带着宝宝做一些有助于能力提高和发展的小游戏，如"居高放低"、让宝宝在自己腿上弹跳等。父母可以抱着宝宝，先告诉宝宝自己要将其"举高""放低"了，之后抱着宝宝做相应的动作。需要注意的是，父母在这个过程中一定要将宝宝抱稳，千万不要做抛起和再接住的动作，以免失手让宝宝受惊或受伤。

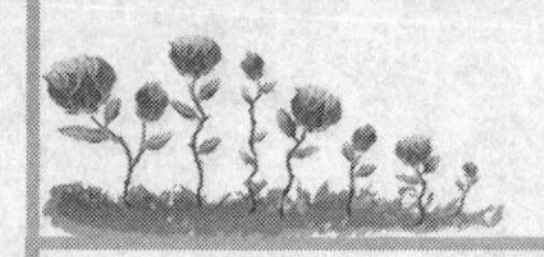

六、5～6个月婴儿的护理保健

1. 5～6个月婴儿的身体变化有哪些

(1)婴儿体重正常均值：男孩为8.02±0.88千克，女孩为7.53±0.77千克。

(2)身长均值：男孩为67±2.3厘米，女孩为65.5±2.3厘米。

(3)头围均值：头围均值男孩为43±1.27厘米，女孩为42.1±1.2厘米。

(4)胸围均值：男孩为43±1.9厘米，女孩为42.1±1.8厘米。

(5)前囟为：1厘米×2厘米。

(6)个别宝宝出牙0～2颗。

2. 5～6个月婴儿的个性变化有哪些

(1)5～6个月的婴儿，其身体的各个部位更加灵活了，妈妈一抱起他，他就会抓母亲的鼻子，见到玩具就会伸手去够，拿在手里的东西，不是使劲摇就是放到嘴里吮吸。

(2)婴儿小手小脚的力气也大了，常常能将盖着的被子一脚蹬开；将婴儿抱到腿上，小家伙能稍微站一会儿，并一蹦一跳地跳着；遇到心情不痛快时，就会打挺；身体发育快的婴儿在夏天衣服穿得少时，就能自由翻身了。

(3)婴儿对周围的世界的认识能力有所提高。当玩具掉到地上时，婴儿会用眼睛去寻找；见到妈妈时就会笑；看到陌生人时，个性安静的婴儿会哭。

(4)婴儿由于运动量的增加，白天睡眠的时间会有所减少，通常是上午睡1～2个小时，下午睡2～3个小时；在白天产生疲劳感的婴儿夜里往往会睡得很香。

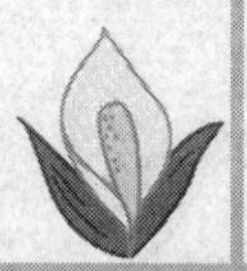

(5)多数婴儿每天大便1～2次；纯母乳喂养的婴儿，每天大便4～5次也很多见。这个月龄出现的大便异常，是由于婴儿开始加代乳食吃得过多而导致的

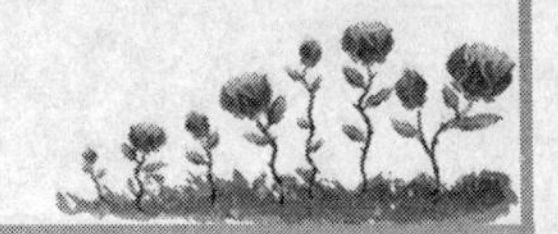

“稀便”。

(6)半断奶成功与否并不取决于婴儿长到5个月，也不取决于婴儿体重达到6千克之类的外部条件；半断奶只有在婴儿本人能坐起来主动要吃的情况下才会成功。忽视婴儿的这种主动性，不管把代乳食做得多好，半断奶都不会成功。

3. 5～6个月婴儿的营养需求有哪些

宝宝到了6个月大，身体迅速成长，需要的营养越来越多。为了孩子的健康，希望妈妈能坚持母乳喂养到6个月；如条件不允许，可给宝宝添加辅食，每天母乳喂养3次，添加2次辅食。

(1)补钙：虽然宝宝已经慢慢适应辅食的摄入，但是绝不能忽视奶类的摄入。这个时期的宝宝身体生长迅速，要注意补充钙质，以免由于缺钙而影响宝宝的骨骼发育。因为奶中含有丰富的钙，如果宝宝每天能够摄入足够的奶，就不必担心缺钙了。6个月后的宝宝对铁质的需求量也相对较多。因为新生儿从母体获得的铁可以保证宝宝4～6个月的使用，所以家长要注意给6个月后的宝宝补充铁元素，否则会发生缺铁性贫血。

(2)长牙：6个月的宝宝正处于出牙的时候，家长可以给孩子一些固体食物如面包干、饼干等让宝宝练习咀嚼，可以磨磨牙床，促进牙齿生长。这时期宝宝的生长发育迅速，家长也要注意给宝宝补充维生素和矿物质。

(3)辅食：家长可以给6个月的宝宝每天吃两次粥或烂面，每次1/2～1碗。由于宝宝正在迅速成长，有可能因为生长过快或饮食不均衡而发生贫血，家长要认识合理膳食的重要性，及时给孩子添加辅食，多给孩子吃菜泥、鱼泥、肝泥、肉泥、鸡蛋、绿色蔬菜等营养丰富的食物，以保证孩子的健康成长。

4. 添加辅食应注意的事项有哪些

(1)由少量开始，逐渐增多：当宝宝愿意吃并能正常消化时，再逐渐增多；如宝宝不肯吃，就不要勉强地喂，可以过2～3天再喂。

(2)添加辅食原料：辅食要由稀到干，由细到粗，由软到硬，由淡到浓，循序渐进逐步增加，要使孩子有一段逐渐适应的过程。

(3)根据季节和宝宝身体状态来添加辅食：要一样一样地增加，逐渐到多种。如宝宝大便变稀不正常，要暂停增加，待恢复正常后再增加。另外，在炎热

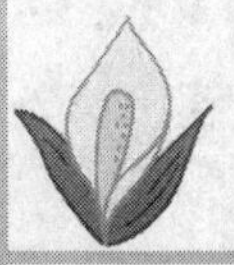

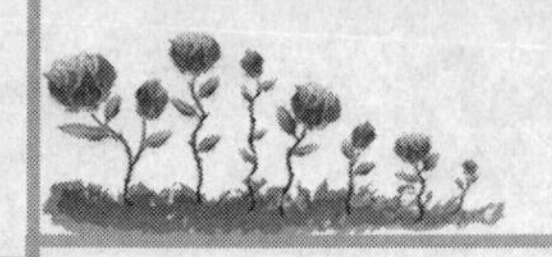

的夏季和身体不好的情况下，不要添加辅食，以免宝宝产生不适。

(4)辅食宜在宝宝吃奶前饥饿时添加：这样宝宝容易接受。随着辅食的逐渐增加，可由每天代替半顿奶逐步过渡到代替1顿奶。

(5)宝宝餐具要固定专用，每日消毒：给宝宝喂饭时，家长不要用嘴边吹边喂，更不要先在自己嘴里咀嚼后再喂给宝宝。这种做法极不卫生，很容易把疾病传染给宝宝。

(6)训练宝宝逐步适应使用餐具：一般6个月的宝宝就可以自己拿勺往嘴里放，7个月就可以用杯子或碗喝水了。

5. 宝宝偏瘦怎么办

先给宝宝做全面检查，然后再调整膳食结构，改善喂养办法，纠正不良饮食习惯。通过身体的全面检查，妈妈可以了解宝宝的消化系统、脾和胃等健康状况，病症严重的，可以按照医嘱适当用药，而对于锌、铁、钙等轻微缺乏者和贫血主张用食物补充。大部分的宝宝过瘦跟营养膳食结构不合理、喂养方式不当、饮食习惯没有规律有关。毕竟在这个阶段，宝宝的成长动力主要依靠营养素的摄入。每天的食物应保证尽量多样化，谷物、肉类、豆类和蔬菜应该合理搭配，奶类、蛋类、肉、鱼和豆类等不但是蛋白质的主要来源，还富含多种营养成分，这样才能搭配出合理、科学的膳食，纠正不良饮食习惯，保持固定进餐时间。每天早餐不超过7点半，晚饭时间不超过晚上8点半，妈妈不能以任何借口随意改变宝宝的进食时间。零食会伤了宝宝的胃，还会惯坏了宝宝的饮食习惯。因此，建议宝宝不吃零食。

6. 宝宝食量没增加怎么办

宝宝吃辅食是一个循序渐进的过程，如果宝宝此时的食量没有增加，父母完全没有必要紧张。因为宝宝小的时候，咀嚼功能不完善，也很难把辅食吃下去，只能是让他们尝一下味道，让他们对成人的菜产生好奇心理，主要的营养物质还是由奶来提供。另外，宝宝的食量和辅食的类型也有很大关系，家长不要以为在超市买的那些花花绿绿的瓶瓶罐罐是宝宝的最爱，他们可能会对爸爸妈妈每天吃得津津有味的东西产生更大的兴趣。此时，父母要为宝宝准备一套精美漂亮的小餐具，把菜剁得碎一些，然后放在孩子的餐盘里面，让他们和大人们一起坐着吃饭。这种氛围也可以提高宝宝对辅食的兴趣，提高宝宝的饭量。此

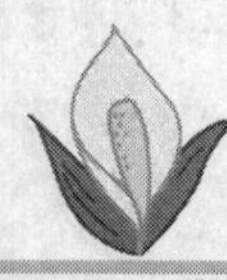

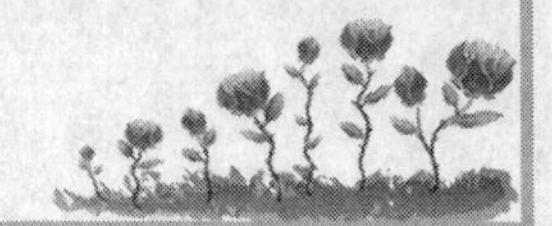

外，家长要注意辅食的口味，可以在孩子品尝之前自己先尝一下，太酸、太甜或者味道怪怪的都不好，要调出最适合宝宝的口味才能引起宝宝的兴趣。要给宝宝增加一些游戏或户外活动，让他们多运动，这不仅有益于他们智力的开发，也可增加宝宝的饭量。

7. 何时给宝宝添加泥状食物

婴幼儿期的食物形态分为流质食物、半流质食物和固体食物3种。出生后5～6个月后进行单纯的母乳喂养或配方奶粉喂养已不能满足宝宝生长发育的需要，这时是添加泥状食物的关键时期，首先添加婴儿米粉，因为它不易引起过敏，以后逐渐添加蛋黄、菜泥、果泥。在6个月后可逐渐增加鱼泥、肝泥、稀粥。添加泥状食品的顺序应根据具体情况进行，不要急于求成，一般在5～6个月每天只需给宝宝添加1次泥状食物。添加泥状食物不仅有营养学意义，而且对宝宝咀嚼功能的发育、如何学习“吃”和培养良好的饮食习惯均有重要的意义。

8. 预防婴儿辅食过敏的注意事项有哪些

婴儿食物过敏反应的患病率为6%～8%，而牛乳是最常见的过敏食物，占其中的3%～7.5%，以1岁以内的婴幼儿多见。婴儿期是食物过敏的高发阶段。在给婴儿添加辅食，尤其是引入新食物时，有可能会发生食物过敏反应，不仅影响婴儿的健康和生长发育，严重的还会危及生命。因此，家长要学一点添加辅食的技巧，尽量避免或减少食物过敏的发生。

(1)坚持母乳喂养，避免过早添加辅食。

①婴儿肠道不成熟期，母乳喂养可减少接触异体蛋白的机会。

②母乳喂养可通过促进双歧杆菌、乳酸杆菌等益生菌的生长，发挥抗感染及抗过敏的作用。

③母乳中的特异性抗体可诱导肠黏膜耐受，从而减少过敏反应的发生。因食物过敏还与遗传因素有关，有食物过敏史的夫妇，怀孕后期要提防曾使自己过敏的食物，以免让婴儿通过母乳间接过敏。哺乳期间，母亲更要避免吃容易引起过敏的食物。

(2)注意辅食品种的选择和添加顺序：研究发现，婴儿常见的致敏食物有牛奶、鸡蛋、花生、大豆、鱼虾类、贝类、柑橘类水果、小麦等。多数食物过敏原为糖蛋白，牛奶中约有40多种不同蛋白质可能有致敏作用，鸡蛋中的卵蛋白、卵黏

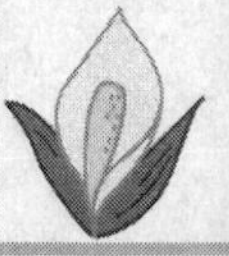

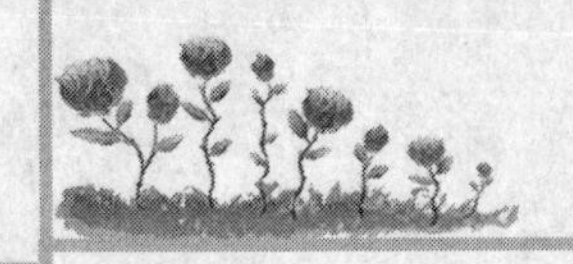

蛋白、卵转铁蛋白也可引起过敏；鳕鱼、大豆及花生中也有多种可诱发过敏的抗原存在。此外，一些食品添加剂如人工色素、防腐剂、抗氧化剂、香料等也可引起过敏反应。因此，在辅食添加过程中不应过早引入这类食物。

第一种给婴儿引入的辅食应是易于消化而又不易引起过敏的食物，米粉可作为试食的首选食物，其次是蔬菜、水果；然后再试食肉、鱼、蛋类；总之，辅食添加的顺序依次为谷物、蔬菜、水果、肉、鱼、蛋类。较易引起过敏反应的食物如蛋清、花生、海产品等，应在宝宝1岁以后再提供。

(3)掌握循序渐进的辅食添加原则：给婴儿添加辅食要掌握由一种到多种，由少到多，由细到粗，由稀到稠循序渐进的原则。

每次引入的新食物，应为单一食物，少量开始，以便观察婴儿胃肠道的耐受性和接受能力，及时发现与新引入食物有关的症状，这样可以发现婴儿有无食物过敏，减少一次进食多种食物可能带来的不良后果。

9. 怎样保护婴儿的乳牙

(1)长出乳牙：人一共有两副牙齿：乳牙和恒牙。最先长出的是乳牙，乳牙共有20颗，出牙有先后程序。最先萌出的是下颌的2颗中切牙，然后是上颌的2颗中切牙。出第1颗牙的年龄每个孩子都不一样，早的4个月就开始了，迟的可到10～12个月，平均是在7～8个月龄出牙，以后陆续萌出，到2岁半时20颗乳牙出齐；6岁以后开始脱乳牙换恒牙。一般地讲，只要在周岁前能萌出1个牙齿来都不算出牙太迟；如果1岁后还未出牙就应该去找儿科大夫检查一下，看是不是有缺钙、缺碘等毛病，最好进行补钙和补碘。

(2)保护乳牙：婴儿乳牙的好坏一般决定于母亲妊娠期的营养。无论乳牙或恒牙，在形成过程中都不可缺少下列元素：钙和磷(奶酪、鱼肉、海产品中最丰富)、维生素D(鱼、蛋、香菇中丰富)、维生素C(肉类、新鲜蔬菜、水果中丰富)、维生素A(紫菜、胡萝卜、青椒中丰富)、维生素B(柠檬、谷物、芋类中丰富)。因此，母亲在怀孕和哺乳期间应多吃上述各种食物，做到保持膳食平衡，以保证和促进孩子的牙齿健康。

乳牙一般持续6～10年时间，这段时间正是宝宝生长发育的高峰时期，如果牙齿不好，会影响宝宝对营养物质的消化吸收，妨碍健康，还会影响到宝宝的容貌和发音。因此，必须注意保护乳牙，应从5个方面加以保护。

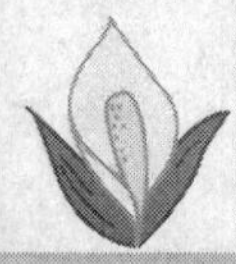

①常保持口腔清洁：婴儿期虽然用不着刷牙，但每次进食后及临睡前，都应

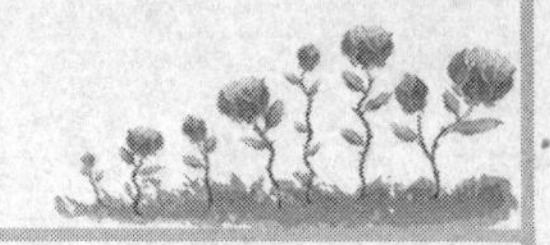

喝些白开水以起到清洁口腔、保护乳牙的作用。

②保证足够营养：及时添加辅食，摄取足够营养，以保证牙齿的正常结构、形态以及提高牙齿对齿病的抵抗力。如多晒太阳、及时补充维生素D可帮助钙质在体内的吸收；肉、蛋、奶、鱼中含钙、磷十分丰富，可以促使牙齿的发育和钙化，减少牙齿发生病变的机会。缺乏维生素C会影响牙周组织的健康，所以要经常吃些蔬菜和水果，其中纤维素还有清洁牙齿的作用；饮水中的微量元素氟的含量过高或过低时，对牙齿的发育都是不利的。

③培养正确的喝牛奶姿势：喝牛奶的婴儿，可因吃奶姿势不正确或奶瓶位置不当形成下颌前突或后缩。婴儿经常吸吮空奶嘴会使口腔上颌变得拱起，使以后萌出的牙齿向前突出。这些牙齿和颌骨的畸形不但会影响孩子的容貌，还会影响其咀嚼功能。因此，婴儿吃奶时要取半卧位，奶瓶与婴儿的口唇呈90°角，不要使奶嘴压迫上、下唇；不要让婴儿养成吸空奶嘴的习惯。

④适当锻炼牙齿：出牙后要常给婴儿吃些较硬的食物，如饼干、烤面包片、苹果片、水萝卜片等，以锻炼咀嚼肌，促进牙齿与颌骨的发育。1岁以后大牙(臼齿)长出后，应当经常吃些粗硬的食物，如蔬菜等，如果仍吃过细过软的食物，咀嚼肌得不到锻炼，颌骨不能充分发育，但牙齿却仍然生长，就会导致牙齿拥挤，排列不齐或颜面畸形，十分难看。

⑤发现乳牙有病要及时治疗：乳牙因病而过早缺失，恒牙萌出后位置会受影响，使得恒牙里出外进，造成牙殆关系错乱，可导致多种牙病的发生。因此，必须及时诊治，否则会影响婴儿今后的容貌。

10. 如何预防婴儿的牙齿变黄

(1)正常情况下，乳牙是白色的，恒牙是淡黄色的，有几种异常情况会使牙齿变黄，最多见的就是四环素牙。从胎儿4个月到出生后7年内是乳牙和恒牙最容易受影响的时期。牙齿变黄的轻重程度与服药的剂量和时间有关。所以，孕妇和8岁以内的儿童都必须禁服四环素类药物。

(2)氟牙症是因为在饮水中氟的含量过高而损害牙釉质，使牙齿表面呈白玉状或黄褐色斑块，严重的全口牙均为黄褐色。由于胎盘的屏障作用和母乳中氟含量较少，所以乳牙的氟牙症很少见，多发生在恒牙。

(3)在宝宝牙齿发育钙化时期如患有严重的全身疾病、营养障碍等，均会影响牙齿的发育。轻者牙釉质失去光泽、变黄，重者整个牙面呈蜂窝状，甚至无釉

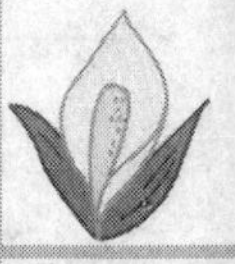

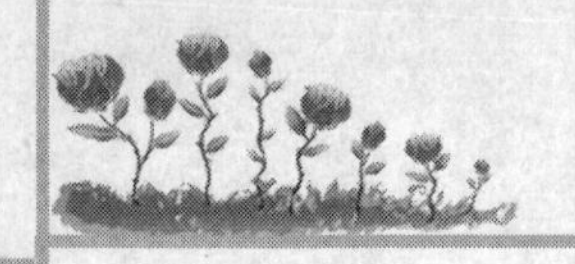

质覆盖，左右对称，由这种原因造成的黄牙，医学上称之为釉质发育不全和钙化不良。

11. 宝宝出牙早晚与智力有关吗

宝宝出牙是个自然的过程，牙齿萌出的早晚受着遗传和环境等因素的影响，各个宝宝之间多少有些差异，这并不是牙出得早，宝宝就聪明，出得晚宝宝就显得迟钝。只要宝宝是健康的，牙出得早晚与智力无关。的确，某些全身性疾病，如佝偻病、甲状腺功能低下等疾病会影响宝宝的出牙时间，这就需要查明出牙晚的原因，在治疗全身疾病的基础上促进宝宝乳牙的萌出。

12. 正确使用儿童车的注意事项有哪些

把婴儿放在车子里，既能练坐，并可给予一些玩具让他自己玩耍，父母还可以放心地去干其他事，不需要一步不离地守在婴儿旁。父母还可以推着宝宝到户外去晒太阳，呼吸新鲜空气，让宝宝接触和观察大自然，促进宝宝的身心发育。

儿童车式样比较多，有的儿童车可以坐，放斜了可以半卧，放平了可以躺着，使用很方便。但注意不能长时间让宝宝坐在儿童车里，任何一种姿势，时间长了都会造成宝宝发育中的肌肉负荷过重。另外，让宝宝整天单独坐在车子里，就会缺少与父母的交流，时间长了，影响宝宝的心理发育。正确的方法应该让婴儿坐一会儿，然后父母抱一会儿，交替进行。

13. 如何预防宝宝黑白颠倒的睡眠习惯

为了预防和打破黑白颠倒的睡觉习惯，在夜间要尽快使宝宝重新入睡，不要开灯、谈话或与宝宝玩耍，如果必须要给宝宝喂奶或换尿布，动作尽可能轻些，以免惊醒宝宝。白天多陪他玩玩，有规律地唤醒他进食、玩耍，接受阳光照射，在下午或傍晚让宝宝保持更长时间的清醒。在上床睡觉前增加孩子的喂奶量，以免他因为饥饿而过早醒来。想要为宝宝培养一个良好的睡眠习惯，可从三方面入手。

(1)培养规律的睡眠时间：规律的睡眠时间可以帮助宝宝培养生理时钟，减少睡前哭闹或因精力过于充沛而无法入睡的情况发生。

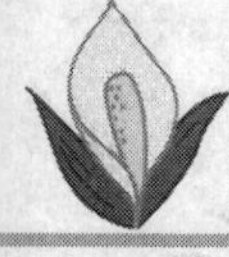

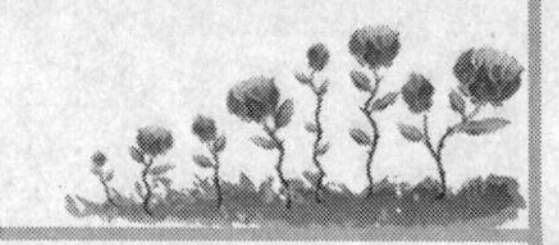

(2)建立良好的睡眠步骤：于睡前进行3～4种舒服且安静的步骤，如沐浴、按摩、睡前故事、换上睡衣、唱首儿歌等，可有助于宝宝培养睡时情绪，减少入睡所需的时间，并且睡得更安稳。

(3)学习自我舒缓入眠：将宝宝在有睡意时就将宝宝置于床上，使他能够独自入眠，建立自我安抚、睡眠的能力。

14. 给宝宝洗澡应采取哪些防护措施

宝宝长到5个月的时候，他(她)已经能够控制自己的脖子了，这时你完全可以尝试用大浴盆给宝宝洗澡了。刚开始的时候，宝宝可能有些不习惯，一旦他(她)习惯之后，就会非常喜欢这种新的尝试，因为他(她)又有了一个更大的玩耍空间和方式。为了避免给宝宝洗澡时出现意外，父母应采取的防护措施有：

(1)把所有要用的东西都放在浴盆边，并把防滑垫放在浴盆里。

(2)给宝宝洗澡时，先把护脸罩给宝宝带上，因为这个月的宝宝还太小，哪怕是最柔和的洗发液也会对宝宝的眼睛产生刺激，再加上此时的宝宝还不懂得自我防护，当水流或洗发液从头上流下来的时候，也不会自动闭上眼或低下头。

(3)洗完之后就在原地给宝宝换衣服，千万不要把湿漉漉、滑溜溜的宝宝抱到椅子或其他光滑的物体上，以免摔着宝宝。

(4)整个洗澡过程中，不要让宝宝一个人呆在浴盆里，即便他(她)已经会坐了也不行。

15. 如何防止宝宝意外事故的发生

出生5个月宝宝正是手握力增加、已学会翻身、会爬、甚至会坐的时候，同时也是最容易发生意外的时候，所以在日常护理中父母一定要加倍注意宝宝的安全。

(1)从床上掉下来是众多意外事故中最多发的1种。另外，由于婴儿两腿蹬的劲越来越大，一旦碰到栏杆就会起血肿。所以，应当把靠近宝宝头部的栏杆用布包缠起来，将小床的护栏放好。

(2)由于这一月龄的宝宝手的能力加强，见到什么东西都喜欢抓，所以在宝宝的手能摸到的地方，不要放任何东西，以免宝宝抓到东西就往嘴里放。宝宝的床上也不要摆放任何东西，以防宝宝误食。

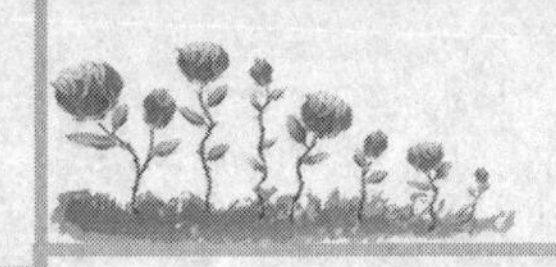

(3)如果是夏天,同样不能在宝宝身边点蚊香,这会导致宝宝蚊香中毒,还易导致烫伤,是极其危险的。

(4)给宝宝的玩具,凡是带尖的、有棱角的、容易坏的玩具都是很危险的。木头玩具虽然没有危险,但涂料里有铅,宝宝如果舔食了,也会导致铅中毒,引起贫血,所以不主张拿木头玩具给孩子。

(5)喂宝宝辅食时,热汤这类的食物也要远离,千万不得放置在宝宝伸手能够到,抬腿能踢到的地方。

16. 怎样使婴儿房环境不受污染

婴儿的身体正在发育中,免疫系统比较脆弱,婴儿呼吸量按体重比比成年人高50%,这就使他们更容易受到室内空气污染的危害。无论从婴儿的身体还是智力发育看,室内空气环境污染对婴儿的危害不容忽视。其三大威胁是:第一,诱发儿童的血液性疾病。第二,增加儿童哮喘病的发病率。第三,影响儿童的身高和智力健康发育。

怎样使婴儿房环境不受污染,专家提出的建议为:①严格控制室内装修装饰材料的质量,家庭装修时应避免使用含有有害物质的装修装饰材料。②注意婴儿房间的装饰设计,不要片面的追求设计效果,使用大量人造板和颜色漆,防止造成室内环境污染。③做好新装修婴儿房室内空气的检测和治理。④要加强婴儿房的通风换气。

17. 什么是婴儿腹泻

婴儿腹泻病是由多种病原及多种病因而引起的一种疾病。患儿大多数是2岁以下的宝宝,6~11个月的婴儿尤为高发。夏季腹泻通常是由细菌感染所致,多为黏液便,具有腥臭味;秋季腹泻多由轮状病毒引起,以稀水样或稀糊便多见,但无腥臭味。腹泻的发病率仅次于急性呼吸道感染,如果不能及时有效地进行治疗,死亡率也很高。引起死亡的重要原因,是腹泻所导致的身体脱水和体内电解质紊乱。

18. 为什么宝宝容易发生腹泻

(1)由于1~2岁的宝宝生长发育特别迅速,所以,身体需要的营养及热能较多。然而,消化器官却未完全发育成熟,分泌的消化酶较少。因此,消化能力

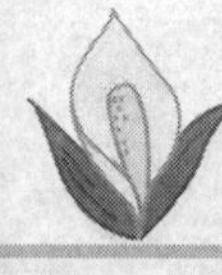

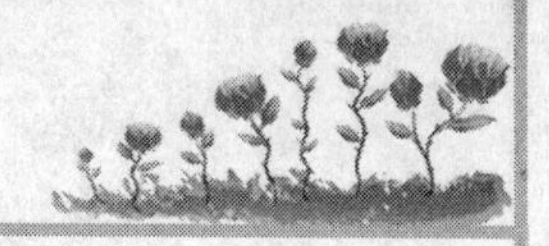

较弱，容易发生腹泻。

(2)由于婴儿神经系统对胃肠的调节功能差，所以，饮食稍有改变，如对添加的离乳食品不适应、短时间添加的种类太多；或1次喂得太多、突然断奶；或是饮食不当，如吃了不易消化的蛋白质食物；因气温低身体受凉后加快了肠蠕动，天太热，消化液分泌减少及秋天温差大、小肚子易受凉等，都可引起腹泻。

(3)由于全身及胃肠道免疫力较低，所以只要食物或食具稍有污染，便可引起腹泻；宝宝因抵抗力较低而易发生呼吸道感染，在患感冒、肺炎、中耳炎时，也常可引起腹泻。

19. 宝宝腹泻怎么办

(1)及早补充身体丢失的水分：很多妈妈只要宝宝一腹泻，便急着往医院跑。其实，宝宝在腹泻一开始时，多为轻度脱水。只要在医生的指导下，完全可在家里进行治疗。这样既及时又方便，还能减少很多不必要的麻烦，对宝宝恢复病情很有益处。那么，妈妈首先要做的是判断宝宝是否是轻度脱水。轻度脱水的宝宝有口渴感，口唇稍干，尿比平时要少，颜色发黄，并且表现出烦躁、爱哭。

妈妈可从以下几种补液方法中选择1种：①用自制的糖盐水补液，即在5 000毫升的温开水中加入1.75克食盐和10克白糖，1.75克食盐相当于啤酒瓶盖的1/2，10克白糖相当于2小勺.用自制的米汤加盐液体补液，即在500毫升温开水加入1.75克的食盐。③用医生给开出来的口服补液盐(ORS)补液，ORS补液盐是已配好的干粉，使用时按说明书配成液体即可。然后，在最初4小时里，按宝宝的每千克体重给予2 040毫升液体。此后，随时口服，能喝多少喝多少。2岁以下的宝宝可每隔12分钟便喂上1小勺，大一点的宝宝则可用小杯子喝。如果宝宝呕吐，待10分钟后再慢慢地喂；一旦宝宝出现眼睑水肿，表明补液有些过量，应暂时改喝白开水或母乳。

(2)给宝宝丰富的食物以防止营养不良：传统的腹泻治疗方法，主张让患儿禁食一段时间。然而，这样有碍于身体的营养补充，容易发生营养不良。现在主张不要让腹泻的宝宝禁食，但需遵循少量多餐的原则，每日至少进食6次。母乳喂养的宝宝继续吃母乳，但妈妈的饮食含脂量要低些，否则会使腹泻加重；6个月以内人工喂养的宝宝，可按平时量喝奶；6个月以上已经添加离乳食品的宝宝，可进食一些易消化的食物，如稀粥、烂面条、鱼肉末、少量蔬菜泥、新鲜水

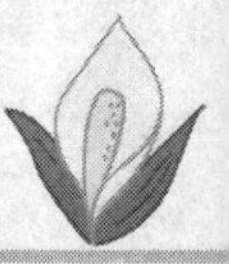

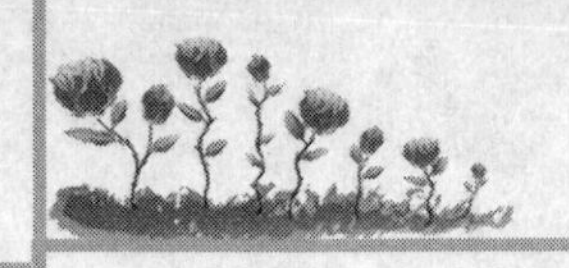

果汁或香蕉泥，直至腹泻停止后 2 周。

(3)对宝宝的小屁屁要倍加呵护：由于宝宝排便的次数增加了许多，所以会不断地污染小屁屁。宝宝每次排便后，妈妈都要用温水清洗小屁屁，特别是注意肛门和会阴部的清洁，最好用柔软清洁的棉尿布，且要勤换洗，以免发生红臀及尿路感染。如果小屁屁发红了，应将它暴露在空气中自然干燥，然后涂抹一些尿布疹膏。

(4)严密观察宝宝病情的发展：如果宝宝烦躁不安加重，囟门和眼窝出现凹陷，哭时眼泪少，看上去口干舌燥，并且，用手捏起大腿内侧的皮肤然后马上松手时，皮肤皱褶变平的时间超过 2 秒。这种情况表明宝宝的身体脱水已经较重了；或在家已经治疗了 3 天，但病情总不见好转，出现频繁的大量水样便，呕吐、口渴加剧，不能正常进食进水，补液后尿仍很少，宝宝发热及便中带血等症状，则需赶快带宝宝去医院进行诊治。

20. 为什么说十个宝宝九个咳

常言道，十个宝宝九个咳。因为宝宝的呼吸道还很脆弱，发育也不完善。所以一有什么风吹草动，宝宝往往就会出现呼吸系统的疾病。从医学的角度讲，宝宝的咳嗽是为了排出呼吸道分泌物或异物而发生的一种机体防御反射动作。也就是说，咳嗽是宝宝的一种保护性生理现象。但是如果咳嗽得过于剧烈，影响了饮食、睡眠和休息，那么它就失去了保护宝宝的意义了。

刚出生的宝宝如果出现了咳嗽，妈妈应该密切观察宝宝，小心吸入性肺炎、肺脏先天发育异常等。年龄较大的儿童咳嗽一般多见于呼吸道感染。如果宝宝早晨起来咳嗽，多半是慢性疾病，诸如上呼吸道的慢性炎症慢性支气管炎。如果宝宝是在夜间咳嗽，那有可能是百日咳、急性痉挛性喉炎等疾病。

21. 宝宝咳嗽时的应急方法有哪些

(1)夜间抬高宝宝头部：如果宝宝入睡时咳个不停，可将其头部抬高，咳嗽症状会有所缓解。头部抬高对大部分由感染而引起的咳嗽是有帮助的，因为平躺时，宝宝鼻腔内的分泌物很容易流到喉咙下面，引起喉咙发痒，致使咳嗽在夜间加剧，而抬高头部可减少鼻分泌物向后引流。还要经常调换睡的位置，最好是左右侧轮换着睡，有利于呼吸道分泌物的排出。咳嗽的宝宝喂奶后不要马上躺下睡觉，以防止咳嗽引起吐奶和误吸。如果出现误吸呛咳时，应立即取头低

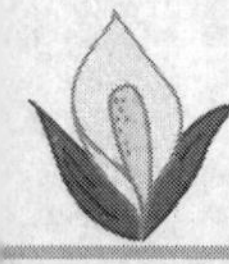

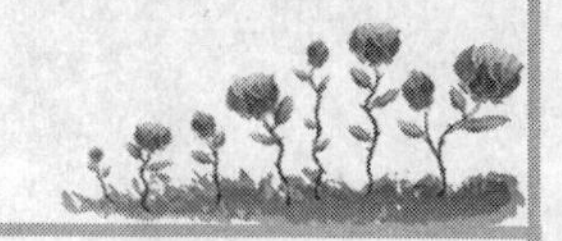

脚高位，轻拍背部，鼓励宝宝咳嗽，通过咳嗽将吸入物咳出。

(2)水蒸气止咳法：咳嗽不止的宝宝在室温为20℃左右，湿度为60%～65%的环境下症状会有所缓解。如果宝宝咳嗽严重，可让宝宝吸入蒸气；或者抱着宝宝在充满蒸气的浴室里坐5分钟，潮湿的空气有助于帮助宝宝清除肺部的黏液，平息咳嗽。

(3)热水袋敷背止咳法：热水袋中灌满40℃左右的热水，外面用薄毛巾包好，然后敷于宝宝背部靠近肺的位置，这样可以加速驱寒，能很快止住咳嗽。这种方法对伤风感冒早期出现的咳嗽症状尤为灵验。

(4)热饮止咳法：多喝温热的饮料可使宝宝黏痰变得稀薄，缓解呼吸道黏膜的紧张状态，促进痰液咳出。最好让宝宝喝温开水或温的牛奶、米汤等，也可给宝宝喝鲜果汁，果汁应选刺激性较小的苹果汁和梨汁等，不宜喝橙汁、西柚汁等柑橘类的果汁。

22. 宝宝冻伤后怎么办

当宝宝发生冻伤时，首先需根据病情分别施治，常见的冻伤分一度和二度两种。

(1)一度冻伤：又叫局限性冻疮。冻疮多位于手足部的指(趾)头，耳朵或鼻等暴露部位，在0℃以上，10℃以下的低气温时出现血液循环不良而形成的。冻疮部位的皮肤苍白、淡紫，并有水肿、发硬。局部受暖后，皮肤变红、发痒、轻微灼痛。因发痒搔破时，伤口不易愈合。

宝宝出现一度冻伤后，首先应该速离低温现场和冰冻物体，如果衣服与人体冻结，应用温水融化后才脱去衣服。其次，要保持冻疮部位清洁，同时轻柔地按摩或经常用棉球蘸酒精轻轻揉擦，使皮肤稍为发红，以促进血液循环的恢复。要注意局部保暖，外涂冻伤膏。

(2)二度冻伤：是指0℃以下低温所致的冻结性损伤，受伤部位除有红肿外，还有大小不等的水疱出现，深部组织发生水肿，疼痛比较厉害，对冷、热、针刺感觉可完全消失。

宝宝出现二度冻伤后，应及早采取措施以减少组织坏死和预防感染。应尽快使受伤部位复温，可将冻伤部位放在18℃～25℃温水中，在5～7分钟内将温水的水温加到38℃～42℃，同时轻柔地按摩受伤部位，促进血液循环的恢复，浸泡以冻伤部位发红为止，一般不要超过30分钟，之后用肥皂水洗净，用棉垫包

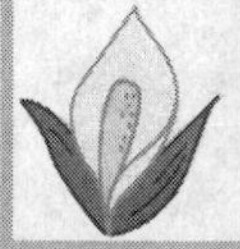

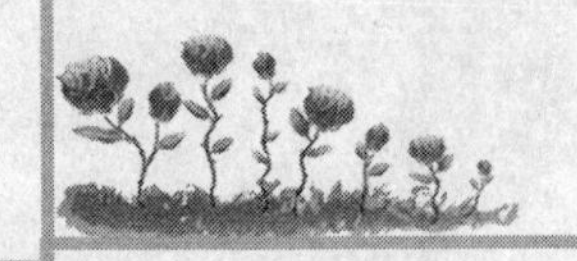

扎好，同时可饮一些热茶、热汤。注意不可用热水浸泡，更不可用火直接烤。①如果出现小水疱时要包扎保护好，大的水疱，可在水疱最低位处用消毒针头刺破水泡，让疱液流出来，然后包扎好。②如果伤处出现溃烂或化脓，手足的指(趾)部由于冷冻而呈现紫色或有大面积冻伤和坏死时，应尽快到医院治疗。

23. 宝宝出麻疹怎么办

5个月的宝宝还具有从母体带来的抗体，即使得了麻疹也很快痊愈，其中也有不得麻疹的。得了麻疹，多半都是被传染的。从被传染麻疹到发病，潜伏期10～11天。当宝宝体内有抗体时，潜伏期会更长，有的在20天后才出疹子。在疹子出来之前，宝宝有发热(可达39%～40%)，眼结膜发炎、眼皮肿胀、流泪、畏光、打喷嚏、流鼻涕、咳嗽等症状。2～3天后宝宝口颊黏膜可见绕有红晕的白色斑点；发热第四天可见皮疹自耳后及颈部开始，渐及前额及颊部至全身，皮疹为玫瑰色斑丘疹，大小不等，多如小米及高粱米粒大小，疹间可见正常皮肤亦有不同程度融合，色渐加深，呈暗红色，发高热可达40℃左右。如果宝宝没有并发症，见疹3天后，热度逐渐下降，皮疹以出疹顺序逐渐消退(先出先退)，留有褐色斑痕及细微脱屑，经1～2周完全消失。麻疹患儿出疹期鼻涕多、眼分泌物多、高热、精神不佳、进食少、常腹泻、口唇干裂、咳嗽、有痰不会咳。应经常用淡盐温开水给宝宝擦洗鼻、眼，多次少量喂温开水、奶、菜汤等。户外暴晒被褥，室内用具先用肥皂水、再用清水擦洗。如果宝宝还有其他异常情况，建议你带宝宝去医院就诊。

24. 如何训练宝宝的肢体活动能力

5～6个月的宝宝，在外物的支撑下已经能较稳当地坐着了，而且基本能熟练地从仰卧位翻身为俯卧位了，在俯卧时也能在前臂的支撑下抬高前胸，并且试图爬行了。这个时期的父母可以从以下方面，训练宝宝身体的活动能力。

(1)独坐训练：父母可以在靠坐的基础上慢慢减少支撑力或者逐步撤去依靠物，进一步训练宝宝的独坐能力。这一训练有助于提升宝宝大动作能力和身体的平衡能力，但在这个过程中需要注意的是，宝宝在还不能坐稳的情况下，父母一定要多加看护和留意，而且在训练时也应该注意循序渐进，以免伤着宝宝。

(2)匍行训练：当宝宝在床上玩耍的时候，父母可以用玩具在宝宝面前逗弄，让宝宝逐步学会用双手支撑前胸，学会用上肢和腹部匍匐前行。刚开始训

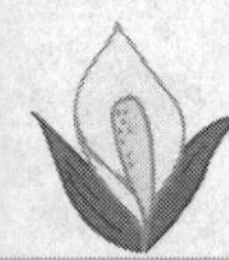

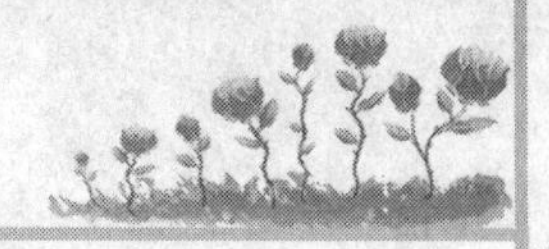

练时，宝宝可能做不到，父母可以先用手抵住宝宝足底来帮助他前行，经过长时间的训练，宝宝便能学会匍行了。

(3)简单肢体训练：一般来说，适宜于这一时期宝宝的肢体训练主要有让宝宝练习扶着栏杆站立，以做好学走路的准备。在进行训练前，父母一定要注意宝宝的发育情况，根据宝宝的实际情况进行选择，千万不要盲目进行。

25. 如何训练宝宝手指动作的灵活性

这一阶段，宝宝双手的抓握能力和手指的协调性、灵活性进一步提高，而且还学会了两手分工，能将物品从一只手倒到另一只手里。这个时期的父母可以通过如下训练帮助宝宝提升手指动作灵活能力。

(1)抓放物品训练：让宝宝保持舒适的坐姿或者仰卧姿势，父母可以站在一旁一边跟宝宝说话，一边递给其一件小玩具，如小积木、小球等。先让宝宝用双手抓取玩具玩，一会儿之后，父母再递给宝宝另一件小玩具，观察宝宝能否自如地放下手中的玩具，拿起新的玩具。这样的训练，有助于训练宝宝双手的协调性和灵活性。

(2)双手转移物品训练：父母在和宝宝游戏的时候，可以有意识地训练宝宝双手转移物品的能力。如父母可以先给宝宝示范双手转移物品，之后尝试着将手中的物品连续地向宝宝的一只手递送，看宝宝能否模仿着将手中的物品从一只手转移到另一只手。

(3)选择物品训练：父母可以在宝宝面前摆放颜色和形状各异的玩具，让宝宝自己进行选择和抓取，通过这一训练，不仅有助于增强宝宝的精细动作能力，而且还能帮宝宝建立“比较”和“区分”的概念。

26. 如何训练宝宝的语言理解能力

随着宝宝语言能力的不断提高，其与人交流的渴望也愈加强烈，而且这个时期宝宝能发出的音节也明显增多。为了帮助宝宝不断进步和提高，父母应该注重加强对宝宝语言理解能力的训练，具体的训练措施包括如下各项。

(1)听声音辨别人物和事物：在训练宝宝这方面能力的时候，不妨从爸爸、妈妈等宝宝熟悉的人物入手，先让宝宝学会听声音辨别人物。比如，爸爸在下班回到家的时候，可以对着宝宝说：“宝宝，爸爸回来了！”之后观察宝宝的反应，如果宝宝能将头马上转向爸爸的方向，则说明训练成功。当宝宝能通过声音分

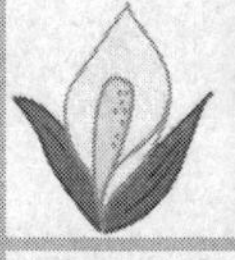

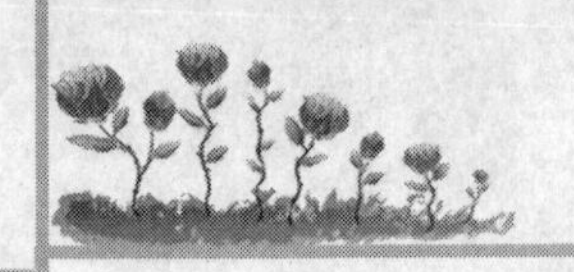

辨出熟悉的人物之后，就可以训练宝宝听声音识别物品了。平时，父母应该多指着物品告知宝宝名称，等宝宝认识了之后，可是时不时地通过语言命令，问宝宝某种物品在哪里，或者指着某种物品问宝宝是什么等。

(2)模仿发声训练：一般来说，5～6个月的宝宝已经能发出4～5个辅音了，这一时期，父母应该根据宝宝的成长特点，继续帮助宝宝进行发声训练。具体来说，父母可以经常对着宝宝发一些简单的辅音，如“baba”“mama”“wawa”等，还可以一边说，一边指着具体的物品，以加深宝宝的理解和认知，同时还可以训练宝宝自己发声，并及时做好记录，当宝宝进步了的时候，应该给予表扬。

27. 如何训练宝宝的感知能力

随着宝宝头部灵活性的增强，其视野和听觉范围有了很大的扩展，能接收到的外界信息更多了，听觉的灵敏度进一步加强，在听到声音之后，他们经常会四处寻找。在听到音乐之后，还会随之晃动四肢，同时，宝宝的口味偏好也更加明显起来。此时父母应该注重帮宝宝不断提升感觉认知能力，可以多对宝宝进行如下训练。

(1)听儿歌做动作训练：父母在带宝宝的时候，可以多和宝宝玩一些游戏，多给宝宝念念儿歌等。如妈妈可以让宝宝坐在自己的腿上，拉着宝宝的手念儿歌，边念还拉着宝宝的手做一些简单的动作，这样既能锻炼宝宝的肢体，训练的时间久了，宝宝还能学会自己听儿歌做动作，以后当妈妈念儿歌的时候，宝宝就能自己摆动肢体了。

(2)交往训练：5～6个月的宝宝已经能分辨出熟悉人和陌生人了，他们喜欢接近熟悉人，看到陌生人伸手想抱自己时可能会被吓哭。这个时期为了帮助宝宝更好地适应周围环境，为发展社交能力做好准备，父母应该多带着宝宝去邻居家串门或者抱着宝宝到街上、广场去散步，让宝宝多接触一些陌生人，为宝宝与人交往提供良好的环境。

(3)表情训练：宝宝学会哭和笑等各种表情，明白其中寄寓的意思实际上是宝宝认知能力和社交能力飞跃的一大表现。当宝宝在开心和满足的时候会笑，在不满、饥饿、痛苦的时候会哭着寻求帮助或者表示反抗，这说明宝宝的感知能力在进一步提高。父母在生活中一定要注重这方面的引导和训练，及时安抚宝宝，肯定宝宝的良好表现。

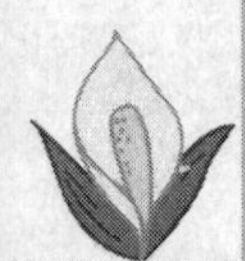

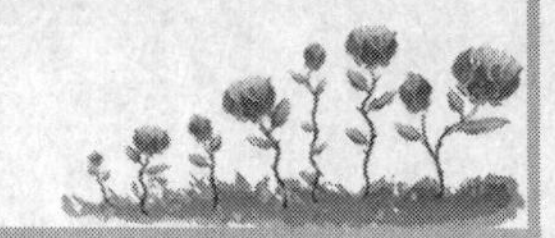

28. 如何训练宝宝的自理能力

随着年龄的增长，宝宝的肢体活动能力明显增强，他们常常会进行一些新的尝试，如在俯卧时试图抬高臀部往前爬行，在仰卧时会尝试着把脚塞到嘴里吮吸。这个时期为了帮助宝宝提升自理能力，父母可以给宝宝加强如下的训练。

(1)听声音拿玩具训练：平时父母应教给宝宝一些简单而常用的名词，尤其是要教宝宝认识玩具，如“娃娃”“小汽车”“积木”等。当宝宝已经能将事物及其名称对应起来的时候，父母就可以训练宝宝听声音拿玩具了。比如，当妈妈说到“娃娃，把娃娃拿过来”时，可以先拉着宝宝的手将娃娃拿到眼前，之后再逐步训练宝宝自己听声音拿玩具。通过长期的训练，不仅能训练宝宝对语言指令的执行能力，也能逐步提升宝宝的自主行动能力，增强其生活自理能力。

(2)自喂食物训练：在前两个月，父母已经开始了这方面的训练，这个时期随着宝宝各方面能力的增强，这一训练应该继续并且不断增强难度。父母可以先帮宝宝洗干净手，然后继续拿一些适合宝宝吃的小饼干、小馒头、小零食等食物，让宝宝自己拿好并且自己喂食，同时不断增强宝宝自己喂食的熟练程度。

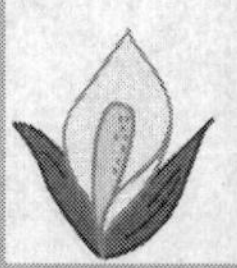

七、6～7个月婴儿的护理保健

1. 6～7个月婴儿的身体变化有哪些

(1)婴儿体重正常均值：男孩为8.62±0.94千克，女孩为8±0.9千克。

(2)身长均值：男孩为69.2±2.47厘米，女孩为67.6±2.4厘米。

(3)头围均值：男孩为44.1±1.3厘米，女孩为43±1.3厘米。

(4)胸围均值：男孩为44±1.9厘米，女孩为42.9±1.9厘米。

(5)前囟：为1厘米×2厘米。

(6)个别宝宝出牙0～2颗。

2. 6～7个月婴儿的个性变化有哪些

进入这个月龄的婴儿表情越来越丰富，高兴眉开眼笑；不高兴时，哼哼唧唧的，发火时呲牙咧嘴。到这个月，有经验的妈妈能通过宝宝的表情判断是要吃还是要撒尿，会通过眼神，判断宝宝是否要睡觉了。宝宝发音也多了起来，会发出ma—ma，ba—ba，nai—nai，da—da等一些单音。

(1)宝宝与妈妈的联系一天天加强了，宝宝更依恋妈妈，看不到妈妈就会不安，甚至哭闹；看到妈妈就会手舞足蹈，欢天喜地，有时会做出类似鼓掌欢迎的动作。妈妈会被宝宝的表现所感染，会急不可待地奔向宝宝，抱起宝宝。母子之间、父子之间这种情感互动，对婴儿身体、心理健康发展有着极其重要的作用。如果是全职妈妈，也要有意安排这种场合，让婴儿感受短暂分离后重逢的喜悦。每天，妈妈抱着宝宝一起迎接爸爸的到来，会使婴儿感受到和妈妈共同分享快乐的喜悦，使宝宝心理更加健康，从小体会到共同的快乐。

(2)这个时期的婴儿俯卧时，能用肘支撑着将胸抬起，但腹部还是靠着床面。仰卧时喜欢把两腿伸直举高。随着头部颈肌发育的成熟，这个月龄的孩子的头能稳稳当当地竖起来了，而且不愿意家长横抱着，喜欢大人把他们竖起来

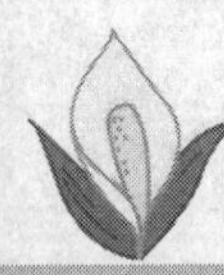

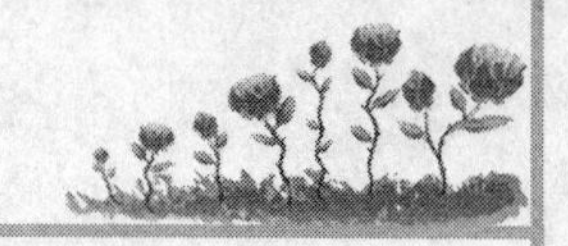

抱。一旦孩子挺起胸部，你就可以帮助他“实践”坐起。很快他就学会“三脚架”——身体向前倾时伸手支撑，保持上身平衡，逐渐地腰部肌肉发育了，靠坐时，腰能伸直。可能还需要一段时间他才不需要你的帮助自己坐起来。

(3)这个阶段是宝宝处在“发现”阶段。随着认知能力的发育，他很快会发现一些物品，如铃铛和钥匙串，在摇动时会发出有趣的声音。当他将一些物品扔在桌上或丢到地板上时，可能启动一连串的听觉反应，如喜悦的表情、呻吟或者导致物件重现或者重新消失的其他反应。他开始故意丢弃物品，让你帮他拣起。这时你可千万不要不耐烦，因为这是他学习因果关系并通过自己的能力影响环境的重要时期。

(4)这个时期宝宝变得越来越好动，对这个世界充满了好奇心。这个阶段是宝宝自尊心形成的非常时期，所以父母要有足够的关注，对宝宝适时给予鼓励，从而使宝宝建立起良好的自信心。当他想做一些危险的事情或者干打扰家庭成员休息的事情时，你必须加以约束，而这时候你处理这个问题最有效的方法是用玩具或其他活动使孩子分心。

(5)婴儿长牙的时间因人而异。许多婴儿一过6个月，就长出下面的2颗门牙。

3. 6～7个月婴儿的营养需求有哪些

6～7个月的宝宝大多数已经尝试了很多种辅食，如果宝宝辅食吃得很好，就可以适当地给宝宝增加餐次，每天可以吃两顿辅食，每次的量根据宝宝的胃口而定。7个月的宝宝每天可吃两次粥，每次1小碗。一开始，粥里加上2～3匙菜泥，逐渐增至3～4匙，也可以在粥里加上少许肉末或鱼肉末，还可以给宝宝吃少量烂面条、鸡蛋黄等。由于宝宝体内储存的铁只能满足生后4个月以内生长发育的需求，随着宝宝月龄的增长，宝宝活动量增加，对营养物质的需求也相对增加，尤其是对铁的需要量。而7个月大的宝宝由于免疫功能发育不完善、抵抗力差容易生病，特别是消化系统感染会引起腹泻、呕吐，影响铁和其他营养成分的吸收，也会导致体内铁含量不足。因此，随着宝宝消化能力逐渐增强，应给宝宝增加含铁丰富的辅食，补充机体内所需的铁，预防缺铁性贫血的发生。

我们日常吃的食物中含铁较丰富的食物可分为动物性食物和植物性食物。动物性食物中的铁易于吸收，如动物血、动物肝脏、牛肉等不仅含铁量高，而且

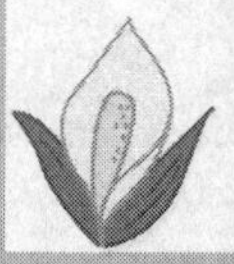

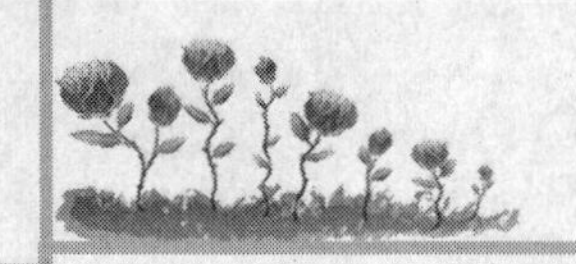

吸收率可高达20%以上。因此,家长应给宝宝补充动物血、肝泥、肉泥、蛋黄等。植物性食物中大多数绿叶蔬菜都含有丰富的维生素C,维生素C有助于铁的吸收,因此,家长也要多给孩子吃蔬菜和水果。

4. 6～7个月婴儿的喂养特点有哪些

为了宝宝的健康,希望做妈妈的坚持母乳喂养。如条件不允许可人工喂养,奶量不再增加,每天喂3～4次,每次喂150～200毫升。可以在早上6时、中午11时、下午17时、晚上22时各喂1次奶;上午9～10时及下午15～16时添加两次辅食。

6～7个月的宝宝每天可吃两次辅食,每次1/2小碗,可以吃少量稀粥、烂面片,鸡蛋黄应保证每天1个,每日可加菜泥、鱼泥、肝泥等,但要从少到多,逐渐增加辅食。

6～7个月宝宝正是出牙的时候,所以,应该给宝宝一些固体食物,如烤馒头片、面包干、饼干等练习咀嚼,磨磨牙床,促进牙齿生长。

5. 婴儿辅食制作方法有哪些

(1)蛋黄粥:大米2小匙,洗净,加水约120毫升泡1～2小时,然后微火煮40～50分钟,再把蛋黄研碎后加入粥锅内,再煮10分钟左右即可。

(2)水果麦片:把麦片3大匙放入锅内,加入牛奶1大匙后用微火煮2～3分钟,煮至黏稠后加切碎的水果1大匙一起放入锅内煮,水果变软后即停火。

(3)牛奶藕粉:藕粉或淀粉1/2大匙,水1/2杯,牛奶1大匙一起放入锅内,均匀混合用微火熬,边熬边搅拌,直到透明糊状为止。

(4)奶油蛋:蛋黄1/2个,淀粉1/2大匙加水放入锅内均匀混合后文火熬,边熬边搅拌,熬至黏稠时加入牛奶3匙,停火放凉后再加蜂蜜少许。

6. 如何给宝宝断夜奶

宝宝满5个月大时,应该开始准备给宝宝断夜奶。刚开始给宝宝断夜奶,需要将前半夜的奶尽量推后,最好能够在11点左右喂宝宝,将夜间1～2时的奶逐渐推后到凌晨4～5时,这个过程需要数天,每天只推后半小时左右,逐渐达到要求。当宝宝已经能够在凌晨4～5时吃奶后,再将前半夜11时的奶逐渐提前在前半夜10时左右。这样就停掉了宝宝的夜奶。这里需要提醒的是,宝

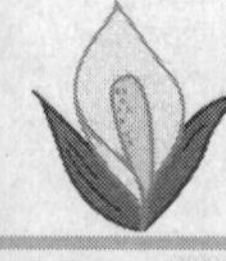

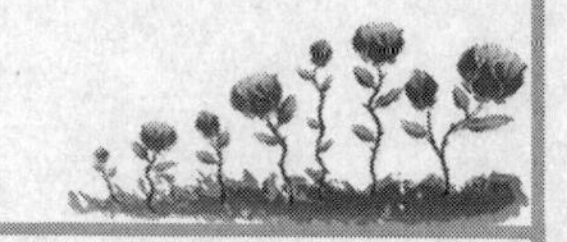

宝如果夜间醒来不睡，要吃奶，也可以少量喂水。不过整个过程需要家长的耐心和决心，否则宝宝吭吭半天你又喂了奶，实际上就强化了宝宝的这个行为，那可就断不了夜奶了。5个月以内的宝宝吃夜奶是因为生长的需要，可是9个月以上再吃就是一种逐渐养成的习惯了。

给宝宝断夜奶，需要爸爸或家人的积极配合，宝宝睡觉时，可以改由爸爸或家人哄宝宝睡觉，妈妈避开一会儿。宝宝见不到妈妈，刚开始肯定要哭闹一番．但是没有了想头，稍微哄一哄也就睡着了。断奶刚开始会折腾几天，直到宝宝一次比一次闹的程度轻，直到有一天，宝宝睡觉前没怎么闹就乖乖躺下睡了，半夜里也不醒了，好了，恭喜你，断奶成功。

7. 婴儿辅食汁、汤的制作方法有哪些

(1)鲜橘汁：取新鲜无污染的橘子数个，用刀横切两半，上下对齐，将汁取出，喂时加少许白糖。橘汁中含有较多的果糖、矿物质、胡萝卜素和维生素C，B族维生素等成分，既有开胃健脾、增进食欲的作用，又有温肺化痰的功效。

(2)胡萝卜汁：胡萝卜洗净，切碎，用水煮约20分钟，以洁净纱布滤去渣，加适量白糖搅匀。

(3)菜汤：将新鲜蔬菜(如白菜、菠菜、油菜、黄豆芽、萝卜、胡萝卜等)洗净，用开水烫后切碎放入锅内，加少量水(一碗菜、一碗水)，煮沸5～10分钟后，离火放置15～30分钟，以利于养分溶解，然后加少量食盐、调味品，将水滤出，即可食用。菜汤中含有丰富的维生素C，B族维生素，胡萝卜素及矿物质，如钙、磷、铁等。

(4)西红柿汁：将新鲜的西红柿洗净，用热水烫后剥去皮，然后切碎，再用清洁的双层纱布把西红柿包好挤出汁，或用水果挤压器压出汁，用开水将西红柿汁稀释一倍，加少许糖喂用；草莓汁和葡萄汁也可用同样方法制作。西红柿含有果糖、B族维生素、苹果酸、柠檬酸，以及钙、磷、铁等人体必要的营养素。

(5)米汤：将锅内水煮开后，放入淘洗干净的小米或大米，煮开，再用文火煮成烂粥。扤取米汤即可食用，也可加入菜汤等一起食用。米汤汤味香甜，含有丰富的蛋白质、脂肪、糖类及钙、磷、铁，维生素C，B族维生素等。

(6)紫菜汤：取20克左右的紫菜，洗净，切碎，烧煮成汤，分次喂宝宝吃，紫菜含有丰富的蛋白质、钙、磷、铁元素，以及碘、硒、镁、锌等微量元素，还有胡萝卜素、B族维生素和维生素C。

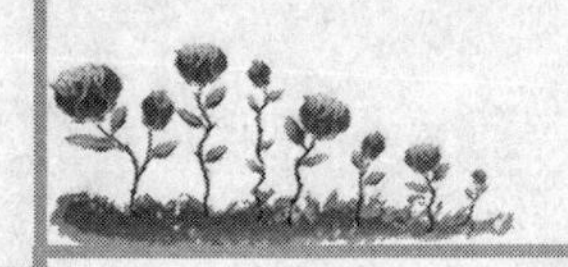

(7)骨头汤:取新鲜的猪腿骨200～300克,洗净,打碎,放入铁锅或砂锅内,加水熬煮1～2个小时后,放入少许食盐,过滤后晾温喂宝宝喝,常喝骨头汤,对促进小儿骨骼发育、预防佝偻病等有一定作用。

(8)肉汤:用200克带骨瘦肉,加适量水煮开,去泡沫,加少许食盐,再用小火炖1小时。

8. 适宜婴儿的糊类辅食有哪些

(1)蛋黄奶:将鸡蛋煮熟后,取蛋黄,加牛奶或水搅拌成糊即可食用。

(2)牛奶玉米糊:牛奶煮沸,将1/5牛奶量的玉米粉撒入锅中,不断搅拌约煮10分钟,停火待凉至不烫宝宝嘴时,加入蜂蜜搅匀。

(3)蛋黄土豆糊:是将研成的土豆泥中加入煮熟的蛋黄研碎搅拌均匀,再加适量调味品上火蒸5分钟即可。

(4)牛奶豆腐:把豆腐放在热水中煮,控去水后,再放入锅内加牛奶和肉汤均匀混合后上火煮,煮好撒上一些调料或已煮好的青菜叶末,即可食用。

(5)豆腐糊:把豆腐放在锅内,加少量肉汤(或海味汤),边煮边用勺子研碎,煮的时间不要过长。

(6)鱼菜米糊:鱼肉、绿叶菜、米粉各等量。米粉置锅中以水搅成糊煮沸近10分钟,鱼、菜择洗净剁成泥后投入锅中,煮至鱼熟加适量食盐搅匀。

9. 补充含锌的婴儿食物有哪些

人体正常含锌量为2～3克。绝大部分组织中都有极微量的锌分布,其中肝脏、肌肉和骨骼中含量较高。锌是体内数十种酶的主要成分;锌还与大脑发育和智力有关。

6个月内吃母乳的宝宝不易缺锌,而6个月以后宝宝活动量加大,出汗量增多,锌就容易随汗液流失,宝宝易出现缺锌的症状,如头发枯黄、食欲不佳等。

锌摄入不足可以抑制宝宝对铜和铁的吸收,当锌和铜比例小于1∶10时,会导致宝宝缺铁性贫血;钙是我们平常饮食中摄入最多的阳离子,钙含量高会损害小肠对锌的吸收,钙的含量超过锌的50～100倍时会影响锌的吸收,宝宝每天钙摄入200毫克时对人体锌的吸收和平衡并没有任何影响。

(1)含锌较高的蔬菜:黄豆、扁豆、茄子、大白菜、白萝卜、金针菜、菠菜、芥蓝、茴香菜。

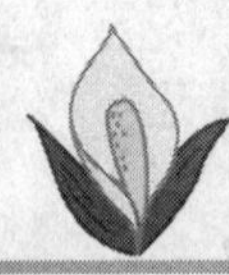

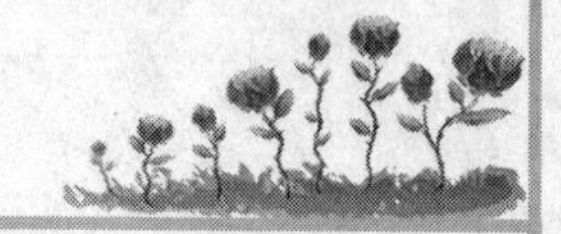

(2)含锌较高的坚果:核桃、花生。

(3)水果中以苹果的含锌量为最高。另外,牡蛎、牛肉、动物肝脏、蛋、鱼中也有较高的锌量。

10. 如何预防婴儿过胖

婴儿从出生到满1岁期间,每千克体重1天需要热能439.32～481.16千焦(105～115千卡)。这个数字是个平均值,实际上,哺育得很健康的婴儿摄取的热能是有一定幅度的,到半岁的时候是397.48～606.68千焦(95～145千卡),从半岁到1岁是334.72～543.92千焦(80～130千卡),不过不要以为这些是多么严格的数据,因为即使热能稍有不足,婴儿也会很好的生长。开始的4个月有1/3的热能用于生长,以后因为运动量的增加,只有1/10的热能用于生长。细心的母亲会从奶粉的热能和婴儿的体重中算出婴儿应该摄入的热能。但不方便的是,在奶粉的外包装盒上写的用法用量当中,并没有标明1次用多少奶粉,需要先称量一下1勺奶粉相当于多少克,然后才能计算出具体用量。100克奶粉产生的热能,因生产厂家不同而稍有区别,注意一下就可以了。因此,只要知道了每天奶粉的总用量,就能计算出婴儿每天摄入了多少热能。把总的热能除以现在婴儿的体重就会知道1千克体重每天摄入了多少热能,如果达到了502.08千焦(120千卡)以上,婴儿就会过胖。通常如果按照大多数奶粉生产厂家的说明喂婴儿的话,1～2个月的婴儿,1千克体重摄入的热能就会超过502.08千焦(120千卡)。如果觉得婴儿过胖,最好计算一下热能,如果是因为奶粉量过多的话,就要比产品标示的量少给一些。此外,预防宝宝过胖还要注意以下几点:

(1)母乳喂养至少4个月。

(2)6个月前不宜喂固体食物。

(3)不要用哺乳的方法制止非饥饿性哭闹。

(4)及早锻炼身体,多活动。

11. 如何预防婴儿碘缺乏症

碘是人体中所不可缺少的元素,缺少了碘不但能使甲状腺肿大,而且还会影响大脑的发育,碘缺乏症在我国非常常见,全国约有81%的县水源中缺乏碘,由于当地的粮食、蔬菜中也严重缺碘,人群体内也因此而缺碘,每年因缺碘引起

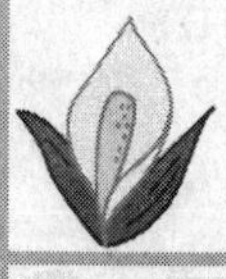

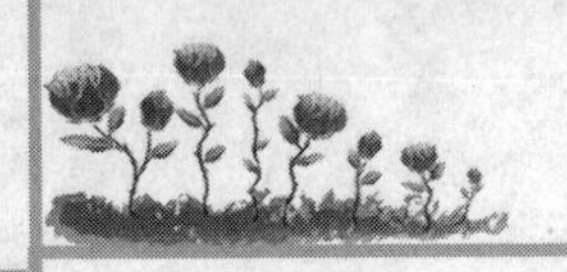

的痴呆儿约有80万人，其中有的人到了青年，还不会数数，不会认字，不会说出自己的名字，严重的人连生活也不能自理。

预防碘缺乏症应从婴儿开始，应让宝宝在饮食上摄入充足的含碘食物，多吃海带、紫菜等。海带紫菜要泡发好，切碎煮烂，以利宝宝食用。

12. 如何预防婴儿缺铁性贫血

婴儿从母亲体内带来的储存铁，最多只能用到生后6个月，而且乳类铁含量较低，所以6个月时一定要给宝宝添加辅食，以补充婴儿体内铁的不足。6～24个月的婴幼儿特别容易发生缺铁，缺铁对婴幼儿的危害主要是影响宝宝的学习能力，宝宝常表现得特别“乖”，不爱哭、不爱动、不喜欢“折腾”，家长可能会觉得宝宝很好带，但这往往是宝宝学习能力受影响的表现。严重的缺铁，还会出现血红蛋白降低，宝宝抵抗力差，容易患感冒、咳嗽、腹泻等疾病。

早产儿出生后1～2个月就要开始补充铁剂。预防贫血的方法首先是采取纯母乳喂养，6个月时及时添加铁强化米粉，以后逐渐添加了其他食物后，每天都要吃肉，还要吃少量的油脂。可以每周吃1～2次动物肝脏或动物血，吃1～2次鱼虾或鸡鸭肉，吃3～4次红肉(猪肉、牛肉、羊肉等)，每天吃肉的量为30～50克。为方便起见，可以每次买500克肉，做成肉末，分成10～15个肉球，放置冰箱冷冻，每次拿出一个肉球，解冻后做给宝宝吃。每天最好还要给宝宝吃一个鸡蛋，做成鸡蛋肉饼也是一种很便利的方式。这样可以保证宝宝获得足够的蛋白质和铁，预防缺铁性贫血，促进宝宝正常的生长发育。

13. 6～7个月婴儿需加的辅食品种有哪些

6个月时的宝宝，每天的主食仍是母乳或其他乳制品，一昼夜仍需给宝宝喂奶3～4次。如果是喂牛奶的，全天总量不应少于600毫升，晚餐可逐渐以辅食为主，并循序渐进地增加辅食品种。

(1)添加固体食物：如粥、烂面、小馄饨、烤馒头片、饼干、瓜果片等，以促进牙齿的生长并锻炼咀嚼吞咽能力，还可让宝宝自己拿着吃，以锻炼手的技能。

(2)添加杂粮：可让宝宝吃一些玉米面、小米等杂粮做的粥。杂粮的某些营养素高，有益于宝宝的健康生长。

(3)增加动物性食物的量和品种：如可以给宝宝吃整只鸡蛋，还可增添肉松、肉末等。为使宝宝的营养均衡，每天的饮食要有五大类，即母乳、牛乳或配

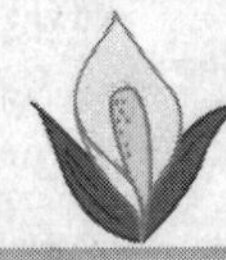

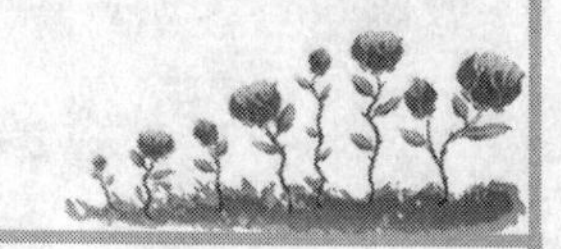

方奶等乳类，粮食类，肉、蛋、豆制品类，蔬菜、水果类及油类。

14. 补充婴儿维生素 A 的食物有哪些

维生素 A 能促进生长发育，保护夜间视力，可增加抗病力和抗癌作用。维生素 A 缺乏可导致儿童生长迟滞、发育不良、患夜盲症，但切不可摄入过多，以免造成慢性中毒。红黄色蔬菜、水果和绿叶菜中含有较多的胡萝卜素。

(1)富含维生素 A 的食物主要有动物的肝脏、鱼类、海产品、奶油和鸡蛋等动物性食物。此外，咸带鱼、鲫鱼、白鲢、鳝鱼、鱿鱼、蛤蜊、奶油、人奶、牛奶等也含有 140～846 国际单位的维生素 A(每 100 克)。

(2)富含胡萝卜素的食物主要是橙黄色和绿色蔬菜。菠菜、胡萝卜、韭菜、油菜、荠菜、马兰头等每 500 克可含胡萝卜素 14 毫克以上，每天只要吃 120～150 克就能满足儿童维生素 A 的需要；雪里蕻、小白菜、红薯、大葱、西红柿、柿子椒等，每 500 克含胡萝卜素为 1.5～7.4 毫克。

15. 6～7 个月的宝宝睡眠有何特点

第六个月的宝宝，白天一般睡 2～3 次。由于宝宝的个体差异，同上个月相比，一般上午睡 1～2 小时，下午睡 2～3 小时。宝宝在这个月龄总体上的规律是，白天的睡眠时间及次数会逐渐减少，即使白天睡觉较多的宝宝，白天的睡眠时间也会减 1～2 个小时。6 个月的宝宝能够翻身了，有的爸爸妈妈在欣喜之余却发现，自己的宝宝总爱趴着睡，不知是什么原因？其实，宝宝趴着睡多半是因为这样睡着舒服，这只是一个睡眠习惯问题，而有的父母认为，宝宝趴着睡，会压迫胸部，引起呼吸困难，所以就让宝宝仰着睡，但过一会儿，宝宝又趴着睡了。由于这个月龄的宝宝运动能力增强，即使白天睡觉，晚上也照样能睡得很好，因此，妈妈不用担心宝宝白天睡觉。由于宝宝白天活动增多容易疲劳，因此夜里睡得很沉。原来夜里要醒两次的宝宝，现在变为 1 次。而原来只醒 1 次的宝宝现在可以一觉睡到天亮。多数宝宝由于晚餐完全由辅食替代，睡前再喂 1 次奶后，夜间可以不吃奶，常能睡 10 小时左右。大多数宝宝一觉可以睡到天亮，中间会小便 1 次。有一部分宝宝，换好尿布后还要吃 1 次奶才能再次入睡。为使宝宝和妈妈都能得到充足的睡眠和休息，对这些每晚还要吃奶的宝宝，妈妈应该在入睡前除了喂辅食外，还应再喂点奶，只有睡前让宝宝吃饱，才能渐渐养成宝宝夜间不吃奶的习惯。

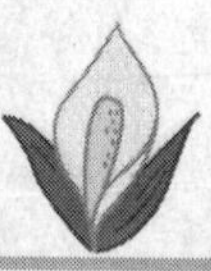

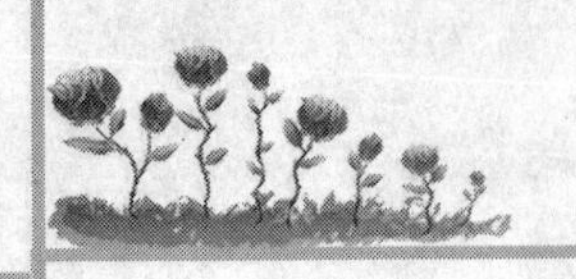

16. 宝宝流口水怎么办

流口水在宝宝出牙期较明显，这个时期口腔是宝宝获得满足的重要器官。唾液增多会减轻齿龈的疼痛感，口水增多是生理现象，不是疾病，没必要治疗，只注意护理就可以了。流口水的状况到宝宝年龄稍长、吞咽能力及嘴唇的闭合能力增强、牙齿逐渐萌芽、口腔容积深度逐渐增加后，会有所改善，妈妈不必过于担心。不过，如果宝宝到了2～3岁牙齿长齐后，口水仍流个不停，就要小心宝宝有罹患口腔、咽喉黏膜炎症等疾病的可能，需要去医院检查治疗了。因此，面对宝宝长流不止的口水，妈妈要及时采取行动。

(1)宝宝口水流得较多时，要注意护理好口腔周围的皮肤，每天至少用清水清洗2遍，然后涂上油脂，以保持下巴和颈部的皮肤干爽，避免患上湿疹。

(2)给宝宝擦口水所用手帕或纸巾应柔软，动作要轻柔。

(3)给宝宝使用围嘴，防止口水将衣服弄湿。

(4)沾有口水的衣服和被褥等要常换洗并在日光下晾晒，以免细菌滋生，引起疾病。

(5)宝宝乳牙萌出期齿龈发痒、胀痛，口水增多，可使用软硬适度的口咬胶，6个月以上的婴儿啃点磨牙饼干，都能减少萌牙时牙龈不适，还能刺激乳牙尽快萌出，减少流口水。

(6)如果皮肤已经出疹子或糜烂，最好去医院诊治。在皮肤发炎期间，更应该保持皮肤洁净、清爽，并依症状治疗。如果局部需要涂抹抗生素或止痒药膏，擦药时间最好在宝宝睡前或睡觉时，以免不慎吃入口中，影响健康。

17. 如何给宝宝喂药

人生病，是无法避免的一件事，特别是娇嫩的宝宝，季节变化期间更容易生病。生了病免不了要吃药，但是如何让宝宝把药吃下去，对于父母而言是一件头痛的事。有些父母常用按头、撬嘴、捏鼻的方法，待孩子张嘴吸气时硬将药物灌入。这样喂药十分危险，因为孩子在哭闹和吸气时，药物非常容易进入气管，从而可以引起呛咳，甚至造成呼吸道堵塞而窒息死亡。那么，如何正确给宝宝喂药呢？

(1)喂药前要准备好所需要的物品，其中包括一个深凹进去能装多一点药的勺子、一个杯子和一条小毛巾。喂药前必须按标签查对所服药物，然后检查

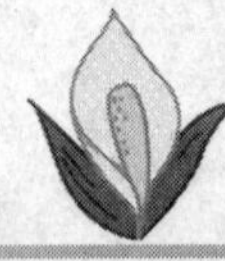

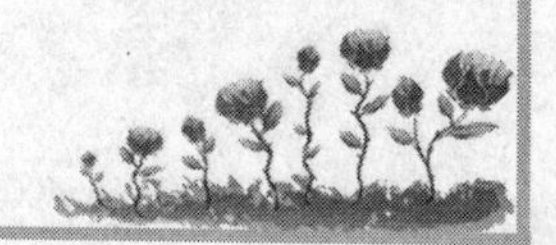

药品的质量，服用的剂量。

(2)喂药前先准备好温度适宜的糖水。将已溶化好的药物用小勺子混匀。宝宝可以躺在床上，亦可抱在家长怀里，颌下围好小毛巾，使宝宝略侧向一边。家长将药倒入勺中，一只手轻轻捏住宝宝双颊，另一只手将小勺放在宝宝口内，紧压住下齿使药液顺口角慢慢流入口中。无论宝宝怎样哭闹、挣扎，小勺始终压住下齿，不离宝宝的嘴，直到药物全部咽下；然后将勺取出，倒入少许糖水，与勺内残药混匀，再次喂入。

18. 婴儿为什么喜欢"吃手指头"

婴儿喜欢吃手指、咬东西并不一定是他想吃东西，有人说"婴儿的手是甜的"，那就更没有道理了。吃手指或咬东西，是婴儿想了解自己及对外界积极探索的表现，说明婴儿支配自己行动的能力有了很大的提高。婴儿能用自己的力量把物体送到嘴里是不容易的，这标志着婴儿能使手、口动作互相协调的智力发育水平，而且对稳定婴儿自身的情绪也起到一定作用。当婴儿肚子饿了、疲劳、生气的时候，吸吮自己的手指头情绪就会稳定下来。因此，做父母的要认识到婴儿吃手指、咬东西的意义，不要强行制止婴儿的行为，只要婴儿不把手弄破，在不影响安全的情况下，尽可能让他去吃，否则会妨碍婴儿手眼协调能力及抓握能力的发展，打击婴儿特有的自信心。

但是要注意的是，这种行为在整个婴儿时期是一个过程性的，一般到8～9个月以后就不再吃手指或咬东西了，如果婴儿长到这么大还是这样，就必须引起注意，要帮助他纠正，防止今后形成吃手指的不良习惯。另外，婴儿吃手指或咬东西时，还要注意卫生，要保持手的清洁，玩具要经常清洗消毒、保持干净，还要注意硬的、锐利的东西及小的东西如纽扣、别针、豆子等不能让婴儿放进嘴里，防止发生危险。

19. 宝宝耳朵进了异物怎么办

有时一些小昆虫会飞进宝宝的耳朵里，或是宝宝自己有意无意将一些小东西塞进耳道里。如果未能及时发现处理，很容易引起外耳道炎，甚至损伤鼓膜，影响听力。当得知宝宝耳道里有异物存在时，家长必须尽快采取措施。

(1)准备油质液体：如果是小昆虫进入耳朵内，可滴入橄榄油、甘油、婴儿油、香油等油质液体驱使小昆虫爬出。

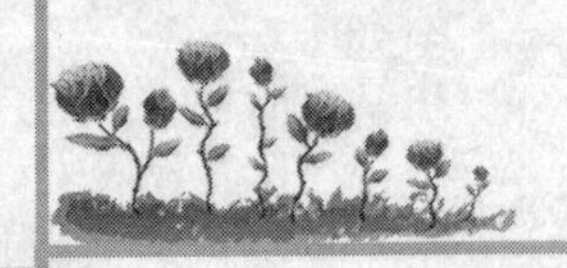

(2)照明法：也可以手电筒、台灯等照明用品，往耳朵内照射以驱使小虫爬出。

(3)切勿掏挖耳朵：如果是其他硬物进入耳朵，则千万不要用尖锐物去掏挖耳朵。掏挖极易把异物推入耳内，更可能伤及耳膜。

(4)尽快送医：将宝宝患耳朝下，尽速送至医院耳鼻喉科请医师治疗。

20. 宝宝眼睛进了异物怎么办

当异物进入宝宝眼睛时，家长可按下列步骤进行处理。

(1)按住宝宝双手：眼睛会因遭异物入侵会产生不适感，宝宝难免会用手去揉眼睛，这可能伤害到眼睛。所以，当怀疑宝宝因眼睛有“脏东西”而去揉眼时，首先须将孩子的双手按住，以制止他再去揉眼睛。

(2)清洗：迅速准备一碗干净的凉开水(必须是经过煮沸的自来水)或矿泉水，用汤匙盛水来冲洗眼睛。

(3)向受伤的一侧倾斜：将宝宝的头部倾向受伤眼睛的那一面，如左眼受伤则向左面倾斜，慢慢用凉开水冲洗受伤的眼睛约5分钟。让闭起眼睛，待不适感稍稍缓和，让泪水流出，使异物随泪水自然流出眼睛。

(4)去医院详细检查：由于家长很难自行判断异物是否已经取出，或对眼睛有无伤害，因此无论异物取出与否，都应带宝宝到医院做进一步检查。

21. 为什么要检查婴儿血红蛋白

血红蛋白是人体血液中红细胞的主要成分，它是一种含铁的蛋白质，能使血液呈红色，其主要功能是将肺部吸进的氧气运送到全身各组织器官供其所需。我国儿童血红蛋白正常值为：1～4个月儿童为≥90克/升，4～6个月儿童为≥100克/升，6个月～6岁儿童为≥110克/升。如果人体血液中血红蛋白浓度低于上述各年龄组的标准即为贫血。因此，宝宝应定期检查血红蛋白，第一次检查一般在出生后4～6个月时，因这段时期宝宝生长发育快，饮食比较单调，在孕期从母体获得的储备铁已基本耗尽，宝宝很容易发生贫血。对查出的贫血患儿应及时治疗。

22. 宝宝出现惊厥怎么办

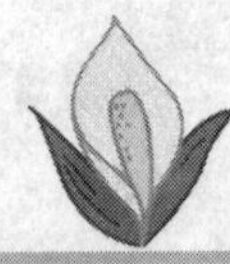

“惊厥”是小儿常见的急症之一，是由多种原因引起的大脑皮质运动神经细

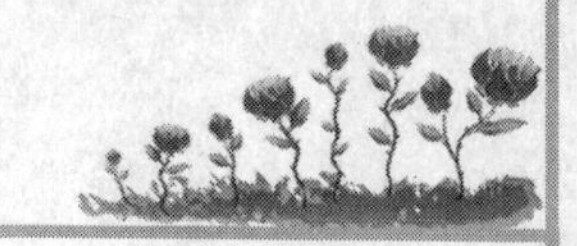

胞突然大量异常放电而使全身或局部肌肉出现暂时的、不随意的收缩，常伴有意识障碍。具体表现为双眼凝视、斜视或上翻，面色由红转青，头转向一侧后仰，面部、四肢肌肉呈阵挛性或强直性抽动。由于喉肌痉挛、气道不畅，可伴有屏气。部分小儿有大小便失禁现象。

为什么小儿比成人容易出现惊厥？这是因为婴儿的大脑皮质尚未发育完全，皮质的抑制功能差，兴奋容易扩散；血脑屏障功能差，各种毒素容易进入脑组织。另外，很多引起惊厥的疾病在小儿时期的发病率远大于成年人，如产伤、高热惊厥、中枢神经系统感染等。医学上往往将惊厥的病因分为发热性和非发热性两大类。其中上呼吸道感染引起的高热惊厥最为常见，多见于6个月至3岁的孩子。

如果宝宝在家发生了惊厥，家长千万不要惊慌失措，也不要抱着正抽搐的孩子就往医院跑，应该立即将孩子平卧在床上或其他合适的地方，松解领扣，掐人中穴止痉，保证周围环境通风良好，没有特别的刺激(温度、声音、光线、气味等)。同时，将患儿的头偏向一侧，以免痰呛入气管。在宝宝的头部、颈部、腋下用冷毛巾轻轻擦拭以降低温度，不要给正在抽搐的宝宝喂药，以免呛入气管。

23. 宝宝囟门出现异常怎么办

人的颅骨共有6块骨头组成，宝宝出生后由于颅骨尚未发育完全，所以骨与骨之间存在缝隙，并在头的顶部和枕后部形成两个没有骨头覆盖的区域，分别称为前囟门和后囟门。后囟门应在宝宝出生后2～4个月时闭合，前囟门大多在宝宝12～18个月时闭合。宝宝的囟门虽然不大，却是每个家长观察宝宝健康与否非常重要的一个窗口。在宝宝1岁之内，通过观察这个小窗口，可及早发现多种疾病，从而让宝宝早日得到诊断和治疗。

(1)囟门鼓起：正常的前囟门是平的，如果突然鼓起来或用手摸上去，囟门还有紧绷绷的感觉，同时宝宝哭闹不止，还伴有发热、呕吐，甚至抽搐的情况，表明宝宝的颅内压力增高了，也可能是由于脑膜炎、脑炎等疾病引起的症状，需要尽快带宝宝去医院，争取早期诊断、早期治疗。

(2)囟门饱满：如果发现宝宝的前囟门逐渐变得饱满，就要警惕有可能是颅内长了肿瘤，或是硬膜下有积液、积脓、积血等，一定要到权威医院去确诊，及时治疗，控制病情的发展。

(3)囟门凹陷：是指因疾病或其他原因导致囟门向下凹陷。导致囟门向下

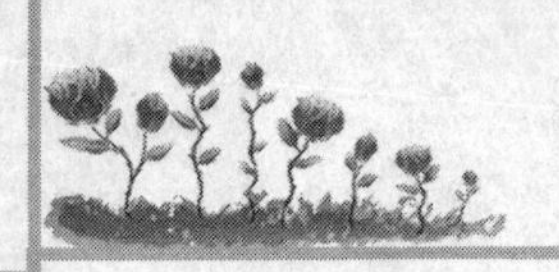

凹陷的情形有两种:①急性脱水。常见于严重腹泻、呕吐、高热、出汗过多等,宝宝体内因脱水而使前囟门凹陷下去,需立即为宝宝补充液体。②营养不良。如果宝宝长期营养不良、过度消瘦,前囟门也会出现凹陷。

(4)囟门早闭:是指囟门在5～6个月前过早闭合。宝宝出现囟门早闭时,必须注意测量宝宝的头围大小。如果头围大小低于正常值,可能会有脑部的发育不良,遇到此类情况还是要到正规医院尽快诊断清楚,以利于宝宝的生长发育。

(5)囟门迟闭:是指宝宝已经过了18个月,前囟门还未关闭。佝偻病宝宝的额顶部出现对称性颅骨圆突,俗称"方颅"。一般情况是因为妈妈孕期缺乏一些微量元素所致。宝宝出生后生长停滞,发育落后,囟门延迟闭合,表现为智力低下、聋哑、身体矮小等。

(6)囟门过大:是指宝宝出生后不久前囟逐渐增大,可达4～5厘米。宝宝的囟门过大,超过了宝宝月龄的标准,很有可能是宝宝存在着先天性脑积水,也可能患有先天性佝偻病,要及时到医院确诊,治疗。

(7)囟门过小:是指宝宝的前囟仅有手指尖大,或小得摸不到囟门。小头畸形多为颅骨早闭,尤其是矢状缝早闭,可使宝宝的头颅变长变窄,形成枕部突出、前额宽、前囟小或摸不到的"舟状畸形的头颅"。

24. 如何训练7个月宝宝的肢体活动能力

7个月的宝宝,即使没有支撑物,基本上也能自己稳当地坐着了,他们常常会自己挺直脊背,腾出双手玩耍,而且双手也更灵活了。在俯卧时,他们也常常会做出一些爬行的准备动作。这个时期父母可以从两个方面训练宝宝的肢体能力。

(1)翻滚:这一阶段,宝宝的肢体灵活性已经有了很大的进步,他们已经能自如地变换体位和翻身了,可以灵活地从俯卧转为仰卧,再从仰卧转为俯卧,还经常会为了够取远处的玩具而连续翻滚。此时父母在训练宝宝肢体能力时,可以先把宝宝喜欢的玩具放在离宝宝较远距离的床上,然后站在玩具旁边逗引宝宝翻身去取,多数宝宝为了够取玩具,常常会做出连续翻身的动作,从床的一头翻到另一头。

(2)爬行:这一阶段的宝宝在处于俯卧位时,经常会保持手脚着地而臀部高高抬起的姿势,这一姿势正是爬行的准备动作。有些宝宝在此时已经开始尝试

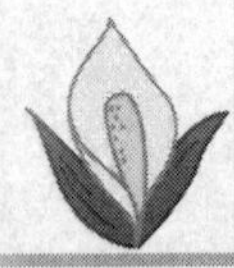

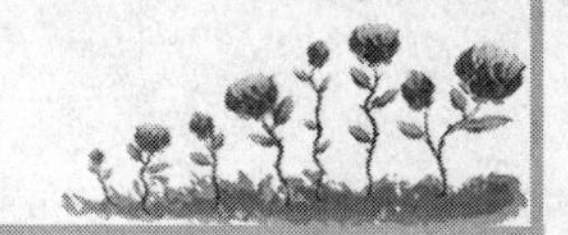

着自己爬行了，所以此时父母可以有意识地多加观察和训练，帮助宝宝为爬行做好准备。比如，当宝宝在床上做好爬行准备动作时，父母可以用毛巾提起宝宝的腹部，让宝宝只是双手和双脚着地，并帮助宝宝用双手和双脚爬行。

25. 如何训练宝宝的手指动作灵活性

宝宝成长到这个时期，双手手指的灵活性和协调性进一步增强，他们已经能自如地抓取物品，手指捏着玩具的时候也更为稳当而有力了。与此同时，宝宝还能将物品在两只手之间来回地转换。此时父母要想帮助宝宝不断提升手指动作灵活能力，可以加强如下的训练。

(1)抓握物品训练：这一阶段的宝宝基本已经能够独自坐在床上玩耍了，父母在平时可以将宝宝喜欢的一些小玩具如小积木、小铃铛、小书等放在床上离宝宝不远的地方，鼓励宝宝自己用双手抓取玩具，同时训练宝宝学会用拇指和其他手指配合着捏小玩具，以加强宝宝手指的灵活性和协调性。这一训练应该每天坚持，而且最好能每天多重复几次，这对于提升宝宝的精细动作能力是十分有益的。

(2)双手拿着玩具对击训练：到了这个阶段，宝宝双手的配合能力已经逐步成熟了，他们已经能灵活地交换双手拿玩具了。此时父母可以分别递给宝宝两件玩具，让宝宝一手拿一个，然后教宝宝拿着两个玩具相互拍击，使玩具发出响声，当宝宝表现良好的时候，父母可以鼓掌表示奖励。同时也可以教宝宝学会双掌相击，这一训练能够促进宝宝手、脚、眼、耳朵、脑部等的协调能力和知觉能力的发展。

26. 如何训练宝宝的语言理解能力

宝宝到了6～7个月的时候，发音能力已经明显进步了，像“baba”“mama”“wawa”等一些简单的音节，宝宝基本上都能清楚地发音了。而且此时的宝宝已经进入语言的敏感期，喜欢模仿别人发音和交谈。此时父母可以加强对宝宝语言能力的训练，具体可以注重如下方面。

(1)懂得“不”的含义：这一阶段是宝宝学习语言的敏感期，父母一定要根据宝宝的特点，好好利用起来，并强化对宝宝语言能力的训练，其中较为重要的是要让宝宝明白“不”的含义。如妈妈可以指着热水杯对宝宝说：“水是烫的，很危险，不能碰！”同时拉着宝宝的手轻轻触碰杯子，之后马上缩回来，或者用另一只

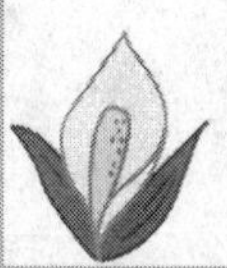

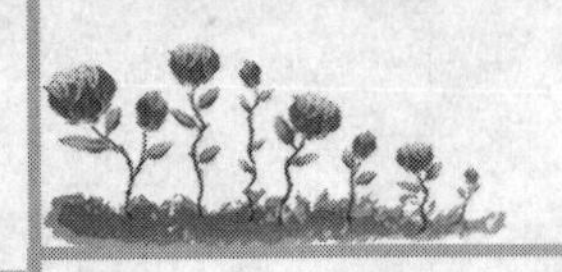

手轻轻拍打宝宝的手，以示禁止这种行为。另外，父母还可以给宝宝演示其他表示“不”的动作，如摇头、摆手等，并告诉宝宝一些不能做的行为。

(2)学会用动作来表示语言：想要训练和加强宝宝的语言表达和理解能力，最好的办法就是多跟宝宝说话，多教宝宝一些生活中常用的简单词汇，并引导宝宝学会用动作来作出回应。如妈妈在教宝宝说“再见”的时候，可以拉着宝宝的手做出挥手的动作，在教“飞”时，可以拉着宝宝的双手做相应的动作，这样才更有利于宝宝掌握和理解好不同的语言词汇。

27. 如何训练宝宝的感知能力

这一阶段的宝宝感知能力有了更大的进步，他们能熟练地辨别远近和空间，当玩具不见时，他们会自己主动寻找，找到时会表现得非常兴奋。同时，宝宝已经能将声音及其表达的意思联系起来了，他们在听到某样事物的名称时会主动寻找其所在的位置。此时为了提升宝宝的感觉认知能力，父母可以多做如下的训练。

(1)寻找小物品训练：随着宝宝视觉能力的增强，不仅其能看清楚的范围拓展了，连一些以前看不清的小物品也会看得很清楚了，此时父母可以有意识地训练宝宝寻找和发现小物品的能力。如父母可以在床上放一些小珠子、小花等玩具，引导宝宝去寻找。另外，父母还可以将一些五颜六色的小糖果装在一个透明的玻璃瓶里，然后拿给宝宝玩，宝宝一般会仔细观察糖果位置的变化，甚至还会试图将它们拿出来。

(2)认识和感知鼻子训练：平时父母可以多带着宝宝照照镜子，告诉宝宝镜子中的人物是谁，然后指着宝宝的鼻子说：“这就是宝宝的小鼻子。”边说还可以边拉着宝宝的手去触摸自己的鼻子。这一训练最好每天能重复几次，经过几天的训练，宝宝基本就能认识自己的鼻子了，当妈妈说到“鼻子”的时候，宝宝还会用小手指自己的鼻子。

(3)教宝宝学习举手和挥手：平时生活中，父母可以多跟宝宝交流，并教宝宝练习一些常用的日常动作，如举手和挥手等。在教宝宝学习举手时，父母可以先拉着宝宝的手，帮助宝宝举起来，并告诉宝宝这个动作就是“举手”，等宝宝学会了之后，再让宝宝独自完成；在教宝宝学习“挥手”时，父母可以先将宝宝的手举起来，并帮助其不断挥手，告诉宝宝这就是“挥手”，常用于表达“再见”的意思。在平时的实践中不断给宝宝演示这些动作，加深宝宝的理解。

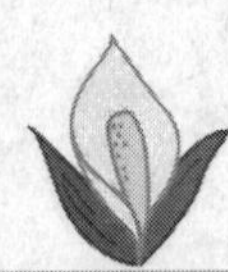

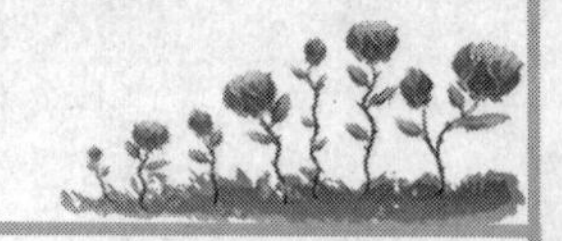

(4)让宝宝多与同龄人交往:父母可以多带着宝宝到小区广场、儿童游乐园等小朋友多的地方去游玩,让宝宝尽量多接触外界和陌生人,多与同龄人玩耍和交流,并引导其正确表达自己的情感。

28. 如何训练宝宝的自理能力

在宝宝的成长过程中注重对宝宝自理能力的训练,为宝宝的健康成长打好基础是非常必要的。父母可以从以下两个方面训练和提升宝宝的自理能力。

(1)教宝宝学会自己喝水:这一时期的宝宝,肢体活动更自如了,双手的灵活性已经明显增强,而且拿东西也更稳当了。此时父母就可以教宝宝学会从杯子中自己喝水了。刚开始的时候,父母可以将装有水的杯子拿到宝宝的嘴边,鼓励宝宝自己喝水,等宝宝能拿稳小杯子了,父母还可以将杯子递到宝宝手中,自己在一旁协助,让其自己拿着喝。

(2)帮宝宝培养良好的生活习惯:随着宝宝各方面能力的发展,父母在此时更应该注重培养宝宝的良好生活习惯。如可以训练宝宝养成高兴洗脸、按时睡觉的习惯,帮助宝宝养成定时大小便的习惯,教会宝宝在有所要求的时候会通过哭闹、发出特别声音等方式提出来等。这些生活习惯看起来不起眼,对于宝宝日后的正常生活却是很有用的,训练好了,父母在带宝宝的时候也能节省不少时间和精力。

29. 如何帮助宝宝学会控制情绪

西方心理学家发现:随着初生宝宝第一次主动呼吸,他就已经具备了感觉愤怒的能力。到了4个月的时候,宝宝就可以明确地表达他的愤怒了。当他慢慢学会用更多的动作、表情与语言来表达情绪的同时,发脾气成为了宝宝宣泄负面情绪的一种方式。而此时对父母来说,如何帮助宝宝学会掌控自己的愤怒就显得格外重要。如果宝宝难以顺利地发泄愤怒或者在生活中泛滥愤怒情绪,都会构成良好性格发展的隐患。

6～7个月的宝宝已经学会了多种了不起的运动技能,如爬等,并能通过丰富的声音、表情甚至简单的话语与妈妈爸爸进行交流。此时,宝宝的愤怒情绪也开始细化为不安、生气与恐惧。自主逃避与关注妈妈爸爸的态度成了他愤怒情绪自我调节的主要方式。妈妈爸爸是宝宝所信赖的人,因此父母对待事物的态度越来越多地影响到宝宝的情绪。例如,妈妈爸爸一起愉快地陪伴着宝宝去

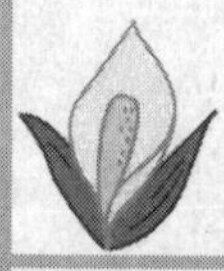

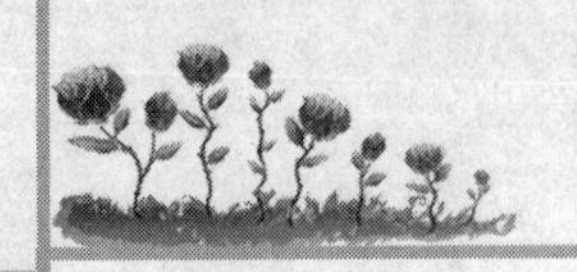

玩他从来没有玩过的滑梯，会在很大程度上降低他内心的不安情绪。

妈妈爸爸要仔细分辨宝宝的呢喃之声与哭泣等，适时发现宝宝的负面情绪，并通过口语与动作的安抚来帮助宝宝形成与妈妈爸爸交流情绪的习惯，这是鼓励宝宝学会说出情绪的第一步。例如，宝宝看到闪电有哭泣或者尖叫的时候，妈妈要告诉宝宝："妈妈知道宝宝害怕，宝宝害怕的时候就抱住妈妈或者叫妈妈过来吧。"

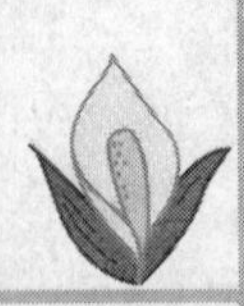

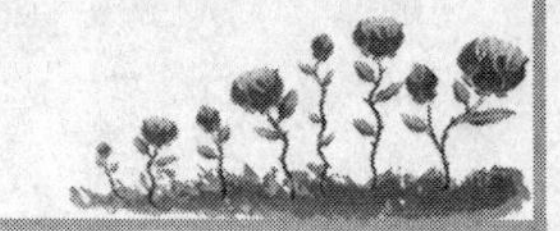

八、7～8月婴儿的护理保健

1. 7～8个月婴儿的身体变化有哪些

(1)婴儿体重正常均值：男孩为8.91±0.94千克，女孩为8.32±0.9千克。

(2)身长均值：男孩为70.6±2.4厘米，女孩为69.1±2.4厘米；

(3)头围均值：男孩为43±1.3厘米，女孩为42.1±1.3厘米。

(4)胸围均值：男孩为44±1.9厘米，女孩为42.9±1.9厘米。

(5)前囟为：1厘米×2厘米。

(6)个别宝宝出牙：0～2颗。

2. 7～8个月婴儿的个性变化有哪些

(1)婴儿到7个月时多半会坐，但坐的时间不同。如果你把他摆成坐直的姿势，他将不需要用手支持而仍然可以保持坐姿。孩子从卧位发展到坐位是动作发育的一大进步。当他从这个新的起点观察世界时，他会发现用手可以做很多令人惊奇的事情。翻身已经相当灵活了。有了爬的愿望和动作，这时父母可以推一推宝宝的足底，给宝宝一点向前爬的外力，会帮助宝宝体会向前爬的感觉和乐趣，为以后的爬打下基础。

(2)婴儿到这个月龄，能够自由地活动双手和胳膊了，会把跟前的玩具拿起来，这对手眼协调能力有很大帮助；能把一个物体从一只手递到另一只手；能手拿着奶瓶，把奶嘴放到口中吸吮，迈出自己吃饭的第一步。不高兴时，不喜欢手里的东西时，会把它扔掉，开始了自主选择。

(3)婴儿爱看周围环境，但更爱看妈妈、食物、玩具等和自己有关的物象，并能辨别不同物象；对陌生人表现出惊奇，大眼睛一眨不眨地盯着陌生人，也会表现出不快，还可能把脸和身体转向妈妈；看到吃的能认识，这时妈妈就告诉宝宝什么是能吃的，什么是不能吃的，宝宝就不会把什么都放进嘴里啃了。

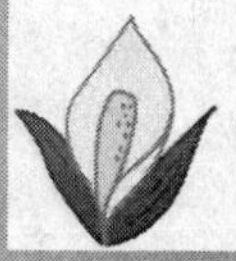

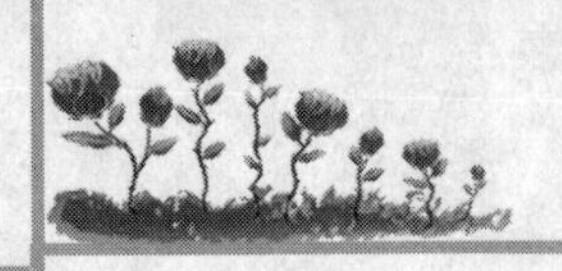

(4)这个月龄的婴儿有了深度知觉,如抓取物体,感觉它的形状、大小;啃一啃,感觉它的软硬、滋味。把握在手里的东西,摇一摇,听一听它的声音;用手掰一掰,拍一拍,打一打,晃一晃,摸一摸,认识这种物体。对已经会的能力,不再感兴趣了,而对刚刚学会的,或还没有学会的,非常感兴趣,对新鲜事感兴趣,有探索精神。

(5)这个月龄的婴儿能自然地发出阿、爸、妈的音,有时是在叫母亲。这时母亲应该用准确而又易懂的普通话跟婴儿说话。喂粥时,应当一面喂,一面跟宝宝说话。

(6)婴儿的大便一般是每天1～2次;也有不少婴儿与上个月一样,继续便秘。大便发生变化时,只要婴儿精神好,食欲正常,也不发热,就不用担心。

3. 7～8个月婴儿的喂养要求有哪些

大多数宝宝在7～8个月大时已经长出2～4颗牙齿,这个时候宝宝已经具备咀嚼功能,而且活动量逐渐增大,对食物和营养元素的需求量明显增加,母乳内的营养已经不能满足宝宝生长发育的需求,这时就可以尝试给宝宝断奶了。在给宝宝添加辅食的同时,要逐渐减少喂奶次数,宝宝每天可喂3次奶,但全天总量不少于600毫升。当然,应根据宝宝的个体差异灵活掌握喂食量和喂奶量,以宝宝吃饱且能消化为度。

经过一段时间辅食的添加,宝宝会逐渐习惯每天2顿辅食,餐后的摄乳量也逐渐减少。这时要逐渐使辅食多样化,宝宝每天的饮食应包括四大类,即蛋豆鱼肉类、五谷根茎类、蔬菜类和水果类,以保证给宝宝提供均衡的营养。同时可以给宝宝提供一些小的块状食物,如饼干、水果片等,来强化宝宝的咀嚼能力。家长还要注意辅食的营养及口味的多样化,避免宝宝日后出现挑食的坏习惯。

4. 婴儿配方奶粉有哪些功效

(1)均衡的营养素,可提高宝宝免疫力:从某种意义上来说,及时补充宝宝身体所需的营养,就会增强宝宝的体质,让宝宝更健康,这就相当于为他们构筑了一道抵御病毒的“万里长城。”营养搭配合理的配方奶粉中含有很多营养素,如维生素A,维生素D,维生素E,维生素C和维生素B_6,以及微量元素锌、铜、铁,它们都具有增强免疫力的作用。

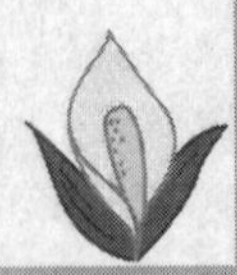

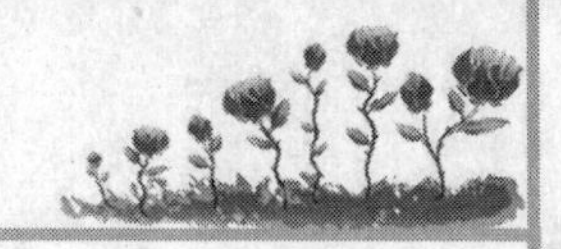

(2)含有免疫因子的配方奶粉,可提高宝宝免疫力:免疫因子主要包括5种免疫球蛋白:免疫球蛋白A、免疫球蛋白D、免疫球蛋白E、免疫球蛋白G和免疫球蛋白M,它们是病菌、病毒和毒素的"死敌",在肠道、支气管黏膜中"抵御"病毒的侵入,可抵抗呼吸道和消化道病原微生物的感染,对百日咳、肺炎球菌等有显著作用。有的配方奶粉当中加入了这些免疫因子,宝宝喝了配方奶粉以后,就会直接补充免疫球蛋白,可以直接增强宝宝的免疫力。

(3)含有益生菌的配方奶粉,可提高宝宝免疫力:宝宝的胃肠功能还没有发育成熟,免疫功能也尚不完善,机体抵抗力较弱,极易发生消化功能紊乱、肠吸收不良及感染性疾病。因此,维持宝宝肠道的菌群平衡,保持益生菌的优势地位,对宝宝的健康影响极大。配方奶粉中的益生菌能够附着在肠黏膜上,阻止致病微生物的定植和侵入,抑制致病微生物的生长,产生抗生素杀灭致病菌,调节机体免疫系统。

5. 含矿物质的辅食有哪些

矿物质也称无机盐,是构成机体组织的重要物质,如钙是构成骨骼和牙齿的主要成分,与血液凝固、神经传导、肌肉伸缩及心律均有关系。婴幼儿每日约需钙600毫克。又如铁对小儿营养极为重要,它是血红蛋白和肌红蛋白的重要成分,婴幼儿生长发育快,每日需铁10～20毫克。还有锌,它是人体大多数代谢途径中酶的组成成分,其缺乏时全身各系统会受到不良影响。婴幼儿每日需锌量为5～10毫克。再如碘,它是人体甲状腺素的基本成分,而甲状腺素对婴幼儿的生长发育、新陈代谢及精神状态有重要的生物作用,幼儿甲状腺素分泌不足,会表现为皮肤厚而干燥,头发粗而稀少,身材矮而肥胖。婴幼儿每日需35～70微克。其他如硼、钾、氯、硫、铜、铝、锰亦为婴幼儿代谢所必需的矿物元素。

另外,足够的钙、磷,能促进宝宝骨骼、牙齿的生长和发育,婴儿体内的钙约占体重的0.8%,婴儿每日约需钙600毫克、磷400毫克。钙和磷摄入的比例以15∶1较为相宜。这关系到他们的利用程度。母乳的这个比例较为适当,故母乳喂养的婴儿患营养不良与佝偻病者明显地少于人工喂养者。钙与磷过高或过低,都会影响其吸收利用。婴儿缺乏钙、磷,可患佝偻病及牙齿发育不良、心律失常和手足抽搐、血凝不正常、易于流血不止等症。婴儿6个月后添加辅助食物时应多选用大豆制品、牛乳粉、蛋类、虾皮、绿叶蔬菜等。用这些原料制成

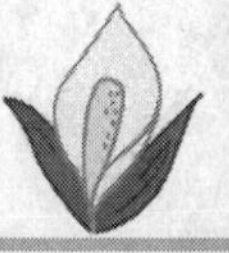

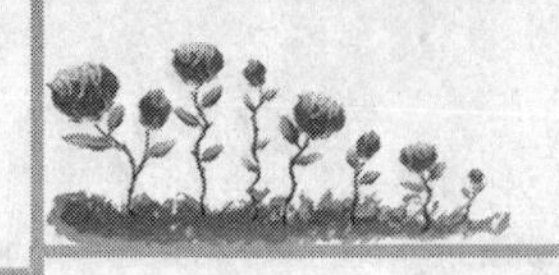

的食物如牛奶大米糊、牛奶玉米粥、鸡蛋面条、豆豉牛肉末、豆腐糕、鸡蛋羹、苋菜汁等，均是良好的钙、磷食源。

6. 为什么要给宝宝适当吃点芝麻酱

妈妈或许想不到，平时当成调味品的芝麻酱，对宝宝来说却是上好的食品。芝麻酱营养丰富，所含的脂肪、维生素 E、矿物质等都是儿童成长所必需的，其所含蛋白比瘦肉还高；含钙量更是仅次于虾皮。所以，经常给孩子吃点芝麻酱，对预防佝偻病，以及促进骨骼、牙齿的发育大有益处。芝麻酱还含铁丰富，孩子6个月后，容易出现贫血，常吃点芝麻酱，就可起到预防缺铁性贫血的作用。此外，芝麻酱含有芝麻酚，其香气可起到提升食欲的作用。

因为芝麻酱是芝麻制成的泥糊状食品，因此当宝宝六七个月大添加辅食后就可以吃了。如将其加水稀释，调成糊状后拌入米粉、面条或粥中。1岁以后，可用芝麻酱代替果酱，涂抹在面包或馒头上，还可以制成麻酱花卷、麻酱拌菜等。但要注意的是，1岁以内孩子吃的芝麻酱里不要放盐，以免加重肾脏负担。吃芝麻酱，要控制好量，小孩子一般一天吃 10 克左右，约为家用汤匙的1勺左右。此外，宝宝腹泻时，暂时不要吃，因为芝麻酱含大量脂肪，有润肠通便作用，吃后会加重腹泻。

7. 宝宝不爱吃蔬菜怎么办

很多家长都反映自己的宝宝不爱吃蔬菜，但蔬菜所含有的维生素、叶绿素和膳食纤维是其他食物无法替代的，因而如何让宝宝多吃蔬菜成了家长们的难题。

(1)爸爸妈妈要为宝宝做榜样：你们就是宝宝的榜样，千万不要在饭桌上议论自己爱吃什么，不爱吃什么，宝宝都是善于学习的，以免对宝宝产生误导。要多向宝宝讲吃蔬菜的好处和不吃蔬菜的后果，有意识地通过讲故事的形式让宝宝懂得，吃蔬菜可以使身体长得更结实、更健康。

(2)不要采取强硬手段：如果宝宝只对某几样蔬菜不肯接受时，不必太勉强，可以改变烹调方式、改变蔬菜的形状等诱使宝宝吃，或者用其他蔬菜来代替，也许过一段时间宝宝自己就会改变而喜欢这种蔬菜了。

(3)改善蔬菜的烹调方法：给宝宝做的菜要切得细一些、碎一些，便于宝宝咀嚼，同时注意色、香、味、形的搭配，增进宝宝的食欲。也可以把蔬菜做成馅包

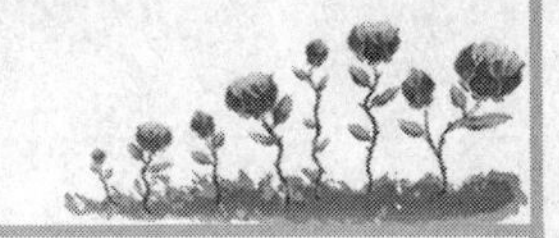

在包子、饺子或小馅饼里给宝宝吃，宝宝会更容易接受。

8. 适合婴儿的辅食有哪些

①蔬菜猪肝泥：胡萝卜煮软切碎1小匙，菠菜叶1/2匙加少量食盐煮后切碎，和切碎的猪肝2小匙一起放入锅内，加酱油1小匙用微火煮，停火前加牛奶1大匙。

②香蕉粥：1/6根香蕉去皮后，用勺子背把香蕉研成糊状，放在锅内加牛奶1大匙混合后上火煮，边煮边搅拌均匀，停火后加入少许蜂蜜。

③番茄猪肝：切碎的猪肝2小匙，切碎的葱头1匙，同时放入锅内，加米汤或肉汤煮，然后加洗净剥皮切碎的番茄2小匙，食盐少许。

9. 适合婴儿断奶的食谱有哪些

进入7个月的宝宝应该是断奶时期了，但还不能取消乳制品，给宝宝喝的奶量保留在每天500毫升左右就可以了。要增加半固体性的断乳食品，用谷类中的米或面来代替两次乳类食品。

(1)番茄排骨面

制作方法：将西红柿(1个或半个)用开水烫一下，去掉皮，切成碎块，备用；菠菜叶(嫩的)洗净，切碎，备用；豆腐(一小块)切碎，备用。将锅内放入少许油，用切碎的葱花炝锅(也可不用葱花和油)，再倒入排骨汤(半碗)，煮沸；将西红柿和菠菜叶倒入锅内，略开一会儿，再加入龙须面煮一会儿，面条软即可出锅。

(2)全谷果酱粥

制作方法：将30克(约3食匙)全谷糊加150毫升凉水，用文火煮3～5分钟盛出；然后加入5克(1茶匙)黄油，再在粥里加100克新鲜果酱或瓶装的水果酱即可。

(3)面包片水果粥

制作方法：将4片含钙面包放在100毫升水中软化，然后再加100～150克水果增加口味；如果水果太酸，可适当加进一点糖；如果宝宝腹泻，要少用香蕉和苹果，最好用梨、桃、橘子、杏或草莓。

(4)全乳粥

制作方法：用250毫升的鲜牛奶加1勺糖(约5克)煮一会儿，然后加2勺全谷糊(约24克)，一边搅拌，一边煮1～2分钟，晾凉即可。

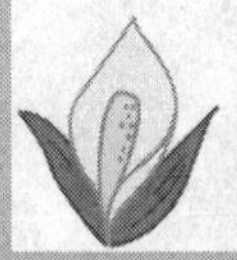

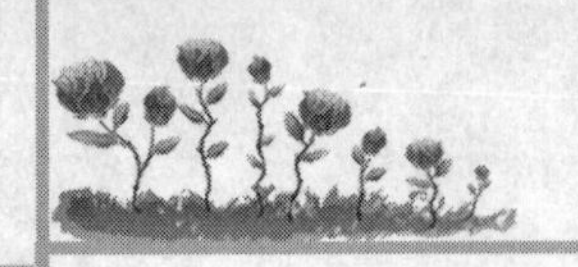

10. 如何帮助宝宝进行排便训练

7个月后，父母可以帮助宝宝进行排便训练了，可让宝宝坐到痰盂上，大人扶着并做个样子叫宝宝用劲拉，每次时间不宜超过10分钟。经过耐心、多次训练后，宝宝就会养成定时大便的习惯了。

宝宝小便次数多，训练时间可选择在宝宝睡前或睡后，饭前或饭后，外出前或回家后。训练方法是解开尿布，抱到尿盆前，用嘴嘘嘘的发声使宝宝小便。坚持训练数天，就会养成一把就尿的习惯。

11. 宝宝夜间不好好睡觉怎么办

八个月宝宝的睡眠，是白天睡眠时间及次数会逐渐减少，每天总的睡眠时间应有13～14小时左右。大多数的宝宝，白天基本上要睡2～3次，一般是上午睡1次，下午睡1～2次，每次1～2小时不等；夜间一般要睡眠10小时左右。在这10个小时当中，夜间不吃奶的宝宝可以一觉睡到大天亮。对于那些夜间不好好睡觉的婴儿怎么办？

(1)白天给宝宝安排好合理的、有益的活动，让宝宝的精力得以释放，并保持身心愉快，夜间入睡自然就容易了。

(2)安排好规律的睡眠时间，包括合理的午睡，并确定上床时间。

(3)建立固定的睡前常规，包括入睡前给宝宝洗脸洗脚、放音乐等，避免睡前过于激烈和兴奋的活动。

(4)晚睡上床时间不宜过早，避免宝宝在床上玩耍。如希望宝宝在8时入睡，让宝宝在上床后20分钟内入睡，直至建立一个适宜孩子的睡眠时间。

(5)让宝宝自己入睡，有的宝宝需要一些安慰物，如抱熊等玩具，以缓解宝宝的焦虑和不安全心理。

(6)当宝宝不能入睡或哭闹时，父母坚持不要让宝宝起来，可抚摸宝宝，坚定而温和地告诉宝宝现在该是睡觉而不是玩的时候，引导宝宝逐渐安静下来并入睡。

(7)宝宝睡眠行为上的进步，早上要及时表扬和鼓励。

(8)给宝宝一个放松、良好的睡眠环境，房间要舒适，空气流通，光线要暗。被子太厚、太热，床太软，均会影响宝宝的睡眠。

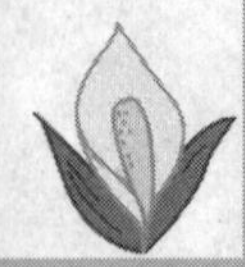

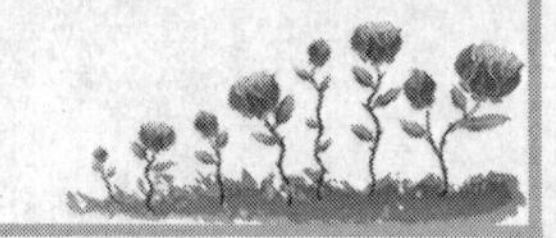

12. 逗宝宝应把握哪些分寸

(1)宝宝进食时不宜逗乐：宝宝的咀嚼与吞咽功能发育还不完善，如果在他进食时与之逗乐，不仅会妨碍宝宝良好饮食习惯的形成，还可能使食物误入气管，引起窒息甚至发生意外。如果宝宝在吃奶时把奶水吸入气管，还有可能发生吸入性肺炎。

(2)宝宝临睡前不宜逗乐：睡眠是大脑皮质抑制的过程，宝宝的神经系统尚未发育完全，兴奋后一般不容易抑制。如果宝宝睡前过于兴奋，往往迟迟不肯睡觉，即使睡觉，也会睡不安稳，甚至出现夜惊。

(3)不宜让宝宝过分大笑：过分逗笑，不但会造成宝宝瞬间窒息、缺氧，引起暂时性脑缺血，时间长了，还会使宝宝形成口吃和痴笑；宝宝过分张口大笑，还容易发生下颌关节脱臼，久而久之会形成习惯性脱臼。在吃东西时逗笑，会使宝宝咽部的反射功能紊乱，乳汁和食物也会随着气流吸入气管，引起宝宝剧烈呛咳、发喘、憋气，有时还会把宝宝的气管堵住，几分钟后就会造成宝宝死亡。

13. 如何培养宝宝正确看电视

目前，家家都有电视，不让宝宝看是不现实的。特别是7～8个月的宝宝，看了电视以后会做出各种反应。但不能因此就把电视当作照看宝宝的器具，让他坐在电视机前一味地看，这样做是有害的。因为宝宝的视力差，往往容易靠得太近。要让宝宝离电视机2米远的正面看，每次只能看10分钟，妈妈就应跟宝宝讲讲话，把宝宝的注意力从电视上转移，不要宝宝长时间盯着电视。

宝宝往往会被电视节目吸引住而不肯吃饭，故吃饭时不宜让宝宝看电视。

14. 为什么不要责怪宝宝乱叫“爸爸妈妈”

这段时期的宝宝，嘴里常常会滔滔不绝、大声地叫着“爸——爸”“妈——妈”，当父母的听了心里别说有多高兴了，以为我的孩子能叫我“爸爸”或“妈妈”了。可是，仔细一观察，好像觉得又不对劲——小孩见到别人怎么常常也在叫着“爸爸”或“妈妈”呢？原来，这个时期的宝宝嘴里喊“爸爸”“妈妈”只是在练习发音，是无意识的，而并不能把“爸爸”音与自己的爸爸固定联系起来。因此，小儿可能见到谁都是喊“爸爸”或“妈妈”，请真正当爸爸、妈妈的不要为此而不愉快，也不要错怪小儿不懂事。

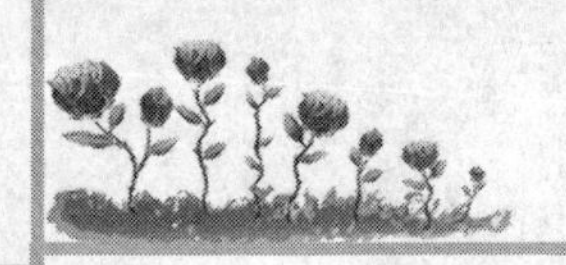

15. 如何预防宝宝受到意外伤害

(1)注意宝宝手到处捅：7～8个月的宝宝开始对周围环境产生好奇心，喜欢用手指到处捅。常用手指捅自己的耳朵、鼻子、嘴和肚脐眼，好像要考察身体每一个孔穴和每一个部位。还喜欢在房间里捅各种东西，如锁的钥匙孔、门缝、墙上的小洞等，最危险的是宝宝会用手指捅墙上的电源插座。所以，为了保护好宝宝，应该有专人看护，电源插座应该安装在宝宝够不到的地方，也要防止宝宝用手捅转动中的电风扇，以免发生危险。

(2)注意宝宝被指甲挠破脸：宝宝用自己的指甲挠破脸的现象较多，特别是宝宝面部和头部常因湿疹而发痒时，会自己用手挠。为了防止挠破，父母应该要把宝宝指甲尖修圆。有的母亲喜欢用纱布做的袋子套在宝宝手上，但这不安全，因为袋子里毛边的线会缠在婴儿手指上，时间长了会影响手指上的血液循环，甚至坏死溃烂，如用袋子，可把光滑面朝里，并经常脱下来检查，看看有无线头缠指。

(3)注意宝宝被碰伤：7～8个月的宝宝，已经学会坐、爬或扶着床边站起来了，但动作不稳，很容易摔倒碰伤，如想站但没站好而摔倒，手没有抓住东西而滑倒，坐时向后仰倒等，特别是能爬的宝宝可移动到房间的任何一个角落，因此，一定要把房间的每个角落都收拾得干干净净，把有棱有角的和硬的东西收拾起来，即使摔倒也不至于碰伤。宝宝站在学步车里活动时，应放在宽敞的房间，因为这时的宝宝腿部很有劲，速度一快很容易撞到物体上，戳伤手指或碰伤头部。

(4)注意宝宝坠落伤害：7个月的宝宝大都坠落过，最常见的是宝宝从小床上坠落或从坐车上翻下来。因此，父母要及早注意并采取相应的措施：仔细检查童车或小床的栏杆挂钩和车轴，小床的栏杆应高于宝宝的胸部。怀抱宝宝上阳台要注意安全，不能一手抱孩子，一手做事情，特别不能将身体探出阳台，以免重心外移，一失手使宝宝坠落楼下。宝宝睡觉时，最好用高栅栏的宝宝床，如果没有栅栏的床，就不能让宝宝独自睡在上面。如果大门外有人叩门时，要抱着宝宝一同出去迎接才安全。

(5)注意宝宝出现溺水伤害：在给宝宝洗澡时，听到敲门声或电话铃声时，不能将宝宝放在澡盆里就急急忙忙去应答，因为这个年龄的宝宝，只要两分钟便可能在50厘米深的水中淹死，所以，应把宝宝用毛巾包好，放在摇篮或有栏

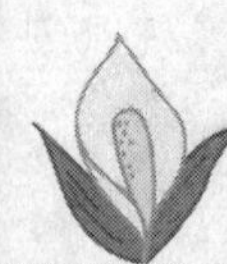

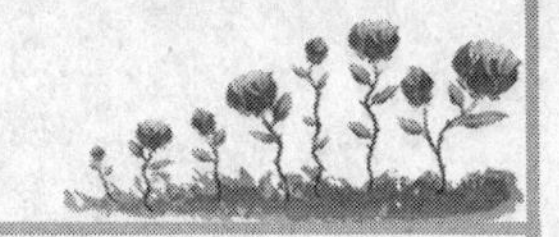

杆的小床上，然后去开门或接电话。

16. 教宝宝学爬的方法有哪些

看着宝宝一天天成长，父母在心里是多么喜悦啊！不过，现在孩子会爬的越来越少了。其实，宝宝的动作行为发育是需要成人有意训练的。以下关于训练宝宝爬行的小方法，可以给妈妈们参考。

方法一：把家里的小席子卷成圆状，让宝宝趴在席子上，将席子一边压在身下，妈妈推动席子，让宝宝随着席子的展开而朝前爬。

方法二：宝宝爬在地上或床上，一人在宝宝前面，一人在宝宝后面。前面的人牵宝宝的右手，后面的人就推宝宝的左脚；牵宝宝的左手时，就推宝宝的右脚。

方法三：妈妈躺在床上，宝宝趴在一边，爸爸在妈妈的另一边，爸爸牵宝宝右手，妈妈推宝宝左腿，反之亦然，协助宝宝从自己的那边爬到爸爸这边来。

方法四：让宝宝趴在床上，用毛毯兜住胸腹部，爸爸把毛毯提起，妈妈推动宝宝左手、右脚，前进一步后，换推动宝宝右手、左脚，轮流进行，训练宝宝手、膝爬行，在训练中要注意适时休息，并要多给宝宝鼓励。可以在目的地摆放宝宝喜欢的玩具或物品，促使宝宝努力往前，并保持对这个练习的兴趣。

17. 宝宝出牙期如何护理

宝宝的第一颗乳牙会在出生后4～10个月内萌出，到30个月左右，会出齐20颗乳牙。乳牙萌出的顺序一般为先下中切牙，再上中切牙，然后按照由中间到两边的顺序依次萌出。当宝宝在这个月份开始出牙时，父母应该如何护理孩子呢？

(1)及时帮宝宝擦干净口水：因为唾液中含有消化酶和其他物质，对皮肤有一定的刺激作用，会造成皮肤发红，甚至糜烂、脱皮。可以准备一块柔软的棉布，擦的时候动作一定要轻柔，因为流口水的地方皮肤比较娇嫩，如果动作太重，容易擦破皮肤引起感染。如果流口水的地方有发红的现象，那么可以涂抹一点有收敛作用的药膏，尤其是嘴角部位，能够在一定程度上减轻口水对皮肤的刺激性，保护宝宝的皮肤。不过如果皮肤已经有点溃烂，则不宜自己用药，一定要带宝宝去医院看医生。

(2)保持牙龈清洁：每次给宝宝吃完辅食后，可以加喂几口白开水，以冲洗

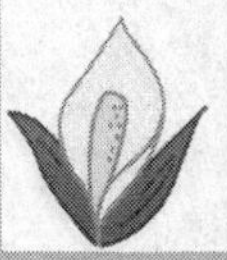

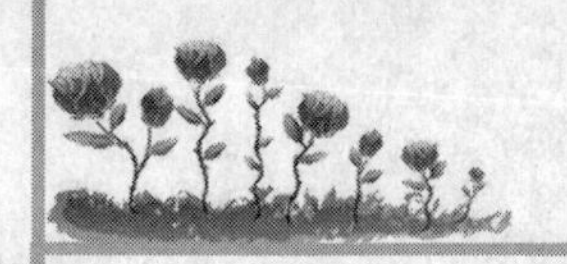

口中的食物残渣。妈妈还可以用干净的纱布蘸点凉水擦拭宝宝的牙龈，如果是夏天，可以用棉纱布包一小块冰块给宝宝冷敷一下，能够暂时缓解长牙带来的不适。

(3)给予磨牙食品：因为牙龈不适，宝宝可能会咬自己的嘴唇和舌头，甚至在喂母乳的时候咬妈妈的乳头，这样不但会咬伤自己，还会影响牙齿的生长，引起龅牙。妈妈应该多留心宝宝的一举一动，一旦发现宝宝咬嘴唇就要及时制止；如果宝宝咬着不肯放也不能硬来，可以轻轻挠挠宝宝的小嘴唇使他松开。为了缓解宝宝出牙时产生的不适感，妈妈可以准备一些专为出牙宝宝设计的磨牙饼干，还可以亲自制作一些手指粗细的胡萝卜条或西芹条，让宝宝啃咬，以缓解不适。另外，这些磨牙食物还能为宝宝提供营养、锻炼其咀嚼能力，强壮脸部肌肉。

(4)加强营养：出牙期特别需要给宝宝加强营养，尤其是要注意补充维生素A，维生素C，维生素D和钙、镁、磷、氟等矿物质。平时要给宝宝多吃鱼、肉、鸡蛋、虾皮、骨头汤、豆制品、水果和蔬菜，这些食物能有利于乳牙的萌出和生长。

(5)多去户外晒太阳：经常带宝宝去户外晒太阳，可以增强免疫力。此外，人体皮肤中的7-脱氢胆固醇经紫外线照射可转变为维生素D，促进钙的吸收，帮助牙齿坚固。

18. 如何为宝宝选择衣服

一般来说，宝宝半岁后可多准备些衣服，因为这时宝宝相对长得较慢些，不过宝宝的衣服选择除了要美观之外，最主要的是要舒适、安全、保暖，易穿脱，易清洗等。

(1)春季：要给宝宝穿暖和些，不要天气刚刚转暖就过早把宝宝的棉衣脱掉而穿上单薄的衣服，以免天气忽然变冷，引起伤风感冒。

(2)夏季：要为孩子选择轻、薄、柔软，内表面起球或皱，弹性好的衣料，以利于透气散热，获得凉爽、舒适的感觉。衣服的式样以开口部分较大，穿着宽舒，衣服内外换气良好为原则，敞开的衣领及宽大的袖子和裤腿，在活动时有明显的鼓风作用，促使内外空气对流，在出汗较多的胸部和背部，以及汗液不易挥发的腋窝和腹股沟等处开放，可以加速空气对流，起到散热作用。衣服的颜色应选浅色的。

(3)秋季：宝宝对气温的敏感度比成年人要高得多，而入秋后的温度总是很

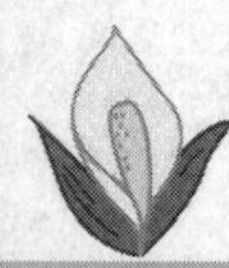

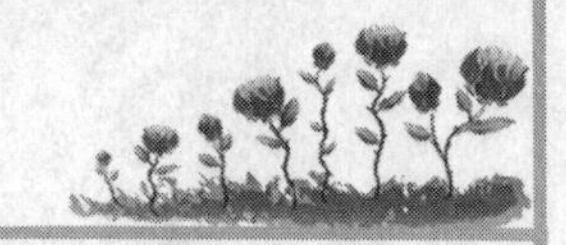

难预料的，热的时候比夏天还热，冷的时候又非常冷，就连成年人也常常不适应，更何况是幼嫩的宝宝。聪明的爸爸妈妈基本上遵守“天热时，宝宝比妈妈少穿一件，天冷时，宝宝比妈妈多穿一件”这样一个原则就可以了。此外，由于宝宝还不会用说话表达他们的冷热感觉，因此他们用手脚去提醒妈妈，成年人不妨经常触摸宝宝的四肢，如果是温温的，就表示宝宝现在对温度是感到舒服的；如果摸起来凉凉的，或者是手脚皮肤呈现花花的犹如蕾丝般的花纹，那就是宝宝在说：“我冷了，爸爸妈妈该给我加衣服了！”

(4)冬季：要选择导热系数小的棉、毛、绒等为宝宝制作衣服，在颜色选择上可随心所欲。冬季服装式样，领口、袖口、腰、腹部和裤腿口最好有收缩或松绑可调的结构，以减少衣下热能的溢出。在冬装穿着量上，不要过多，因为单纯依靠增加穿衣厚度来防寒是消极的。宝宝活动量大，如果衣服穿多了，往往会加倍出汗使毛孔开放，遇有寒风侵袭，容易伤风感冒；穿着过多，也臃肿，宝宝活动也不方便，宝宝得不到冷刺激的锻炼，会使冷适应功能退化。

19. 如何为宝宝选鞋

我们说6个月之前的宝宝不用穿鞋也是有可能的，可是过了6个月之后，由于宝宝生长发育的需要，穿鞋可以促进宝宝多爬、多走，对运动能力和智能发展都很有好处。所以在这时我们一定要给宝宝选双合适的鞋子。

首先，要选软底布鞋，并且鞋比宝宝的脚略宽。当宝宝开始学爬、扶站、学习行走时，也就是需要用脚支撑身体重量时，给宝宝穿一双合适的鞋就显得非常重要。为了使脚正常发育，使足部关节受压均匀，保护足弓，要给他们穿硬底布鞋，挑选时要根据宝宝的脚型选鞋，即鞋的大小、肥瘦及足背高低等；鞋面应以柔软、透气性好的鞋面为好；鞋底应有一定硬度，不宜太软，最好鞋的前1/3可弯曲，后2/3稍硬不易弯折；鞋跟比足弓部应略高，以适应自然的姿势；鞋底要宽大，并分左右；宝宝骨骼软，发育不成熟，鞋帮要稍高一些，后部紧贴脚，使踝部不左右摆动为宜；宝宝的脚发育较快，平均每月增长1毫米，买鞋时尺寸应稍大些。但绝不能过大，及时更换新鞋也很重要。

20. 7个月宝宝抗病能力下降的原因有哪些

一般7个月大的宝宝体内来自于母体的抗体水平逐渐下降，而宝宝自身合成抗体的能力又很差。因此，宝宝抵抗感染性疾病的能力逐渐下降，容易患各

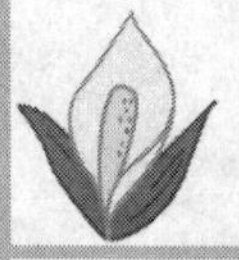

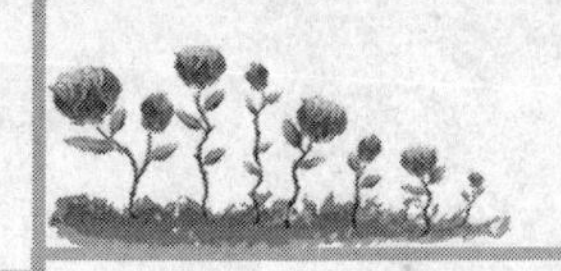

种感染性疾病，如各种传染病以及呼吸道和消化道的其他感染性疾病，尤其常见的是感冒、发热。有的宝宝6～7个月之前是好好的，几乎没有出现过感冒、发热，可一到6个月以后，宝宝就像变了个人儿，三天两头感冒发热，简直无法招架，不知如何是好。因此，要积极采取措施增强宝宝的体质，提高抵抗疾病的能力。主要要做好以下几点。

(1)按期进行预防接种，这是预防宝宝得传染病的有效措施。

(2)保证宝宝营养，各种营养素如蛋白质、铁、维生素D等都是宝宝生长发育所必需的，而蛋白质更是合成各种抗病物质如抗体的原料，原料不足则抗病物质的合成就减少，宝宝对感染性疾病的抵抗力就差。

(3)保证充足的睡眠是增强宝宝体质的重要方面。

(4)给予宝宝适当的体格锻炼是增强体质的重要方面，可给宝宝进行主、被动操及其他形式的全身运动；多到户外活动，多晒太阳和多呼吸新鲜空气。

21. 宝宝患病的早期信号有哪些

(1)大便干呈羊屎状：正常小儿的大便为软条便，每天定时排出。若大便干燥难以排出，大便呈小球状，或2～3天一次干大便者，多是肠内有热的现象，可多给菜泥、鲜梨汁、白萝卜、水、鲜藕汁服用，以清热通便。若内热过久，宝宝易患感冒发热。

(2)食不好，卧不安：如果宝宝饮食过量，或吃了生冷食物，或不易消化的食物，都会引起宝宝肚胀不舒服，往往还使宝宝在睡眠中翻动不安、咬牙。

(3)鼻中青，腹中痛：中医学认为，宝宝过食生冷寒凉的食物后，可损伤脾胃的阳气，导致消化功能紊乱，寒湿内生，腹胀腹痛。而腹内寒湿痛可使宝宝面部发青，见于鼻梁两侧发青。

(4)舌苔白而厚，腹中积食多：正常的宝宝舌苔薄白清透，淡红色。若宝宝舌苔白而厚，呼出气有酸腐味，一般是腹内有湿浊内停，胃有宿食不化。此时应服消食化滞的药物，如小儿化食丹、小儿百寿丹、消积丸等中药。

(5)手足心热，常有病痛：正常宝宝手心、脚心温和柔软，不凉不热。若宝宝手心脚心发热，往往是要发生疾病的征兆，因此要关注宝宝精神状态和饮食调整。

(6)口鼻干又红，肺胃热相逢：若宝宝口鼻干燥发热，口唇鼻孔干红，鼻中有黄涕，都是表明宝宝肺、胃中有燥热，要注意多饮水，避风寒，以免发生

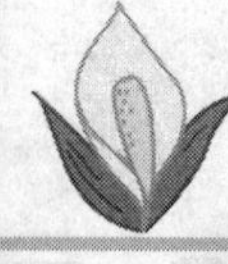

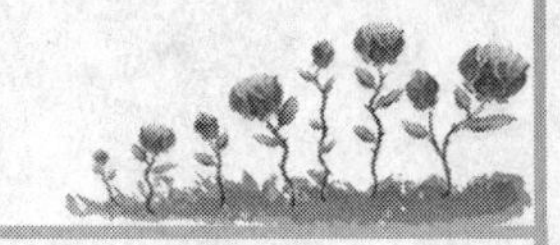

高热、咳嗽。

22. 如何训练宝宝的肢体活动能力

7～8个月的宝宝大多已经学会了独立爬行，而且不少宝宝的爬行速度已经很快了，他们不仅肢体的灵活性更高了，手脚的协调能力也越来越好了。此时父母应该更加努力，帮助宝宝不断提升能力，父母可以加强如下方面的训练。

(1)加强宝宝爬行训练：这一时期的宝宝爬行的欲望已经很强了，并且经常努力实践，父母此时应该照看好宝宝并且帮助宝宝不断提高爬行的能力和熟练程度。具体来说，父母可以训练宝宝由手膝至手足爬行，先让宝宝能腹部离床用手和膝盖爬行，之后再让宝宝练习用双手和足部爬行。另外，父母还可以给宝宝找一些同龄的玩伴，让他们在铺有垫子的地上，相互追逐着爬着玩或者在垫子上放一些滚动的小球，让宝宝爬着去追球，这样更有利于提高训练的效果。

(2)训练宝宝拉着物体站起来：父母可以多观察宝宝的肢体发育情况，当宝宝在床上处于仰卧位的时候，可以尝试着让宝宝练习自已拉着物体站起来。刚开始时，父母可以在一旁帮助，之后再慢慢减少干预，让宝宝自己先扶着东西坐起，再进一步到扶着栏杆站起来。

23. 如何训练宝宝手指动作的灵活性

随着肢体的发育，此时宝宝的双手可以做一些更为精细的动作了，其手指的灵活性显著增强。宝宝已经可以将一些细小的东西，如绿豆、瓜子等用两根手指捏起来往嘴里送了。此时要帮助宝宝提升手指动作灵活能力，父母可以加强如下方面的训练。

(1)捏取小物品训练：宝宝学会使用几根手指配合着捏取物品，尤其是细小的物品，这是宝宝动作能力发展的标志。在宝宝发育的这一敏感期，父母可以在宝宝面前放置一些绿豆、瓜子等小物品，训练宝宝用手指捏取细小物品的能力。刚开始时，父母可以先训练宝宝用大拇指和食指扒取物品，之后再逐渐教宝宝学会用拇指和食指捏取。需要注意的是，在这个过程中，父母需要做好监管工作，以防宝宝将细小的物品塞进嘴里，发生危险。

(2)用食指拨弄物品训练：为了帮助宝宝训练手指的灵活性，父母还可以让宝宝多做一些用手指拨弄物品的动作。妈妈可以将一些小圆球、小珠子之类的东西放在一个盘子里，然后先给宝宝示范怎么用食指拨弄这些物品，之后再逐

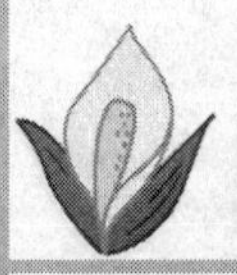

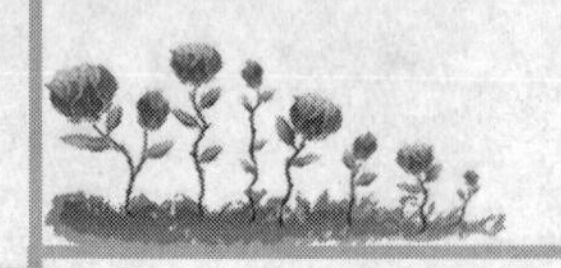

渐教会宝宝自己用手指拨弄。另外，父母还可以教宝宝学会用手指伸进有洞的盒子里去够取小物品等。

24. 如何训练宝宝的语言理解能力

7～8个月的宝宝语言能力持续提高，他们不仅更喜欢模仿别人说话，而且还尝试着多与人对话和交流，能发出的音节也更多了。此时要提升宝宝的语言理解能力，父母可以加强如下方面的训练。

(1)训练宝宝的语言理解能力，教其学会将语言和动作联系起来：平时，父母不仅要加强与宝宝的交流，还应该多询问宝宝的感受。父母可以多教宝宝学习一些常用物品的名称，等宝宝熟悉了之后，父母在拿这些物品的时候，可以先问问宝宝要不要，并且教宝宝学会用推开或者皱眉等动作表示不要，用伸手、点头等动作表示喜欢和需要。

(2)让宝宝明白“要”的含义和动作表现：父母在与宝宝相处时一定要注重言传身教，教宝宝更好地明白语言和动作的意思。当宝宝需要某种东西的时候，父母可以教他们伸手来表示需要，然后再拿给宝宝需要的东西，做了这些之后，父母还可以教宝宝学会以点头微笑或者拱手等动作来表达感谢。

(3)教宝宝学会服从命令：当宝宝的语言理解能力发展到这一阶段时，父母可以尝试着教给宝宝一些简单的表示命令的词和短语，如“坐下”“拿给我”“不能吃”等。先让宝宝明白这些话的意思，然后教宝宝学会服从命令。

25. 如何训练宝宝的感知能力

这个时期的宝宝感知和理解事物的能力明显增强了不少，他们已经能从别人的表情和语气上分辨人的心情了。如果有人瞪大眼睛看他们或是表现出愤怒、生气的表情，宝宝会将头扭向一边或哭泣；如果是微笑地看着他们，宝宝则会非常高兴。此时要提升宝宝的感知觉能力，父母可以加强如下方面的训练。

(1)训练宝宝寻找隐藏的玩具：父母在和宝宝一起玩玩具的时候，可以趁着宝宝玩得高兴，拿一个纸板或者一条毛巾将玩具盖住，询问宝宝玩具去哪里了并且鼓励宝宝自己去寻找，如果宝宝因看不到玩具而哭泣，父母可以先将玩具露出来一点，然后继续引导孩子去发现，直到宝宝能发现玩具并且成功地将被遮盖的玩具取出为止。

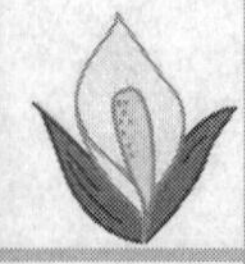

(2)全方位的感知训练：为了帮助这个时期的宝宝提升感知能力，父母平时

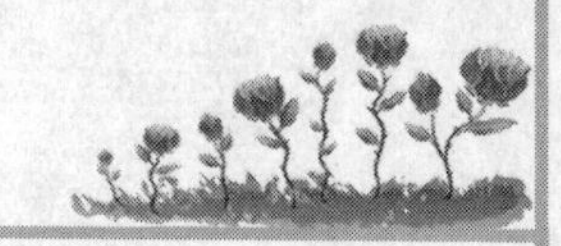

可以多抚摸、亲吻宝宝；可以拉着宝宝的手，教他们拍手或者跟他们一起玩游戏；可以带着宝宝到公园去走走，让宝宝闻闻花香、草的味道；带宝宝看看空中飞翔的鸟儿和翩翩起舞的蝴蝶；给宝宝尝一下糖果、水果的味道，等等。

(3)让宝宝更好地认识自己和家人：父母可以多带宝宝照照镜子，边看边给宝宝介绍镜子中的人物，让宝宝明白哪个是自己、哪个是妈妈、哪个是爸爸等。同时，父母还可以多指着家中的亲人教宝宝辨认，以加深宝宝的印象，让宝宝更好地认识自己和家人。

(4)带宝宝到陌生的环境中去，鼓励宝宝多与人交往：在宝宝的成长过程中，父母不能总是让宝宝待在家里，而应该适当地带宝宝外出走走，如去公园、人少的广场、儿童乐园、亲戚家等，让宝宝更多地接触外界环境，学会不害怕陌生人，并能和其他人交往。

(5)让宝宝观察别人的行动，提高宝宝的理解能力：父母可以经常在宝宝的面前做事，并告诉宝宝自己在做什么，然后注意观察宝宝是否能认真注视家人的行动，以帮助宝宝提高理解能力，为其社会交往能力的提高夯实基础。

26. 如何训练宝宝的自理能力

在这个阶段，宝宝手、眼、脑的协调能力更为灵活自如了，宝宝也更愿意尝试一些新的事物，喜欢自己动手做一些事情了，这些都是宝宝日后自理能力提高的基础。此时父母想要培养宝宝的自理，可以注重如下的训练。

(1)教宝宝自己学会拿杯子和勺子：到了7～8个月的时候，宝宝双手的活动能力和协调能力已经明显增强了，他们基本上能在父母的协助下用双手拿稳，经过一定的训练，还能自己从杯中喝水了。这一阶段，父母可以先尝试着让宝宝自己扶着奶瓶喝水，一段时间之后，再训练宝宝学会使用吸管杯或者自己用杯子喝水。刚开始时宝宝可能很难做到，可经过一段时间的训练后，他们就能学会了。此外，父母还可以在这一阶段教宝宝学会自己拿勺子，以促进其手、眼、脑的协调发展，提升其生活自理能力。为了达到鼓励和训练宝宝的目的，父母可以在吃饭时自己用一个勺子喂饭，同时也给宝宝自己拿一个勺子，允许宝宝自己用勺子吃饭。刚开始时，宝宝可能会出现分不清勺子正反面和拿不稳勺子的情况，父母千万不要着急，而应该耐心引导和帮助，鼓励其学会自己动手，经过一段时间的锻炼，宝宝自然能较好地掌握了。

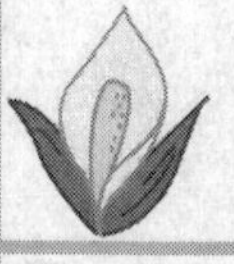

(2)教宝宝学会自己坐便盆：这个时期的宝宝在没有外物的支撑下一般能

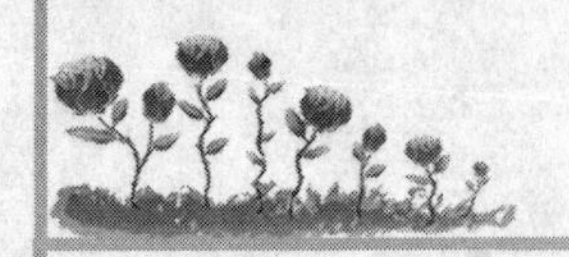

坐稳了，而且经过一段时间的训练，宝宝在大小便时也有所表现了，此时父母可以在此基础上教宝宝学会自己坐便盆。开始时，父母可以在一旁协助，之后就慢慢放手，鼓励宝宝自己独立完成。这一训练有助于培养宝宝良好的生活习惯和独立能力，父母千万不能忽视。

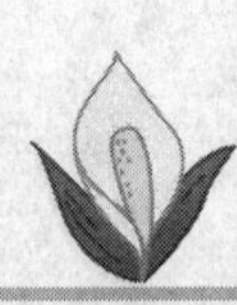

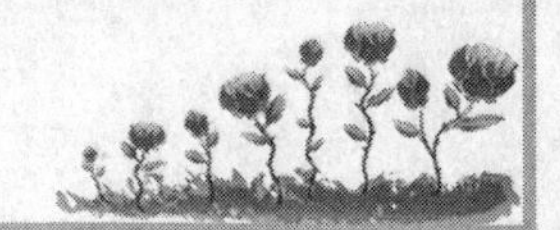

九、8～9个月婴儿的护理保健

1. 8～9个月婴儿的身体变化有哪些

(1)婴儿体重正常均值：男孩为9.19±1千克，女孩为8.56±0.97千克。

(2)身长均值：男孩为72±2.5厘米，女孩为70.6±2.5厘米。

(3)头围均值：男孩为45.1±1.3厘米，女孩为44.1±1.2厘米。

(4)胸围均值：男孩为44.8±2厘米，女孩为43±1.9厘米。

(5)前囟为：1厘米×2厘米。

(6)个别宝宝出牙：0～4颗。

2. 8～9个月宝宝的个性变化有哪些

(1)这个月龄的宝宝，因为其活动能力增强，大人的眼睛一刻也不能离开婴儿，让他一个人在房间挪动是很危险的。

(2)宝宝不用扶着也能站很久，并会由坐改为爬。但还不能自由地迈步子。能把纸撕碎放进嘴里，能把玩具从左手传到右手。匙子从饭桌上掉下时，宝宝也会低着头去找。

(3)8个月左右的宝宝开始模仿成年人的发音，增加了不同音节的连续发音，如ba—da—gu—la，并出现了音调和韵律。喜欢模仿成年人发出重复、连续的音节；听到“妈妈”会把头转向妈妈。

(4)宝宝更加依恋爸爸妈妈了，到陌生的地方或见到生人时，会害怕或焦虑；喜欢模仿别人表情和动作；能辨别成年人的不同态度、脸色和声音，并做出不同反应；在妈妈的帮助下会用杯子喝水。宝宝虽然还不能与其他孩子一起玩，但是带他到外面看别的孩子玩耍时，他就显得非常高兴。

(5)睡眠与上个月相同，上、下午都睡觉的宝宝较多。午睡时间各不相同。

(6)这个阶段的宝宝能以不同的方式吃代乳食了。大多数宝宝每天可以喂

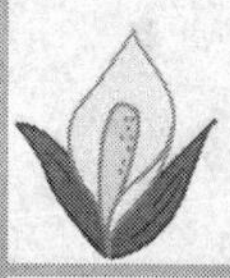

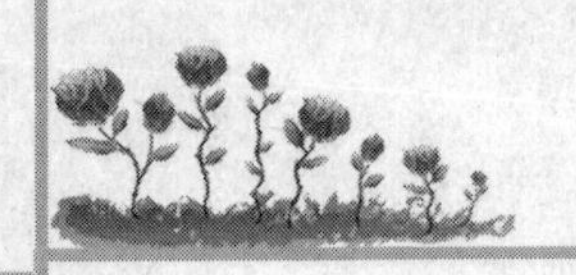

2次粥，每次喂完后再加100毫升牛奶，晚上临睡前和早晨起床后各喂200毫升牛奶。不喜欢喝牛奶的宝宝，可以吃粥为主，但若副食不增加很多鸡蛋、鱼等，就会缺少蛋白质。

(7)这个月龄的宝宝不用喂果汁，可直接喂西红柿、橘子、香蕉等水果。可将苹果磨碎、草莓弄碎后直接喂宝宝，可喂酥脆的点心、饼干、蛋糕等，但不能喂糖块。

(8)排便方面，由于宝宝吃代乳食，大便会渐渐带有臭味了，每天排便1～2次，也有两天排1次的。

(9)在温暖季节，小便每天10次左右，随着代乳食的增加，尿的颜色更黄了。

(10)8～9个月的宝宝，常见的病是口腔炎和手足口病。从11月份到次年2月份常常会突然多次出现腹泻，即冬季腹泻。

(11)9～10月份，宝宝常常因为胸中积痰而呼噜呼噜发喘。宝宝因咳嗽而呕吐，常被诊断为哮喘性支气管炎，即婴儿哮喘。

(12)这个月龄的宝宝外伤较多，常因为从床上或缘边摔下来使宝宝头部受伤，还有烫伤等。

3. 8～9个月婴儿的营养需求有哪些

(1)从孩子8个月起，母乳开始减少，有些母亲奶量虽没有减少，但质量已经下降。所以，此时必须给孩子增加辅食，以满足小儿生长发育的需要。从本月起，母乳喂养的孩子每天喂3次母乳(早、中、晚)，上、下午各添加1顿辅食。

(2)人工喂养的宝宝，此时也不能再把牛奶作为主食，要逐渐给宝宝添加辅食，但是每天应保证宝宝摄入牛奶的量保持在500毫升以上。人工喂养的孩子每天需750毫升牛奶，分3次喂，上、下午各喂1顿辅食。

(3)可以给宝宝继续增加辅食，如添加碎菜、肉末、鸡蛋、面条、粥等。此时宝宝的消化器官发育还不完善，辅食的性质应以柔软、半固体为主。如果宝宝此时不喜欢吃粥，而喜欢吃米饭，也可以让宝宝尝试吃一些，如果没有消化不良等反应，以后也可以逐渐给宝宝吃一些软烂的米饭。此外，也要保证宝宝每天都能摄取一些蔬菜。每种蔬菜都有自己独特的营养，要保证均衡的营养，必须给宝宝提供多种蔬菜，如胡萝卜、西红柿、菠菜、白菜、萝卜等。宝宝满8个月后，可以把苹果、梨、桃等水果切成薄片，让宝宝拿着吃。香蕉、橘子等也可整个让宝宝拿着吃。

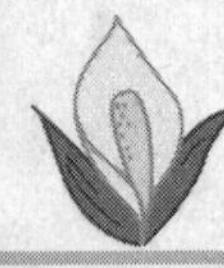

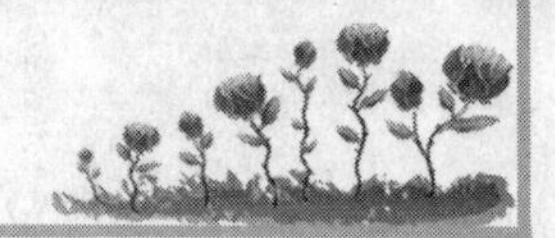

4. 什么时候给宝宝添加动物性食品

动物食品除乳制品、蛋类外，还包括肉禽类、水产类和动物脂肪，是宝宝蛋白质和能量的主要来源之一。动物蛋白含有的必需氨基酸的种类易被人体消化吸收和利用，为优质蛋白质。动物性食品除含有丰富的蛋白质外，还含有大量的脂肪和丰富的矿物质，如铁、锌、铜、磷、硫等，以及丰富的维生素，如维生素A，维生素B_1，维生素B_2及维生素D和叶酸。

当宝宝接受了谷类食品、蔬菜、水果、鸡蛋后，在8～10个月时可以试着给宝宝肝泥、鱼泥、肉泥、动物血等动物性食物。添加时先从一种开始，3～7天后如无腹泻、呕吐和皮疹等过敏反应再加另一种。

5. 过敏体质宝宝添加辅食应注意哪些事项

有过敏体质的宝宝，添加辅食的时候家长更要格外注意。1岁内的宝宝，特别是患有湿疹的宝宝不应再添加牛奶等容易引起过敏反应的食品，如鸡蛋、海鲜、大豆、花生等。患有湿疹的宝宝可以尝试着吃蛋黄，尽量不要喝豆浆，因为豆浆会加重过敏。给宝宝添加辅食时要逐渐增加食物的品种，这样有助于找到过敏原。很多父母忙于上班，吃的食物都是买的，这样不方便发现孩子的过敏原。因此，对于辅食来说，还是自己做比较好。这样做可以保证原材料的新鲜，越是新鲜的食物，营养成分保留得就越好。

(1)不易引发过敏的果蔬：花椰菜、青豆、土豆、胡萝卜、南瓜、苹果、梨、桃。

(2)容易引起幼儿过敏的食物：牛奶、蛋、豆类、小麦、坚果、鱼、虾、螃蟹等。

6. 添加辅食后宝宝腹泻怎么办

在给宝宝添加辅食的过程中，很多父母都会遇到宝宝腹泻的烦恼。其实，如果父母掌握了辅食添加原则，喂养宝宝就会变得简单许多。一般来说，辅食添加应遵循以下原则。

(1)从少量到适量原则：第一次添加辅食的时候量要少些，为1～2勺，以后根据需求逐渐增加。注意，不要强制婴儿吃完每次准备好的食物，婴儿对热能的需要量差别很大，父母不要将孩子与其他婴儿相比，只要发育指标在正常范围内，父母就没有必要担心。

(2)从一种到多种原则：添加新食品必须先试一种，待适应后再添加另外一

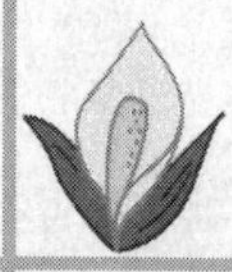

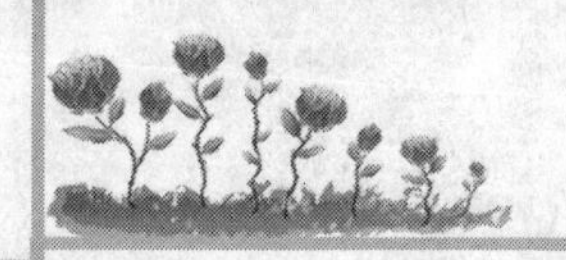

种。添加两种新食品的时间间隔最少 3 天。不同宝宝接受新食物的时间有差异，家长要有耐心，让宝宝多接触新食物，让宝宝适应新的口味。有时宝宝接受新食品可能要重复 8～10 次。试喂时要了解宝宝对新食物是否过敏，为避免过敏反应，添加辅食可先从单一谷类开始。

(3)身体健康时添加原则：当宝宝消化不良或生病时，应暂停添加辅食，因为此时宝宝消化能力减弱，添加新辅食会导致消化系统紊乱。添加食物时一定要注意卫生，原料要新鲜，现做现吃。婴儿餐具要专用，认真消毒。

7. 宝宝辅食的制作方法有哪些

(1)香蕉玉米面糊：把玉米面 2 大匙和 1/2 杯牛奶一起放入锅内，上火煮至玉米面熟了为止，再加剥皮后的香蕉 1/6 根切成薄片和少许蜂蜜煮片刻。

(2)肉面条：把面条放入热水中煮后切成小段，和 2 小匙猪肉末一起放入锅内，加海味汤后用微火煮，再加适量酱油，把淀粉用水调匀后倒入锅内搅拌均匀后停火。

(3)虾糊：把虾剥去外壳，洗干净后用开水煮片刻，然后研碎，再放入锅内加肉汤煮，煮熟后加入用水调匀的淀粉和少量食盐，使其呈糊状后停火。

(4)奶油鱼：把收拾干净的鱼放热水中煮过后研碎，把酱油倒入锅内，加少量肉汤，再加切碎的鱼肉上火煮，边煮边搅拌，煮好后放入少许奶油和切碎的芹菜即可。

8. 8～9 个月宝宝的营养配餐方案有哪些

营养配餐方案 1

时　间	主食及用量
早上 6:00	母乳哺喂 20～25 分钟(或给配方奶 200 毫升)
上午 8:00	果汁：鲜橙汁或番茄汁 150 毫升
上午 10:00	营养米粉：鸡蛋米粉 20 克，鸡蛋黄 1 个，白糖适量；小儿鱼肝油滴剂(参照说明或遵医嘱)
中午 12:00	肉末猪肝粥：大米 10 克，剁碎猪瘦肉或猪肝 8 克
下午 2:00	母乳哺喂 20～25 分钟(或给配方奶 200 毫升)；面包或饼干：面粉 10 克
下午 6:00	母乳哺喂 20～25 分钟(或给配方奶 200 毫升)
晚上 8:00	新鲜果泥或蔬菜泥 20 克
晚上 10:00	母乳哺喂 20～25 分钟(或给配方奶 200 毫升)

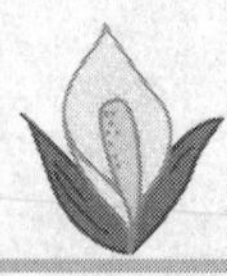

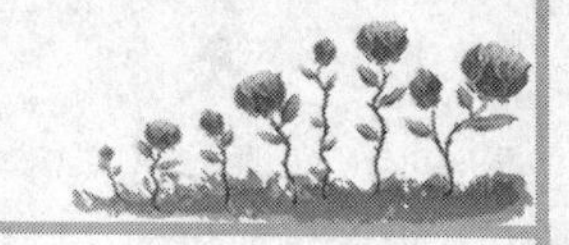

营养配餐方案 2

时　间	主食及用量
早上 6:00	母乳哺喂 15～20 分钟(或给配方奶 220 毫升)
上午 9:30	母乳哺喂 10～15 分钟(或给配方奶 110 毫升);馒头:面粉 15 克;炒鸡蛋 1 个,植物油 1 克;小儿鱼肝油滴剂(参照说明或遵医嘱)
中午 12:00	小馄饨:面粉 25 克,新鲜青菜 15 克,猪瘦肉 15 克,芝麻油 1 克
下午 3:30	小蛋糕 1 个(面粉 20 克);母乳哺喂 10～15 分钟(或给配方奶 110 毫升)
下午 6:30	豆腐肉末粥:大米 25 克,豆腐 25 克,猪瘦肉 15 克,植物油 2 克
晚上 9:30	母乳哺喂 10～15 分钟(或给配方奶 220 毫升)

9. 如何给宝宝添加蔬菜和水果

在给宝宝添加米粉 1 个星期后,可以开始给宝宝添加蔬菜和水果。可先从添加果汁、菜汁开始,当宝宝适应后,再改为菜泥、果泥,最后过渡到小块状水果和蔬菜。水果较甜应在添加了蔬菜后再添加,以免宝宝由于偏爱水果而不愿接受蔬菜。开始添加时,第一天喂 1～2 勺(约 10 毫升),第二天喂 20 毫升,第三天喂 30 毫升,逐渐增加。每次只添加一种,如无腹泻、呕吐、皮疹等过敏反应,3～7 天后再添加另一种。新鲜的水果可酸化大便并刺激皮肤,如果皮肤出现鲜红色皮疹,应暂时减少果汁的摄入。

过多摄入果汁会因消化不良而引起腹胀或腹泻,并可影响宝宝对其他辅食的摄入,甚至可引起低钠血症和脑水肿。所以每天果汁摄入量不要超过 50～100 毫升,最好用 1～2 倍的水冲对。

10. 生病的宝宝如何喂养

(1)发热:发热时,患儿新陈代谢加快,体内盐分和水分大量流失,因而治病首要解决的问题是,补充足够的水分,以促进体内代谢产物和毒素的排出。发热期间,饮食应以清淡、易消化为原则,宜少量多餐。疾病急性期,宝宝食欲差,最好喂以流质食物,如米汤、牛奶、果汁、绿豆汤等;恢复期或退热期,可调配半流质食物,如营养米粉、肉末菜粥、面片汤、鸡蛋羹等;退热后,可选择稀饭、面条、新鲜蔬菜等易消化的食物。肉类、鸡蛋等难以消化的荤腥食物应少吃。

(2)咳嗽:给咳嗽的宝宝多喝白开水,对病情大有裨益。梨有清热化痰、健

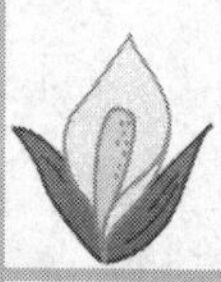

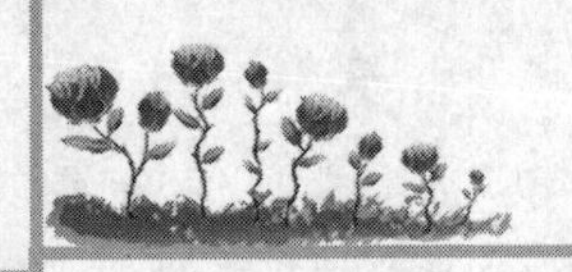

脾、养肺的功效，可以多食。饮食应以清淡为主，易消化的汤、牛奶等流质或鸡蛋羹、面条等半流质食物，新鲜蔬果如大白菜、菠菜、萝卜、西红柿等，既易消化，又富含各种维生素和矿物质。带鱼、蟹、虾、肥肉等海味、油腻或过咸、过甜的食物，可能会加重胃肠负担；冷饮或生姜、大蒜、胡椒、葱、韭菜、辣椒等食物使咳嗽加重；苹果、香蕉、橘子、葡萄及冰糖蒸梨等过甜或过酸的食物，也不宜给孩子吃。同时，含油脂较多的花生、瓜子、巧克力等，容易滋生痰液，少吃为佳。

(3)哮喘：哮喘是由于毛细支气管平滑肌痉挛，支气管内黏膜水肿和黏性分泌液增多所致。有的患儿由于哮喘反复发作，导致生长发育迟缓，营养吸收及肺功能相对较差。哮喘患儿的饮食以清淡为宜，瘦肉、鸡蛋、豆类等含优质蛋白质的食物有助于补充营养，应适当进食。富含维生素的蔬菜和水果，如新鲜大白菜、萝卜、西红柿、橘子等，有助于修复因哮喘而受到损害的肺泡，增强宝宝的抗病能力；橘子、梨、柿子、杏、罗汉果、芥菜、藕、大枣等，有化痰健脾功效，均宜适当进食。海虾、蟹、带鱼等海腥食物，很可能是哮喘的过敏原，所以不宜给患儿进食。同样道理，过甜、冷冻、辛辣刺激性食物，对哮喘患儿也不适宜。

(4)腹泻：腹泻可由细菌或病毒感染、饮食不当、气候突变、营养不良、呼吸道感染等多种因素引起。首先，家长要给宝宝补充足够的水分，以防脱水；适当减少喂食次数和每餐的摄入量，以减轻宝宝的胃肠负担。可给宝宝喂少量盐水、米汤、淡茶水；随病情好转，逐渐改为进食面片汤、米粥等清淡易消化的食物。牛奶、甜食、豆制品等会使肠蠕动增加，引起肠胀气，并加剧腹泻，因此该类食物腹泻患儿不宜进食。香蕉、梨、菠菜、西瓜、白菜、红薯等富含纤维素的蔬果可促进肠道蠕动；而辛辣类食品均需戒食。应限制蛋白质的摄入，尽量少食鸡蛋、奶类及肉类食物。

(5)便秘：便秘是指粪便在肠道内停留时间过长，以致干结、排出困难。让宝宝多饮水，吃富含粗纤维的蔬菜和水果，例如芹菜、韭菜、萝卜及苹果、香蕉等，可刺激肠蠕动，促使粪便排出。饮食当以清淡、稀软为主，可适当食用一些油而不腻的食品，在牛奶中加入适量蜂蜜，也是一个好办法，但一定要选择儿童专用蜂蜜。辛辣及富含蛋白质的食物(如肥肉、虾蟹等)，容易使食物滞留肠道，应尽量少吃。

(6)盗汗：指当小儿睡眠时，全身或某部位会大量出汗。盗汗症患儿体质偏虚，故宜选择滋补型食物，如羊肉、鹌鹑、猪肝、兔肉、黄鳝、桂圆、核桃、黑木耳、大枣等，这些都是不错的选择。蔬菜、水果等滋润食品也可多食。韭菜、大葱等

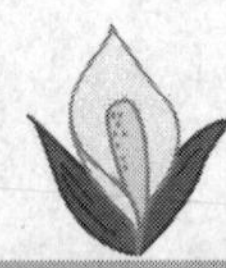

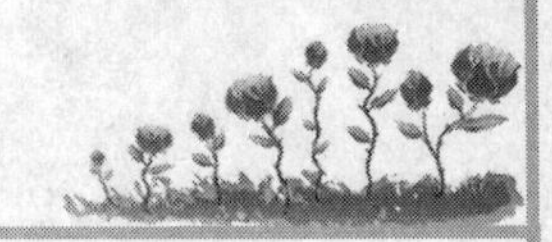

辛辣刺激性食物，则不宜进食。

11. 男宝宝私处护理的方法有哪些

对于男孩子，最必要悉心呵护的就是他的阴茎和阴囊了。它们的重要性不言自明，而正确的清洗和保护尤其重要。

(1)宝宝大便后首先要把肛门周围擦干净：先把柔软的小毛巾用温水沾湿，擦干净肛门周围的脏东西。

(2)用手把阴茎扶直，轻轻擦拭根部和里面容易藏污纳垢的地方，但不要太用力。

(3)阴囊表皮的皱褶里也是很容易积聚污垢的，妈妈可以用手指轻轻地将皱褶展后擦拭，等阴茎完全晾干后再换上干净、透气的尿布。清理时要注意：

①水温要适宜。宝宝洗澡时的水温要控制在38℃～40℃，这不仅是要保护宝宝的皮肤不受热水烫伤，也能保护阴囊不受烫伤。爸爸妈妈们会发现，当天气很热或者宝宝兜着潮热的纸尿裤时，宝宝的阴囊就会软趴趴的，像个气球皮儿，里面的小蛋蛋明显地圆圆的鼓着，这就是因为受热，阴囊壁的平滑肌呈反射性舒张，自我保护地瘫软散热；而如果遇冷，阴囊就会缩成一团，保护必要的体温。所以，在洗澡的时候，一定要控制好水温。同时，每次大便后也需要冲洗。

②切莫挤压。宝宝的“小鸡鸡”(也就是阴茎)，布满筋络和纤维组织，又暴露在体外，十分脆弱。在洗澡的时候，新手爸妈很容易因为紧张或者慌乱，手部无意中用力，挤压或者捏到宝宝的这些部位。因此，需要特别注意。

③重点清洗。清洗的重点应该是最容易藏污纳垢之处。所以，要把小鸡鸡轻轻地抬起来，轻柔地擦洗根部，再有就是阴囊下边，也是一个“隐蔽”之所，包括腹股沟的附近，也都是尿液和汗液常会积留的地方。

护理时的注意事项：在给宝宝穿戴纸尿裤的时候，注意把小鸡鸡向下压，使之伏贴在阴囊上。这样做，一是为了不让宝宝尿尿的时候冲上尿，弄湿衣服，另外，也可以帮助宝宝的阴茎保持自然下垂的状态，避免将来影响穿衣的美观。如果宝宝已经不再戴尿布，排尿后最好用干净的手纸沾干尿液，保持干爽。另外，要给宝宝单独准备一套洗具，毛巾、盆等。

12. 女宝宝私处护理的方法有哪些

女宝宝的性器官有两个部分，外部性器官和内部性器官。外生殖器分为大

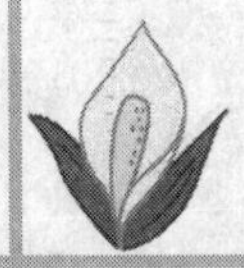

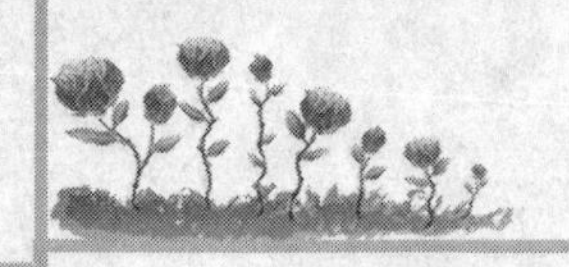

阴唇、小阴唇、阴核，会阴、阴道口几个部分。小阴唇和大阴唇覆盖尿道口和阴道口，能防止细菌的侵入。

(1)大便后用湿毛巾从前往后擦掉脏东西。也可以先用装入温水的喷雾器从前往后冲洗，这样脏东西就容易洗掉了，之后再用湿毛巾擦拭就会更方便。

(2)用湿毛巾慢慢地将小阴唇周围的脏东西擦掉，即使是小便后也要擦干净。可以将毛巾叠成细长条，然后在小阴唇的沟里滑动擦拭；也可以用在超市里买的棉签，蘸水轻轻地擦拭。

(3)大腿根部的夹缝里也很容易粘有污垢，妈妈可以用一只手将夹缝拨开，然后用另一只手轻轻擦拭，等小屁股完全晾干后再穿上尿布。

护理时要注意：①小内裤要早穿。内裤的选择，应该是吸收力强的、透气的、棉质的、宽松舒适的。妈妈们请早点给女婴穿满裆裤，尽量少让外面不干净的细菌轻易和阴部直接接触。②小尿裤要及时换。干净、清爽、透气的环境是阴部最理想的环境。女宝宝还没有离开尿布，无论是使用尿布还是纸尿裤，都应当选择透气性好的，安全卫生的。便后妈妈们一定要记得及时更换尿不湿。尿道的开口处直接与内部器官相通，尿液的残留成分会刺激宝宝皮肤，容易患尿布疹，干扰严重了，会过敏发炎。如遇红臀现象，可擦柔和的婴儿护臀霜。

13. 防治宝宝痱子的方法有哪些

在炎热的夏天，气温高、湿度大，如果汗不能及时蒸发，就容易使汗腺堵塞，汗液排泄不通畅，引起汗管破裂，造成皮肤轻度发炎，产生痱子。痱子好发于颈、肘弯、腿窝、胸背和头面部，密集排列，互不融合。痱子周围稍红，有痒和灼热的感觉。如果宝宝搔抓，容易感染，引起汗管及汗腺发炎、化脓，形成疖疖，俗称痱毒，痱毒有豆子大小，大的可有葡萄大小，表面红紫色，疼痛、发热，局部淋巴结肿大，严重的可引起败血症。

预防宝宝痱子和痱毒的发生，关键是要保持宝宝皮肤清洁干燥，勤用温水洗澡，温水不会刺激汗腺，不引起血管收缩，洗后宝宝皮肤容易干爽。在炎热时，不要让宝宝赤裸，皮肤没有衣服的保护，更容易生痱子并发生感染。宝宝夏季的衣服要宽大，室内要通风，多喝水，特别是绿豆汤、红豆汤等。

14. 什么原因使宝宝易患口角糜烂

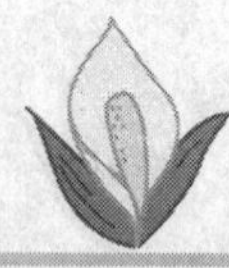

常见到有的宝宝口角一侧或双侧先出现湿白，有些小疱，渐渐地转为糜烂，

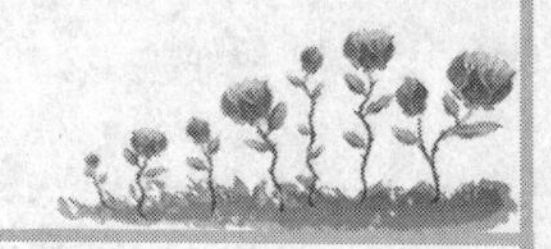

并有渗血结痂。口角糜烂的宝宝常因疼痛而哭闹，不肯好好吃饭。导致口角糜烂的原因有哪些？

(1)B族维生素缺乏：平时吃动物内脏、蛋类、奶类、新鲜蔬菜、豆类、粗米面等较少，人体内缺少B族维生素所致。

(2)口角疱疹：多由疱疹病毒引起。患儿开始口角皮肤有痒感，继而发红有灼热感，可发生多个小水疱，疱破后结痂，待痂皮脱落后自然痊愈。

(3)传染性口角炎：常为维生素 B_2 缺乏的同时由真菌感染引起；长期滥用抗生素或患有胃肠道疾病的孩子，也容易缺乏维生素 B_2，而得口角炎。

可先在口角局部涂些防感染的药物，同时服用维生素 B_2 和维生素C；也可以用淡盐水清洗口角患处，去除结痂，待干燥后将预先研制成粉末的维生素 B_2 敷在口角上，每天早、中、晚饭后和睡前各涂敷1次，一般3～5天即可痊愈。

15. 宝宝得水痘怎么办

水痘是一种常见病、多发病，有很强的传染性，多见于冬春季节，6个月以内的宝宝因有母体获得的抗体，一般不会发生水痘；8个月以后的宝宝，就很容易传染发病。这个月份的宝宝出水痘时，如果没有其他并发症，对身体不会有太大的影响，只是病初发热时，宝宝显得委靡不振，没有精神，嗜睡。

出了水痘后一般无需特殊治疗，但护理十分重要，只要处理得当一般不留瘢痕。但水痘疱疹很痒，搔抓皮疹易引起继发感染；如果累及真皮层，会引起瘢痕。所以，家长应及时剪短宝宝指甲；可服用扑尔敏，并用抗生素软膏涂于皮疹处，也可用炉甘石洗剂局部涂擦止痒；皮疹一旦抓破，可用抗生素软膏涂擦。特别应注意不能使用激素类药物，否则会引起严重的病毒血症。对长期应用糖皮质激素的病儿(如肾病或血液病)一旦病情恶化，应急送医院积极治疗。

水痘一般预后良好。但如果在出疹后5～10天内温度再度升高，并伴有头痛、呕吐、嗜睡等神经系统症状，则要警惕水痘脑炎，应立即送医院诊治。水痘患儿应严格隔离2～3周，待水痘完全干燥结痂，又未见新的皮疹出现时，方可解除隔离。

16. 婴儿出现外耳道疖肿怎么办

婴儿外耳道疖肿，常因给婴儿洗头时的污水、喂药时的药汁、呕吐的呕吐物灌入耳道或是用火柴棍、发卡等物掏耳朵时，划破了外耳道皮肤，细菌乘机侵入

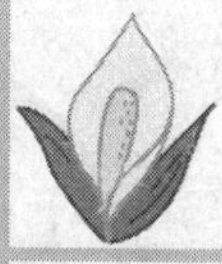

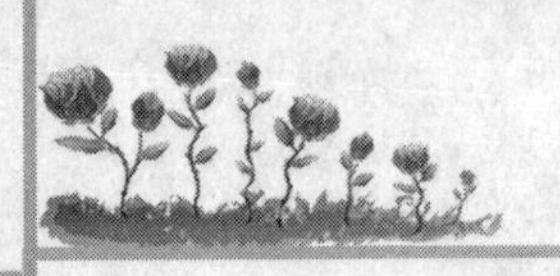

引起。症状多表现为耳朵疼痛，尤其是张嘴嚼东西时更痛，还常牵扯到半边头痛，影响吃饭和睡眠．有些婴儿还伴有低热。

这种情况下，可用湿毛巾冷敷婴儿的耳朵，在口服或注射抗生素的同时，向耳朵里滴耳油或新霉素等滴耳液，消炎止痛。如果疖肿有了脓点，要请耳科医生进行引流，防止炎症进一步恶化，影响听力。

17. 婴儿烫伤了怎么办

这个月龄的婴儿能自由活动了，且好奇心强、自我保护的意识还较弱，动作还不够协调，回避反应又迟缓，一旦爸妈在看护时稍有疏忽，就容易发生烫伤意外。婴儿皮肤娇嫩，一旦烫伤，受伤程度要比成年人严重得多，伤势较轻也可能会留下瘢痕，程度重时甚至可危及生命。发生婴儿烫伤应采取以下措施。

(1)立即用冷水冲洗：如果轻微可先用大量冷水冲洗，降低伤处的热度，冲洗的时间至少要 20 分钟，也可用白酒反复涂抹患处。但烫伤的处置法因程度不同而异，由烫伤的深度与宽度来决定，全身性的烫伤就不能用水冲洗。烫伤以后会形成水疱，应赶紧连着衣服泡到水中，等安顿后再脱衣服，勉强脱或剪开衣服，常会伤到皮肤，如果没有把握要到医院进行处置。

(2)烫伤的次数和面积：即使范围很小，如果达到肌肤的深度，就是严重的烫伤，婴幼儿容易休克，应加以重视注意。脸或阴部的烫伤最初需要专科医生的治疗，宝宝的手脚容易形成瘢痕或挛缩，因此不要随便改变或停止治疗。

①烫伤的深度。一度皮肤红肿、疼痛。二度形成水疱、溃烂。三度最为严重，皮肤与组织完全受伤，形成溃疡状。

②烫伤的面积。烫伤严重与否，可由身体表面积的百分数来决定，宝宝若二度占 16%，或三度占 10%，就算是严重，即使是一度烫伤，若全身达 5%～10%，就需进行全身治疗。如果是脸、眼、外阴部达到二度以上的烫伤，即使是1%～2%的面积，也必须住院治疗。

(3)不要擦药：如果用大量冷水冲洗烫伤的部位，烫伤面的污垢大多会冲掉，因此最好不擦任何药，用纱布、毛巾等清洁布包住，立刻送去医院处理。此外，不要把水疱弄破，用清洁的纱布覆盖，直接送去医院。

18. 如何训练宝宝爬行

爬是宝宝成长过程中具有里程碑意义的行为，所以一定要引导宝宝爬行。

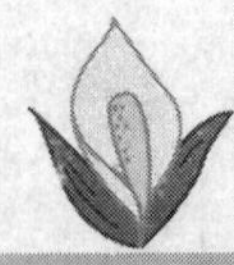

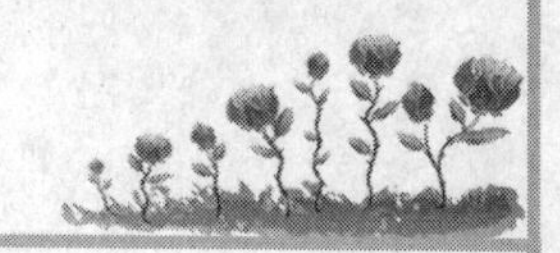

爬行能促进大脑及各种神经纤维间的通畅联系，促使前庭和小脑的协调，使身体活动时有了保持平衡的可能；爬行训练可以加强前庭与感觉系统的统合，使身体感觉灵活，促进脑的发育；爬行还增进了亲子间交流，能够促进宝宝语言的发展；爬行使宝宝加大了接触面，扩大了宝宝认识世界的范围，促进认知能力的发展，有利于思维和记忆的训练。

(1)宝宝刚开始训练爬行时，可先让宝宝趴下，成俯卧位，把头仰起，用手把身体撑起来，家长把宝宝的腿轻轻弄弯放在他的肚子下；在宝宝的面前，放些会动的、有趣的玩具，如不倒翁、会唱歌的娃娃、电动汽车等，以提高宝宝的兴趣，启发、逗引他爬行。此时，家长可以用手在他的臀部轻轻捅一下，或用手掌抵住他的小脚掌，宝宝常常会向前扑，于是就慢慢地爬行了。

(2)如果宝宝俯卧位时只会把头仰起，上肢的力量不能把自己的身体撑起，胸、腰部位不能抬高，腹部不能离床时，家长可以用条毛巾放在宝宝的胸腹部，然后提起毛巾，使宝宝胸腹部离开床面，全身重量落在手和膝上，反复练，待宝宝小腿的肌肉结实，能支撑身体重量时，也就渐渐地学会爬行了。

(3)为了引发宝宝的爬行兴趣，可让宝宝和其他同龄儿在铺有地毯或塑料地板的地上，互相追逐爬着玩，或推滚着小皮球玩。这样既开发了脑潜能，使左右脑协调发展，又锻炼了体力，还培养了宝宝的社交能力。

(4)当宝宝爬行的技能有了一定的进步时，大人要开动脑筋，为宝宝设计各种有趣的爬行游戏，进一步训练宝宝的爬行能力。如可以平躺在床上或用叠好的被子做“山坡”。让宝宝从你的肚子或被子上爬过去；也可以这样做，大人双手撑地板，弓起身子，用自己的身体做成一个拱形的“山洞”，让宝宝从一侧穿过“山洞”爬出。另外，还可以把家里较浅的铁质大盆，放在地板上，让宝宝练习爬进爬出。当然除了这些方法外，可以设置更多的爬行游戏让宝宝玩，这里不再过多讲述。

(5)8 个月的宝宝爬行的本领与日俱增，所以必须注意这个阶段宝宝的安全，可重新整理居室，对于居住面积较小的居室，可以用家具，如墙角、床边、沙发、椅子等围出一块活动场地，并在地面上铺上毡子或席子，任孩子爬，这样不会出危险。面积较大的居室，可以用最小的房间做宝宝运动场，但要注意把房间内一切可能给宝宝造成伤害的物品移出屋子，如有棱有角的家具，热水瓶、茶具、花盆、电线插板等，这样清除了危险的可能因素，才能让宝宝自由自在地在屋内翻、滚、爬。

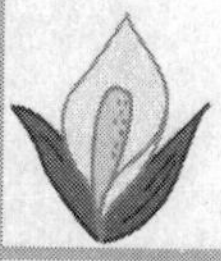

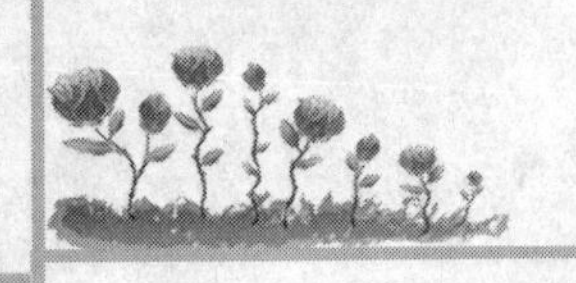

19. 如何进行宝宝智能训练

激发孩子的运动智能发展，愉悦宝宝身心，有利于宝宝的心智健康发展。在这一阶段，大人可以扶助宝宝做体操，主要练习上肢、下肢爬行、站立、走、拾取、跳的动作。注意做操时间应选择在进餐后1小时，宝宝情绪好时，在乐曲伴奏下，家长喊二八拍口号进行，每次选做一节，循序渐进。

(1)训练宝宝自己拉物站起：可以让宝宝练习自己从仰卧位拉着物体（如床栏杆等）站起来。可先扶着栏杆坐起，逐渐到扶栏站起，锻炼平衡自己身体的技巧。

(2)对宝宝进行坐起到迈步的训练：可让宝宝仰卧或俯卧，用语言、动作示意他坐起来，并扶着宝宝双手，鼓励他迈步，或用玩具、食物引逗他坐起来，反复训练，可以使宝宝身体平衡和协调能力进一步发展。

(3)加强宝宝手的精细动作训练：可以给宝宝一套套塔玩具，让宝宝用拇指和食指对捏每层塔，将塔层按从大到小的形状，一个一个地套在中心套柱上，直到最小的塔尖套完。

(4)训练宝宝练习用手抓起小物品：比如小积木，小乒乓球等，这些玩具，放在宝宝面前手能抓到的地方，训练他能用拇指和其他指头配合抓起小玩具，每日练习数次。

还可以在干净的小盘内放些糖豆、大米花等，训练宝宝用拇指、食指扒取，以后逐渐发展到用拇指和食指相对捏起，每日可训练数次。但在玩这个游戏时，大人一定要陪同宝宝玩，以免他将小物品塞进嘴巴导致呛噎而发生危险，离开时要将小物品收拾好。

20. 如何训练宝宝语言理解能力

这个时期的宝宝，差不多能清楚父母对其说的大部分话了，并且还会作出回应，如当父母赞同其行为时，宝宝会高兴地继续，而当父母表示反对时，宝宝则会停止。此时提升宝宝的语言理解能力，父母可加强如下训练：

(1)让宝宝继续练习模仿发声，并增强难度：这个阶段，宝宝的语言理解和表达能力已经有了很大的进步，模仿能力也更强了，父母应该让宝宝继续练习模仿发声并逐渐增加难度，如父母在教会宝宝一些简单名词的发音之后，还可以教宝宝一些复杂的名词，不断增强宝宝的语言表达能力。

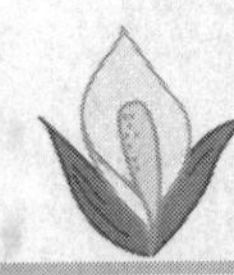

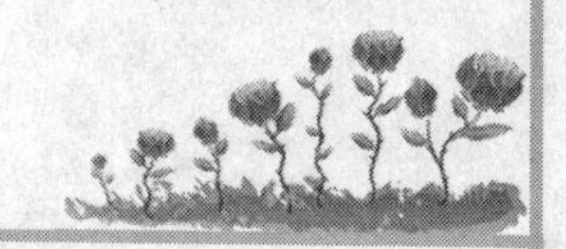

(2)帮助宝宝理解语言,并使其更好地将语言和动作联系起来:在与宝宝交流的过程中,父母应该教给宝宝更多的词汇和知识,通过语言和示范告诉宝宝应该怎么做,使其能将这些语言和相应的动作联系起来,如父母可以先教宝宝学习坐、立、走等词语,然后通过示范告诉他们具体的行为是怎样的,还可以在宝宝表现好的时候鼓掌或报以微笑,并告诉他们这代表着夸张和表扬等。

21. 如何训练宝宝感知能力

随着不断的成长,宝宝对周围世界的好奇心和探索欲也不断增强,而且比以前更为好动了,他们喜欢自己拿着玩具相互敲击,喜欢有意识地发出一些声音以引起别人的注意,喜欢用眼睛去寻找和发现等。此时父母可以通过如下的训练帮助宝宝提升感觉认知能力。

(1)多给宝宝念儿歌、讲故事:在1岁之前,宝宝通常比较喜欢有韵律的声音和欢快的节奏,所以在陪伴宝宝的时候,父母可以给其念一些有趣的儿歌,绘声绘色地讲一些故事。也许宝宝在当时还不能明白这个儿歌和故事的意思。但对于提升宝宝认识理解能力是很有帮助的,也能为以后的教育打好基础。

(2)带着宝宝一起看书学习:到了这个时期,父母应该每天抽出一定的时间陪宝宝看一些图画书,一边指着书中的图画和人物一边给孩子讲解,以加深宝宝的印象。等宝宝能记住了之后,再换其他的图画书给宝宝看,以此训练宝宝的认知、理解能力等。

(3)鼓励宝宝多观察周围的世界并表达自己的想法:时间允许的话,父母还应该带着宝宝多到户外走走,为宝宝观察外界环境和周围世界创造条件。

22. 如何训练宝宝自理能力

这个阶段的宝宝行动能力不断增强,自我意识也初步形成,喜欢自己动手,吃饭时会跟父母抢勺子,会通过动作、表情、语言等来表达自己的意愿,甚至还能在日常生活中发挥主观能动性,配合大人的行动。此时父母需注重如下方面帮助宝宝提升自理能力。

(1)训练宝宝学会配合着穿衣、穿袜子:八九个月的宝宝,肢体已经能自如地活动了,而且还非常好动,父母可以利用宝宝的这些特性,加强其生活自理能力的训练。妈妈在给宝宝穿衣服的时候要训练其学会主动配合,可以边穿边要求宝宝“伸手”“举手”“抬腿”等,让他们用动作配合好,在穿袜子的时候可以边

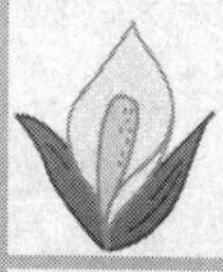

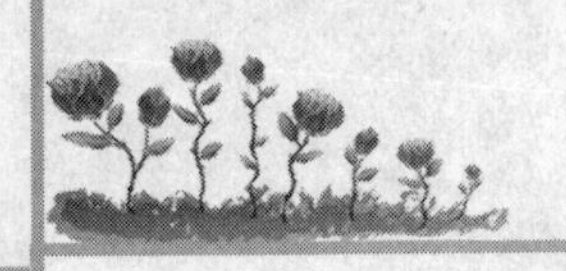

帮其穿边要求宝宝“脚伸直”。如果宝宝刚开始时还听不懂这些要求,父母可以先用手示范和协助,之后再慢慢提高要求。

(2)培养宝宝大小便坐盆的习惯:让宝宝养成良好的生活习惯是宝宝自理能力培养的重要内容,父母在这一阶段应继续训练宝宝养成及时大小便、大小便坐盆的习惯,通常来说,父母在刚开始可以在宝宝有便意的时候在一旁协助宝宝完成,之后再慢慢训练其独自完成的能力。

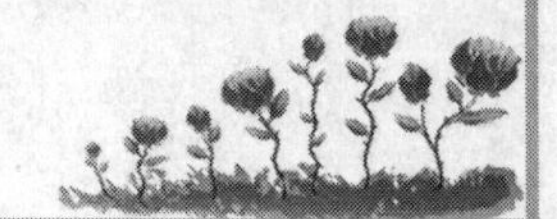

十、9～10个月婴儿的护理保健

1. 9～10 个月婴儿的身体变化有哪些

(1)婴儿体重正常均值：男孩为9.42±1.1千克，女孩为8.87±0.97千克。

(2)身长均值：男孩为73.3±2.5厘米．女孩为71.9±2.5厘米。

(3)头围均值：男孩为45.4±1.3厘米，女孩为44.4±1.3厘米。

(4)胸围均值：男孩为45.2±2厘米，女孩为44±1.9厘米。

(5)前囟为：1厘米×2厘米。

(6)个别宝宝出牙：4颗。

2. 9～10 个月宝宝的个性变化有哪些

(1)进入9个月的宝宝活动的能力和空间大了，能按照自己的意愿做一些动作了。有的宝宝睡醒后，如果妈妈不在身边，自己就能翻身坐起来，而且还可以稳坐10分钟以上；有时还手脚并用地往前爬行几步；如果宝宝高兴，还能较灵巧地自己拉着东西站起来。

(2)宝宝的兴趣更集中了，给玩具玩，他能不厌其烦地玩很长时间，宝宝对烟灰碟、化妆品容器、茶杯、抽屉的拉手、插座、开关等，凡是身边的东西，都要用手去模并拿着玩，他们有一种什么都想试探试探的心情。

(3)宝宝手眼更加灵活协调了，有时专门把刚刚捡到的小积木有意扔了，然后再拣起来，甚至能把小积木扔得远一些，然后俯卧下身体，往前爬几步后又捡回来，几次三番，乐此不疲。

(4)这个月龄的宝宝语言能力有了很大的提高，其中最让爸爸妈妈欣喜的是，宝宝会叫“爸爸”“妈妈”了，这是宝宝生命里程中的又一大进步，这不仅表明宝宝有了语言能力，而且对于年轻的爸爸妈妈来说，亲耳听到宝宝的呼唤声，其意义和感受非同寻常。

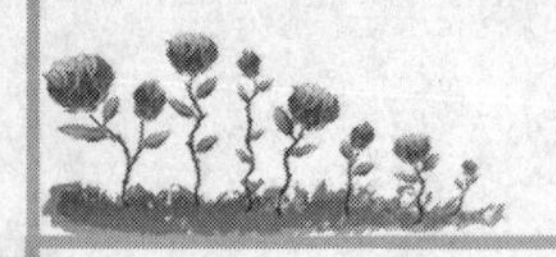

(5)宝宝对声音的刺激特别感兴趣,如钟表的“滴答”声和电话、门铃有规律的响声。当宝宝看画时,会用手来回指划着。

(6)睡眠时间长短,决定宝宝是不是活动家类型。对什么都感兴趣,不容易疲惫的宝宝,玩耍的兴趣很浓,夜里睡觉的时间也晚。

3. 9～10 个月宝宝的营养需求有哪些

9～10 个月的宝宝有了一定的咀嚼能力,此时如果想给宝宝补充丰富的营养,就要保证食物多样化,既有蔬菜又有肉类。多种食物合理搭配,比例均衡,取长补短,才能给宝宝提供充足的营养。喂养时主要注意以下 5 点:

(1)宝宝每天可以添加 3 次辅食。

(2)宝宝的辅食要从粥转为软饭。

(3)吃早午餐时,可以给宝宝吃些饼干、馒头等固体食物。

(4)尽量把肉和蔬菜混合在一起喂给宝宝,并把肉切得细碎。

(5)尽量选择低脂肉类,如鸡肉、鱼肉,而且在烹饪的时候少用油,多用水煮、蒸。

家长喂养一定要按宝宝的食量喂养,不能硬塞给宝宝。而且每天要定时定量,让宝宝养成一个良好的进食习惯。另外,家长要经常给宝宝变换饮食花样,新奇的食物更能引起宝宝的食欲。

4. 准备断奶的方法有哪些

产后 10 个月,母乳的分泌量及营养成分都减少了很多,而宝宝此时却需要更加丰富的营养,如果不断奶,就会患上佝偻病、贫血等营养不良性疾病。同时,妈妈喂奶的时间太久,会使子宫内膜发生萎缩,引起月经不调,还会因睡眠不好、食欲不振、营养消耗过多造成体力透支。

(1)选择最佳时间:通常,宝宝在 10～12 个月时已逐渐适应母乳以外的食品,加上宝宝已经长出几颗切齿,胃内的消化酶日渐增多,肠壁的肌肉也发育得比较成熟,是断奶的最好时机。如果未能及时把握,断奶时间越晚,宝宝恋母的心理越强,以致造成宝宝只吃母乳而不肯吃粥、饭和其他离乳食品。

(2)选择最佳季节:选择比较舒适的季节进行断奶,如春末或秋天。这时,生活方式和习惯的改变对宝宝的健康冲击较小。如果天气热,宝宝本来就很难受,断奶会让他大哭大闹,还会因胃肠对食物的不适应发生呕吐或腹泻;天气冷

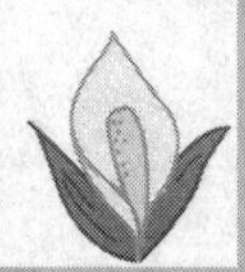

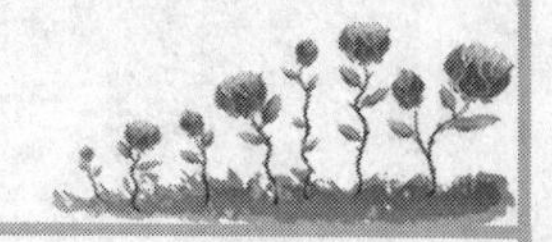

则会使宝宝睡眠不安，容易引起上呼吸道感染。若是宝宝的离乳月龄正逢此时，最好将断奶时间推迟。

(3)做好心理准备：妈妈虽然会在宝宝断奶后松一口气，但可能会因为失去了这种与宝宝亲昵沟通的方式而产生失落感。所以，妈妈从第一天给宝宝喂奶时就应这样想：有一天宝宝不需要我了，是因为他很健康，迈向了一个新的成长阶段。

(4)母乳与牛奶搭配：开始断奶时，可以每天都给宝宝喝一些配方奶，也可以喝新鲜的全脂牛奶。需要注意的是，尽量鼓励宝宝多喝牛奶，但只要他想吃母乳，妈妈不该拒绝他。

(5)减少宝宝的依赖：减少宝宝对妈妈的依赖，爸爸的作用不容忽视。断奶前，要有意识地减少妈妈与宝宝相处的时间，增加爸爸照料宝宝的时间，给宝宝一个心理上的适应过程。刚断奶的一段时间里，宝宝会对妈妈比较黏，这个时候，爸爸可以多陪宝宝玩一玩。刚开始宝宝可能会不满，后来就习以为常了。让宝宝明白爸爸一样会照顾他，而妈妈也一定会回来的。对爸爸的信任，会使宝宝减少对妈妈的依赖。

5. 如何给宝宝选择健脑食物

父母在给孩子选择健脑食物过程中，要结合孩子的身体实际情况，做到有目的、有针对性地对症进食，只有这样，孩子食用了健脑食品，才能收到良好的效果。

(1)如果你的孩子面色苍白、委靡不振、目光呆滞、畏寒手冷、反应迟缓、体形瘦矮、嗜睡无神，那么，就应该给孩子常食健脾益胃、安神益智的食物，如蜂蜜、苹果、核桃、胡萝卜、大枣、花生、松子、鱼虾、山药等食品。

(2)如果你的孩子肥胖、无神懈怠、小便赤短，大便溏泄、腹胀食积、营养不良、下肢微肿，稍动则累等，在这些情况下，你就应该给孩子常吃一些化湿燥脾、消积化瘀的食物，如红豆、山楂、鲤鱼、泥鳅、蚕豆、冬瓜、竹笋、洋葱等。

(3)如果你的孩子胖嫩水肿、面黑肤糙、小便赤短、遗尿惊厥、发稀焦黄、反应迟钝、语言含糊等，就应该经常给孩子吃一些益肾助阳、活血补脑的食物，如核桃、山楂、动物肝脏、动物血、动物大脑、山药、瓜子、黑芝麻、黑豆、栗子、黑鱼、紫菜等食物。

(4)如果你的孩子神怠衰懒，出汗不止，易风寒感冒或生病者，则应经常选

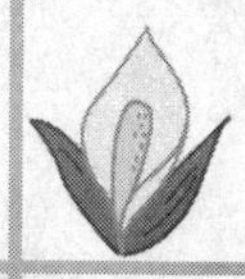

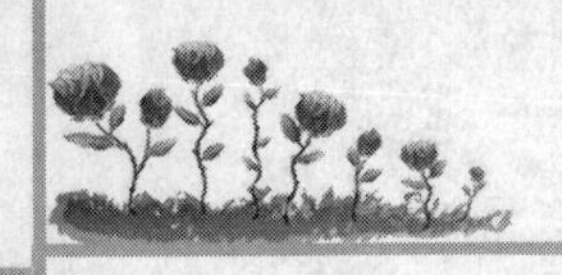

择那些强壮体质、助阳补气、健脑的食物，如黄花菜、荔枝、萝卜、大枣、芝麻、桃仁、牛奶、鸡、鸭鱼、蛋、豆制品等。

6. 如何让宝宝爱吃五谷杂粮

(1)做米饭时在大米中加上些小米、豆类等；做面食时在面粉中加上些玉米粉或黄豆粉，再经常给宝宝吃一些番薯类食物，就可起到糖类和植物蛋白的营养互补作用。

(2)安排五谷杂粮饮食时，进行同类营养互换，丰富多彩的膳食能调动宝宝的进食积极性，如宝宝不喜欢面条可以做成烙饼，同一类的各种食物所含的营养成分大体近似。

(3)蒸或烙是做面食的最佳方法。把面粉做成馒头、面包、包子、烙饼等食物时，其中的营养素丢失得最少。面粉中的维生素含量本身较少，而且又不容易被宝宝的肠道吸收，蒸和烙的烹调方法可以弥补这种营养缺限。

(4)面条尽量做成汤面，不要用油去炸面食，尤其是玉米粉。如果把玉米粉做成玉米糊、小窝窝头或是玉米饼，做时里面再放一些小苏打，做出来的食品宝宝吃了很容易消化。

7. 宝宝辅食添加的原则有哪些

婴儿时期辅助食物的添加，实际上是帮助宝宝从乳类喂养到成年人饮食的过渡，所以每个阶段的辅食添加也不同，在9～10个月期间，宝宝的辅食添加质地以细碎状为主，饮食数量也会有所增加。虽然由于这个时期宝宝乳类饮食相对减少，因此很多家长都希望宝宝多吃点，其实只要宝宝的营养摄入正常，大可不必如此。

由于9～10个月的宝宝活动能力增强，可自由活动的范围增加，有些宝宝不喜欢一直坐着不动，包括喂食物的时候也是如此，若出现这样的情况，在喂食物前最好先为宝宝找个安静的吃饭环境，把能够吸引宝宝的玩具等收好，固定喂食物的时间。当宝宝吃饭时出现扔汤匙的情况，就不要再给宝宝喂食物了，此时最好收拾起饭桌，不要到处追着给宝宝喂食物，以培养宝宝良好的饮食习惯。

有些家长喜欢在睡前给宝宝喂奶，这样虽然宝宝可以比较安静地进入睡眠，但做法却是错误的。这样不但容易造成宝宝龋齿发生，也容易造成宝宝误

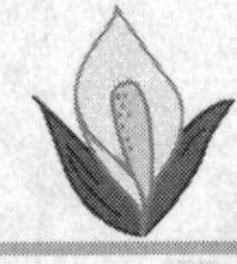

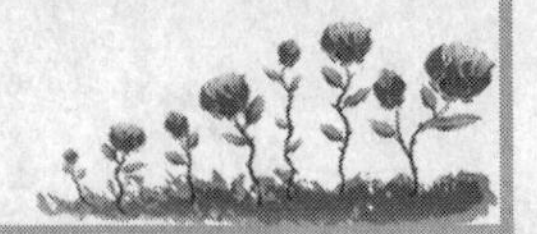

吸呛咳，当宝宝快要进入睡眠状态，意识不清时咽喉肌肉的协调性就变得较弱，会厌软骨不能有效掩住气管口，易使奶水渗入气管造成呛咳，重者宝宝将有生命危险。临睡时给宝宝喂奶也可造成宝宝食欲降低，在昏昏沉沉时喂奶后，宝宝清醒时会没有饥饿感，从而会降低宝宝的饮食欲望，也会养成宝宝被动的心理行为。

8. 不宜喂婴儿的食品有哪些

婴儿在看到大人吃东西，会表现出迫切的需要，这时，父母就要明白，不是所有的食品都能喂给孩子的。像零食瓜子、花生、糖果等小而滑、坚而硬的食品是不应该给孩子吃的，虽然婴儿已长牙，但它的咀嚼功能毕竟还未发育好，没有能力去食用。再者，粒状光滑的食品容易引起呛咳，婴儿的吞咽功能没有完善，不能像成年人那样咽食物时吞咽软骨如盖子一样很好地把气管口盖住，因而容易呛入气管发生意外。还有些食物像元宵、年糕、粽子等糯米制品比较黏，又不易消化的食物，不宜给婴儿食用；一些刺激性食品如咖啡、浓茶、辣椒不利于婴儿神经系统及消化系统的正常发育，也是不适合婴儿食用的；太甜、太油腻的食物营养价值低，婴儿吃后影响正常进食，最好也不要食用。给婴儿选择的食品应该是营养丰富、易消化、口味不重的一些食品。

9. 9～10 个月的婴儿着装要求有哪些

9～10 个月的婴儿正是学走练爬的时期，他们好动，易出汗，生活不能自理，衣服易脏易破。所以，婴儿的衣服大小要适中，偏于宽松，式样简单、容易穿脱。在春秋季节，外衣料要选择结实、易洗涤及吸湿性、透气性好的织物，如涤棉、涤棉混纺等，而纯涤纶、腈纶等布料虽然颜色鲜艳、结实、易洗、快干，但吸湿性差，易沾尘土脏污；而在夏季，穿着这类衣服婴儿会感到闷热，会生痱子，甚至发生过敏反应。

应选择浅色调的纯棉制品，基本原则是吸湿性好及对阳光具有反射作用。

(1)内衣直接接触婴儿娇嫩的皮肤，而且婴儿的体温调节功能差，新陈代谢快而出汗多，所以内衣应选择透气性好、吸湿性强、保暖性好的纯棉制品。还应注意，新买的内衣要在清水中浸泡几小时，清除衣服上的化学物质，以减少对婴儿皮肤的刺激和机械性磨伤；内衣不宜有纽扣、拉链及其他饰物，以防弄伤皮肤，可用布带代替纽扣；衣服款式以舒适、宽松为宜。

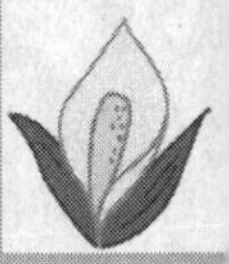

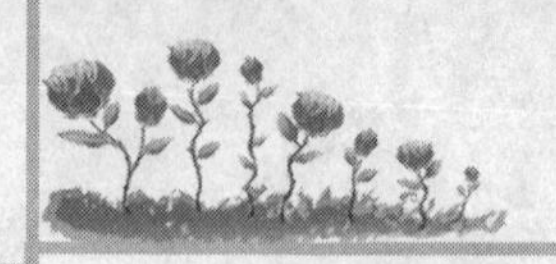

(2)背带裤是9～10个月婴儿理想的穿着,它的样式简单、活泼。自己缝制时要注意裤腰不宜过长,臀部裤片裁剪要简单、宽松,背带不可太细,以3～4厘米为宜。裤腰松紧带要与腰围相适合,避免过紧。购买市售的有松紧裤腰的背带裤时,要注意与婴儿胸围腰围相适合,避免出现束胸束腹现象。因为这样会影响婴儿的肺活量及胸廓和肺脏的生长发育。实践证明,胸廓变形的婴儿易患呼吸道疾病。年轻的父母为婴儿穿脱衣服时,要经常认真进行检查。

10. 9～10个月的婴儿大便有哪些特点

随着宝宝的辅食,如粥、面包等添加量的增多,宝宝的大便也逐渐带有“粪臭”味儿了,不但大便的颜色比以前只喝奶的时候变深了,而且还可能发现食物残渣。这是因为那些菠菜、胡萝卜等虽然好像煮得很烂了,但由于没有切得太碎或宝宝没有完全消化掉,这些都是正常现象,只要宝宝不腹泻,原来准备的辅食就可以继续给宝宝吃,不用急于调整或更换。

9个月的宝宝有时会排出奇怪的大便,有的像沙子;有的红红的像胡萝卜或胡萝卜汁;有的像黑色的线;有的有深色的小异物像葡萄干;有的有浅绿色的小丸,像豌豆。宝宝之所以排出这种大便,一是由于咀嚼不完全,有的食物基本原样就被宝宝咽了下去;二是宝宝的消化道尚未成熟,所以通常宝宝吃下的东西,都能保持有原来的颜色及质地被排出。所以,爸爸妈妈在给宝宝吃一些较硬的食物,如葡萄干、玉米粒等,最好先压碎再喂给宝宝。

沙状物的大便相当普遍。因为许多食物在经过消化道后就是这个样子,尤其是燕麦制的谷物等。造成大便颜色异常的不仅是天然食物,人工合成的东西也会(通常不该让宝宝吃这类食物)。所以,爸爸妈妈看到宝宝排出奇怪的大便先别紧张,想想给宝宝吃过什么食物,如果找不出原因,就带些样本让医生诊治。

11. 如何给婴儿选择玩具

玩具是宝宝每天都要接触到的,如果玩具不卫生,就会使宝宝遭受致病菌的感染而影响健康。因此,妈妈爸爸在给宝宝选择玩具时,首先要选择那些便于清洁的玩具,如布质的、塑料的、木头的、可水洗毛绒玩具等。

对于可以水洗的毛绒玩具,我们用一些婴幼儿专用的洗衣液来清洗就行了,有抗菌防螨功能的洗衣液更好。清洗前,将玩具身上的缝线拆开一点,把填

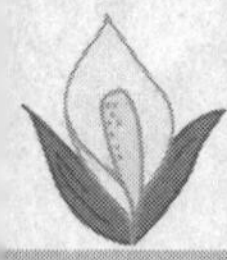

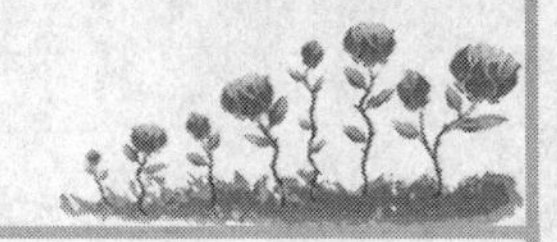

充物取出来，放到太阳下曝晒。因为洗衣机里可能存在一些细菌，所以最好手洗毛绒玩具，充分漂清后在向阳通风处悬挂晾干。

12. 如何给宝宝选购餐具

给宝宝选购餐具最好选择那些专用的儿童餐具，因为这些餐具是根据宝宝生理特点加以设计的。买餐具的时候，可以带孩子一起去，因为餐具是给宝宝使用的，如果让他挑选了自己喜欢的餐具，就能够吸引他自己吃饭。

(1)选择餐具：①材质。目前市场上宝宝餐具大多用塑料制成。玻璃碗或传统的陶瓷碗太重，不方便让宝宝使用，也容易打碎。②款式。宝宝餐具的样式五花八门，有圆形、椭圆形、多边形等。而勺子除了传统的直线形样式以外，还有一种勺头弯曲的样式，因为小年龄的宝宝手不会拐弯，用勺子勺起饭后往嘴里送比较困难，所以就设计了这种勺头拐弯的勺子，方便宝宝把饭送进嘴里。③功能。宝宝餐具的功能也很多，有底盘带吸盘的碗，能够把碗吸在桌面上不会移动，这样就不容易被宝宝打翻；感温的碗和勺子，能够让家长掌握温度，不至于让宝宝烫伤；耐高温的餐具，能够进行高温消毒，保证安全卫生。④颜色。给宝宝选用餐具的时候，一定不要选择那些色彩鲜艳、颜色杂乱的餐具，因为颜色中铅的含量比较高，容易引起宝宝铅中毒。宝宝餐具一般都是无色透明的塑料制成，为了吸引宝宝的注意力，有的产品加了一些可爱的卡通形象，颜色大多单一且色泽很浅。一般来说，知名品牌都是经过国家检测部门检测，所用的颜色对宝宝没有影响。而筷子最好选择没有含漆的，因为漆中含有害物质，而且使用次数多了以后，筷子上的漆会脱落，容易让宝宝吃进肚子里。

(2)餐具清洁：塑料餐具跟陶瓷餐具相比，既有优点又有缺点，优点是不容易打碎，缺点则是不容易清洗，尤其在食用了比较油腻的食物以后，感觉不管怎么清洗，都有一层油附在上面。想把餐具消毒一下，又怕塑料经不起高温消毒，不过现在很多餐具都使用了耐高温的材质，用来消毒没有问题。在清洁餐具的时候，可以使用一些温和的洗涤剂，洗净以后用清水冲洗掉洗涤剂，一定要保证餐具上没有残余的洗涤剂，否则反而会损害孩子健康。清洁完毕以后，再用热水冲一下，不需要用抹布擦干，自然晾干就可以了，因为抹布不一定干净，也许会有细菌存在。

(3)餐具消毒：宝宝餐具可以用煮沸的热水浸泡，也可以放进消毒柜中进行消毒。微波炉可以用来消毒餐具，但要注意在餐具里加点水，放入进微波炉稍

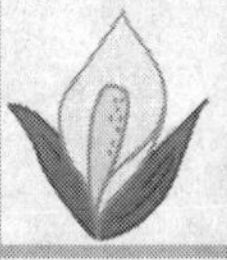

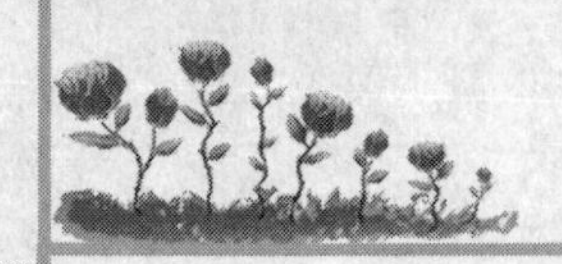

微加热消毒。不耐高温的餐具,不宜使用高温消毒。

13. 如何教婴儿使用杯和碗

从练习用匙喂食物开始,婴儿就明白除了奶瓶外,匙中还有很多好吃的食物。现在,也得让他知道,不仅是匙,还有杯和碗等,让他慢慢从奶瓶中脱离出来,接触更多的物体。

开始尝试时,可先给婴儿一只体积小、重量轻、易拿住的空茶杯,让他们学着大人的模样假装喝水,有了一定兴趣后,父母每天鼓励他们从杯和碗里呷几口奶,让孩子意识到奶也可以来自杯中,时间一久,自然就愿意接受了,等孩子掌握了一定技巧后,再彻底用杯子给他喝奶。当然,这时候是不能脱离父母帮助的,只是让他学会从杯和碗中喝东西。如果婴儿过了一段时间后又走回老路,对杯和碗不感兴趣了,父母可想些办法,换一只形状、颜色不同的新杯和碗,也许就会重新引起婴儿的兴趣。婴儿从杯和碗中喝东西的熟练程度,完全在于父母给他练习机会的多少。有的婴儿到了1岁也不会从杯和碗中喝东西,那只能怪罪于父母了。

14. 如何让宝宝养成坐着喂饭的习惯

这个月龄的让他坐在有东西支撑的地方来喂饭是件容易的事。问题是要让他每次喂饭靠坐的地方要一致,让他明白坐在这个地方就是为了准备吃饭的。一般常可选择在小推车上或婴儿专用餐椅上。这时候,婴儿对吃饭的兴趣是比较浓的,他们一到吃饭的时间,就好像饿得要命,饥不择食,哪里还在乎坐在什么地方,很乐意按你的摆布好好坐着吃饭,坐在一处吃饭的习惯就容易培养起来。如果到了1岁再来培养这种习惯就不行了,1岁的宝宝一方面身体的需要减少,另一方面他的兴趣日益广泛,再也不把大部分的兴趣都集中在进食上。他们更感兴趣的是爬上爬下、玩扔东西,主见也多了,根本不会再听父母的任意摆布,老老实实地坐着吃饭了。因此,这个月龄是培养宝宝定点吃饭的好机会,父母千万不要贻误良机。

15. 使用学步车应注意哪些事项

学步车是让宝宝练习迈步,锻炼双下肢肌肉力量的较好的工具。把宝宝放在学步车里,宝宝能自由随意的活动,视野及范围扩大了,可促进宝宝认识能力

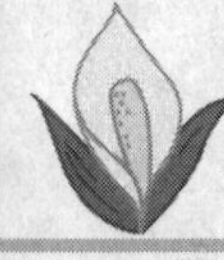

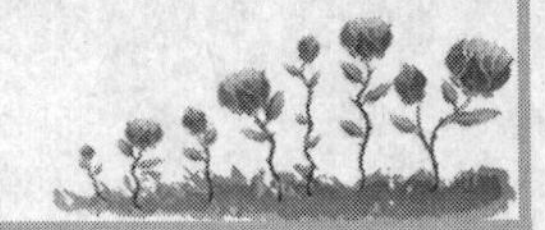

的发展。

学步车使用很方便，上面的圆形框架正好使宝宝站立时双臂支在上面，代替了成人扶着宝宝双腋学步的效果，可减轻成人不少负担。圆形框架上面还可悬挂一些玩具，让宝宝自己玩耍。学步车下面要有几个活动自如的小轮子，中间用带子吊成的小座椅，宝宝跨在椅上，随时可坐下来休息，站立时也不妨碍迈步。

一般宝宝9个月左右会独坐及扶站后，就可使用学步车。最初坐学步车时间不宜长，以免引起孩子疲劳，以每天1～2次，每次10～15分钟为宜。随着宝宝练习的情况和进展，可逐渐延长每天练习的次数及时间。

16. 为婴儿测量呼吸与脉搏的方法有哪些

(1)测量呼吸

①正常的呼吸次数。呼吸同脉搏一样，年龄不同，每分钟的呼吸次数也不同，一般是年龄越小呼吸越快。新生儿每分钟40～44次，6～12个月每分钟30～35次，1～3岁每分钟25～30次，5岁以上每分钟25次左右。

②检测方法。在宝宝安静时，数其胸脯和肚子起伏的次数，一呼一吸为1次，以1分钟为计算单位。检查呼吸应注意呼吸的速度(每分钟的次数)、呼吸的深浅、呼吸的节律、呼吸有无困难和呼吸的气味。

③注意事项。在给宝宝检查呼吸时，最好不要让宝宝发觉，以防止其精神紧张而影响呼吸次数。

(2)测量脉搏

①正常脉搏次数。由于年龄不同，每分钟的脉搏次数也各不相同。新生儿每分钟120～140次，2岁每分钟110～120次，5岁每分钟90～100次，10岁每分钟80～90次，14岁以上每分钟70～80次。一般情况下，体温每上升1℃，脉搏加快15～20次，睡眠时脉搏减少10～20次。

②测脉方法。用食指、中指、无名指按压在动脉上，其压力大小以摸到脉搏跳动为准。通常测量脉搏的部位在手腕外侧的桡动脉和头角部的颞动脉，以1分钟为计算单位。在测量脉搏时，要注意脉率(每分钟跳动次数)、脉律(脉搏跳动是否有规律)和脉搏的强弱。

③注意事项。给宝宝测量脉搏，一定要在他安静的情况下进行测量；发现脉搏不整齐时，要与心律作对照，以求得准确诊断；给宝宝测脉搏，不要用拇指

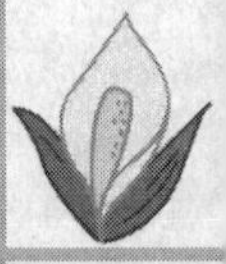

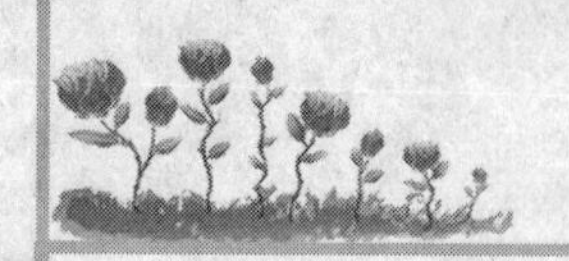

摸脉,因为拇指上的动脉容易和病儿的脉搏相混淆。

17. 如何预防宝宝出牙期的异常现象

(1)预防先天性缺失牙:宝宝该长的牙一直没有长出来,家长就应该带宝宝到医院去检查。我们知道,牙齿是由颌骨里的牙胚逐渐发育钙化而成的,如果颌骨里天生就没有这个正常的牙胚,自然在这个部位也就不会长出牙来了。经过照X线片证实颌骨里没有牙胚,医学上把这种情况就叫做先天性缺失牙。还有一些因素,如遗传因素、全身性疾病(结核病、佝偻病等)使牙齿的胚芽破坏或发育受阻,也可能引起先天性缺失牙。

(2)预防多生牙:正常人的牙齿是有一定的数目和形态的。凡是在正常数目额外长出的牙,医学上称为多生牙。多生牙的数目可以是一个也可以是多个,以1~2个最为多见。多生牙的危害在于它占据了正常牙在牙列中的位置,正常牙受到多生牙的拥挤,只好从牙床的旁边长出来,形成错位,造成牙齿排列不齐,甚至形成双层牙。

对于多生牙的处理应该是及早拔除。但有的多生牙在生长的早期没引起人们的注意,等发现时它已经长在牙列中了,如果这个牙齿的形态、大小基本正常,且在牙列中排列的还算整齐,牙齿的咬合关系也没有出现异常的情况,可以保留这个多生牙,但是这种情况比较少见,一般的多生牙是应该尽早拔除的,以利于其他恒牙的正常萌出。

(3)预防畸形牙:正常的双尖牙在咀嚼面上有两个尖,如果在两个尖的中央多长出一个又高又细的小尖,称为"畸形中央尖"。畸形中央尖最好发的牙位是下颌第五个牙,而且往往是对称出现在左右两侧。中央尖内部有一个小腔和下面的牙髓腔相通。当有中央尖的双尖牙长出来以后,牙面和上面的牙齿接触,中央尖很容易被磨损或者被折断。这样,中央尖内的髓腔暴露出来,与外界相通,成了牙髓感染的通道。牙髓感染,将引起根尖周炎、根尖脓肿等,严重的可以使牙根停止发育。如果发现宝宝长出的牙齿是畸形中央尖,应该尽早到医院口腔科给孩子治疗。

18. 接种腮腺炎疫苗有哪些注意事项

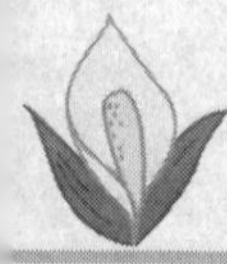

流行性腮腺炎是腮腺炎病毒引起的一种以腮腺肿大为特征的急性呼吸道传染病,以儿童、青少年为主,多见于冬春季。临床特征为腮腺单侧或双侧肿

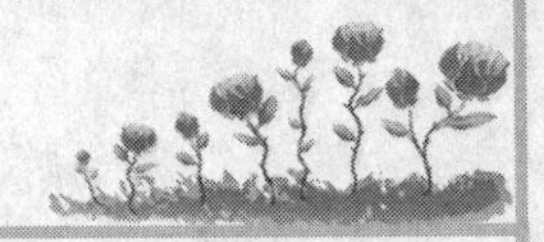

大、疼痛、发热，也可波及附近的颌下腺、舌下腺及颈部淋巴结。并发症可见睾丸炎、卵巢炎、胰腺炎、心肌炎、脑炎。腮腺炎病毒是后天获得性耳聋的重要病因之一，且此种耳聋往往是不可逆的。对腮腺炎的预防更为重要的意义是在于预防其并发症。腮腺炎减毒活疫苗是控制腮腺炎流行的有效方法。

(1)接种对象：8个月龄以上腮腺炎易感者。

(2)接种反应：一般无局部反应。在注射6～10天时少数人可能发热，一般不超过2天。目前，我国已进口了美国默沙东公司研制推广的三价麻疹、流行性腮腺炎、风疹疫苗(M-M-R2疫苗)，可同时预防3种传染病。

19. 宝宝吞食了异物怎么办

这个时期的宝宝不管是什么小的东西，只要掉到地上，就会拣起来往嘴里送，如吃进弹珠、橡皮、硬币、钉子、橡皮泥等。宝宝极有可能因误吞了小东西而阻塞食管或者气管，从而出现严重的后果。宝宝的呼吸道非常狭窄，而代谢速率高，氧气需求量大，若气管被阻，脸部就会发黑，如果不能及时将异物移出，很快就会缺氧，在短时间内宝宝可能就会停止呼吸，甚至死亡。若暂时还没有明显的异状，吞食异物的宝宝上呼吸道被锁住，呼吸时通常会出现咻咻的喘鸣声，如果发现宝宝长期咳嗽或不明原因有类似气喘的情形，可带着宝宝到医院检查，确定是否是吞进了异物而造成这种情形。面对宝宝吞食了异物，妈妈如何应急处理？

(1)拍背法：让宝宝趴在自己膝盖上，头朝下，托其胸，拍其背部4下，使婴儿咳出异物，也可将患儿倒提拍背。

(2)催吐法：用手指伸进口腔，刺激舌根催吐，适用于较靠近喉部的气管异物。

(3)迫挤胃部法：妈妈或爸爸从后面抱住婴儿腰部，用双手食指、中指、无名指顶压其上腹部，用力向后上方挤压，压后放松，重复而有节奏进行，以形成冲击气流，把异物冲出。此法为美国海默来克医师所发明，故称“海默来克手法”。

(4)及时送往医院：如上述方法未奏效，应尽快送医院耳鼻喉科，在喉镜或气管镜下取出异物，切不可拖延。

20. 如何训练宝宝站立和行走

这个阶段的宝宝基本已经能独立站起来了，只是平衡性还比较差，站不了

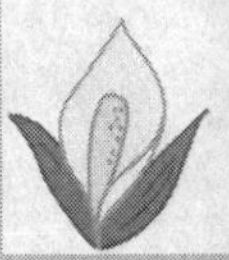

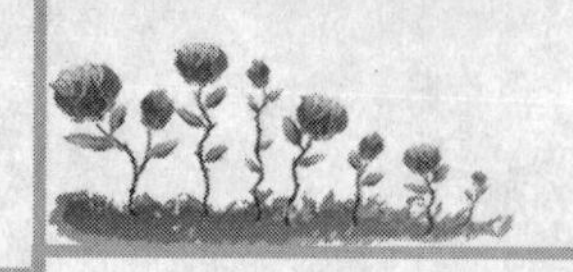

多久就会马上坐下，如果有人在前面逗引，宝宝可能还会迈腿向前走几步。与此同时，宝宝双手的活动能力也更强了，父母可以通过如下的训练帮助宝宝不断提升能力。

(1)训练宝宝连贯进行站起和坐下：这一训练应该从八九个月开始持续进行，只是随着宝宝的发育，对于宝宝的要求应该逐渐提高。此时父母可以经过不断的训练，要求宝宝能灵活地由站着到坐下，由坐着到俯卧位，然后再教宝宝学会自己拉着支撑物坐好并站起来行走。另外，父母还可以鼓励宝宝多进行自由活动，加强各种体位活动能力的训练。这一训练可以每天重复进行，直到宝宝熟练掌握、行动能力有很大提高为止。

(2)让宝宝学会从扶行到独立行走：父母可以为宝宝准备好学步车、椅子等道具，在刚开始时，父母可以训练宝宝站起来，并鼓励宝宝扶着这些物品尝试着自己迈步，父母也可以让宝宝先扶着自己的手站起来并向前迈步，开始时给予一定的力量支持，之后逐渐减少力度，直至宝宝不需要他人的帮助也能独立行走为止。需要注意的是，在这个过程中，父母一定要注意照看好宝宝，防止危险的发生。

21. 如何训练宝宝用手能力

此阶段宝宝的双手已经能够很好地分工合作了，手指的灵活性也更加增强，他们总喜欢一手抓着玩具，另一手去玩别的玩具，还喜欢用手指捏取自己想要的东西。此时要提升宝宝的用手能力，父母可以多进行以下训练。

(1)训练宝宝独立放玩具和拿玩具：在前一阶段，宝宝已经学习了拿取物品和投掷物品，此时父母应该继续这方面的训练，并对宝宝提出更高一些的要求，比如父母可以为宝宝准备一个大的玩具箱和一些小玩具，训练宝宝先从玩具箱中拿出指定的玩具交给父母，然后再把拿出来的玩具一件一件放回玩具箱里。这一训练可以作为游戏每天重复进行几次，目的在于促进宝宝手、眼和脑部的协调发展，提升宝宝的精细动作能力。

(2)让宝宝学习打开杯盖或盒子：妈妈可以在宝宝的面前放置一只带有盖子的塑料杯或者一个有盖的纸盒，先给宝宝示范打开盖子、合上盖子的动作，然后要求宝宝模仿着重复自己刚才的动作。在宝宝做不好时应该再次示范并且耐心教导，在宝宝表现好时进行表扬，直到宝宝能完全学会为止。

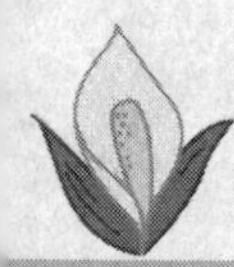

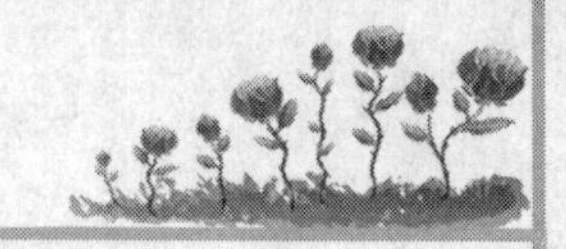

22. 如何训练宝宝语言理解能力

这一阶段是宝宝模仿能力非常强的时候，他们不仅喜欢大人与他们说话，还十分乐意模仿大人的语言与人交谈。此时要想帮助宝宝不断提升语言理解能力，父母在注重与宝宝多交谈之外，还要做好以下训练。

(1)模仿发音训练：在本阶段，父母可以继续训练宝宝进行模仿发音，只是发音的难度需要增加，范围也可以扩展一些，除了前面已经练习的一些辅音、简单的名词和动词等，人物名称、动物名称、人的五官及生活中常用的一些动词、形容词等也可以拿来进行训练。另外，父母在这一阶段更应该培养宝宝主动学习、主动发音的能力，让宝宝多模仿大人说话，并要求宝宝尽量将音节发准确。

(2)指图回答问题训练：这一阶段，父母可以经常带着宝宝一起看一些图画书、给宝宝讲一些益智故事。在看书的同时，还可以一一告诉孩子图画书中都有些什么人物和景物，等孩子了解了之后，父母可以根据故事内容询问宝宝，让宝宝指着书中的图画回答问题。也许起初时宝宝很难做到，但训练得多了，宝宝的能力自然会提升不少。

23. 如何训练宝宝感知能力

到了这个时期，宝宝基本已经能够准确地靠声音定位了，无论声音是从哪个方向发出来的，宝宝几乎都能准确地将头转向那个方向。而且，此时宝宝的视觉、嗅觉、触觉也都更为灵敏了，父母可以通过如下的训练帮助宝宝不断提升感觉认知能力。

(1)认识自己身体的各部位：在带宝宝玩耍的时候，父母可以一边看着宝宝的双手和双脚，一边对宝宝说"这是宝宝的小手""这是宝宝的小脚"；可以指着宝宝的手指对其说"这是宝宝的手指，这个是大拇指，这个是……"父母可以带着宝宝一起照镜子，然后指着镜子中相应的部位告诉宝宝"这是眼睛""这是鼻子""这是耳朵"等，让宝宝能在这样的重复训练中加深对于身体各部位的认识，增强感觉认知能力。

(2)看图识字：父母可以经常带着宝宝一起看图画书或者为宝宝准备一些带图的卡片，教宝宝看图识字、看图学习知识。刚开始的时候，父母可以先一一教宝宝辨认图片中的内容并告知其名称，等到宝宝认识了这些图片，记住了名称之后，父母还可以训练宝宝从这些图片中找出指定的那张图片。

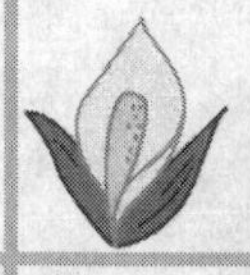

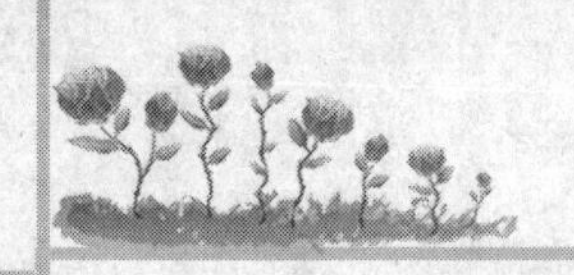

(3)感受物体的形状:父母可以为宝宝准备一些形状各异的玩具,如圆的、方形的、三角形的、五边形的等,然后告诉宝宝这些形状的名称,并拉着宝宝的手去摸这些玩具,让宝宝切实感受这些不同的形状。

(4)让宝宝模仿大人的动作:父母在和宝宝一起玩的时候,可以有意识地训练宝宝的模仿能力,如父母在喝牛奶的时候可以先用勺子搅一搅,在吃热的东西时可以先用嘴吹一下,在看到熟悉人时可以挥手表示等,然后再要求宝宝模仿自己的动作。如果宝宝一时学不会,可以多教几遍,每天反复进行,直到其能学会和掌握为止。

(5)教宝宝学会用手指表示数字:父母不仅可以教宝宝认识自己的各个手指,还可以逐步教其学会用手指来表示相应的数字,如父母可以指着桌上的一个苹果,告诉宝宝"这是1",然后让宝宝伸出一根手指,说"这也是1"。经过反复训练之后,当父母再次询问桌上有个几个苹果时,宝宝就能伸出自己的1根手指来表示了。

(6)训练宝宝寻找物品:父母可以准备一个带有盖子的纸盒,将宝宝的小球、小积木等玩具放在里面,合上盖子之后鼓励宝宝去寻找。

24. 如何训练宝宝自理能力

随着宝宝的不断发育成长,其能力也在一步一步提升,此时的宝宝已经能自己收集信息了,而且还喜欢自己动手去做一些小事,占有欲也明显增强了。想要帮助宝宝不断提升自理能力,父母可以加强如下的训练。

(1)训练宝宝配合着穿脱衣服:平时,父母在给宝宝穿脱衣服的时候可以要求宝宝根据自己的指令抬手、举手、伸手、抬腿、伸腿等,这些训练能为宝宝以后生活自理打下良好的基础,同时也能训练宝宝理解指令的能力。

(2)让宝宝学会自己捧着杯子喝水:父母可以为宝宝准备一个小杯子,盛好水之后放在宝宝面前,鼓励宝宝学习自己端着杯子喝水。起初时父母可以在一旁进行协助和指导,等训练了一段时间之后,可以要求宝宝独立完成,直至宝宝从拿不稳、洒水到能拿稳杯子自己喝水为止。

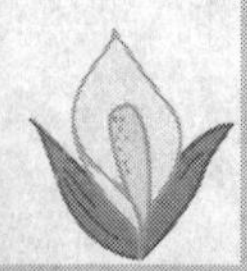

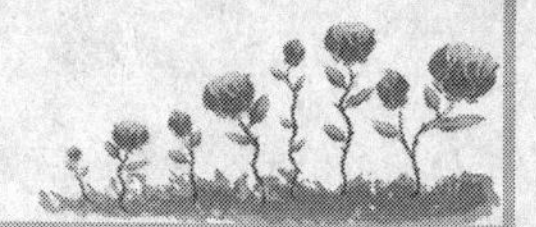

十一、10～11个月婴儿的护理保健

1. 10～11个月婴儿的身体变化有哪些

(1)婴儿体重正常均值：男孩为9.65±1.04千克，女孩为9.09±0.99千克。

(2)身长均值：男孩为74.6±2.6厘米，女孩为73.3±2.6厘米。

(3)头围均值：男孩为45.8±1.4厘米，女孩为44.8±1.2厘米。

(4)胸围均值：男孩为45.2±2厘米，女孩为44.1±1.8厘米。

(5)前囟为：1厘米×1厘米。

(6)个别宝宝出牙：6颗。

2. 10～11个月宝宝的个性变化有哪些

(1)10～11个月的宝宝能够独自站立片刻，能够迅速爬行，妈妈牵着宝宝的手会走；这个阶段的宝宝也是向直立过渡的时期，一旦宝宝会独坐后，他就不再老老实实地坐着了，总想站起来。刚开始时，宝宝会扶着东西站那儿，双腿只支持大部分身体的重量。如果孩子运动发育好些的话，还会扶着东西挪动脚步或者站立，不需要扶东西。宝宝可以拉着栏杆从卧位或者坐位站起来，双手拉着妈妈或者扶着东西蹒跚挪步。

(2)随着宝宝学会随意打开自己的手指，他会开始喜欢扔东西。如果你将小玩具放在他椅子的托盘或床上，他会将东西扔下，并随后大声喊叫，让别人帮他捡回来，使得他可以重新扔掉。如果你向宝宝滚去一个大球，起初他只是随机乱拍，随后他就会拍打，并可以使球朝你的方向滚过来。

(3)这时的宝宝也许已经会叫妈妈、爸爸，能够主动地用动作表示语言；有些宝宝周岁时已经学会2～3个词汇，只要宝宝的声音有音调、强度和性质改变，他就在为说话做准备。在他说话时，你反应越强烈，就越能刺激宝宝进行语

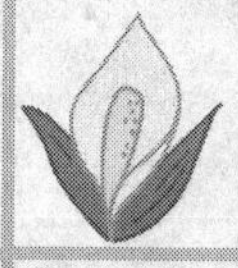

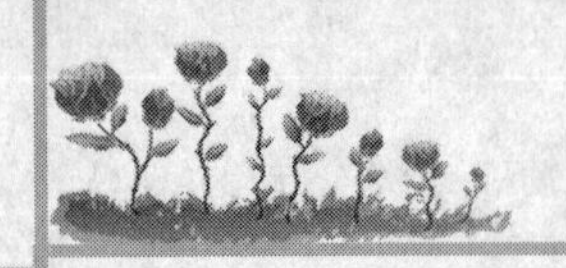

言交流。开始能模仿别人的声音，并要求成人有应答，进入了说话萌芽阶段。在成人的语言和动作引导下，能模仿成人拍手、挥手再见和摇头等动作。

(4)这时的宝宝能够认识常见的人和物。他开始观察物体的属性，从观察中他会得到关于形状、构造和大小的概念，甚至他开始理解某些东西可以食用，而其他的东西则不能，尽管这时他仍然将所有的东西放入口中，但只是为了尝试。遇到感兴趣的玩具，试图拆开看里面的结构，体积较大的，知道要用两只手去拿，并能准确找到存放食物或玩具的地方。此时宝宝的生活已经很规律了，每天会定时大便，心里也有一个小算盘，明白早晨吃完早饭后可以去小区的公园里遛达。

(5)随着时间的推移，宝宝的自我概念变得更加成熟，他自己也将变得更加自信，喜欢被表扬，主动亲近小朋友。以前你可能在他舒服时指望他能听话，但是现在通常难以办到，他将以自己的方式表达需求。当他变得更加活跃时，你会发现你经常要说不，以警告他远离不应该接触的东西。但是即使他可以理解词汇也可能根据自己的意愿行事，父母必须认识到这是强力反抗将要来临的前奏。

3. 10～11个月婴儿的营养需求有哪些

(1)10～11个月的宝宝消化和咀嚼能力大大提高了，如果宝宝吃辅食已有了一定的规律，辅食提供的营养也能够满足身体生长发育的需要，就可以考虑给宝宝断奶了。

(2)10～11个月的宝宝一般长出了4～8颗牙齿，胃肠道的消化功能逐渐增强。宝宝此时可以咀嚼成形的固体食物，如软饭、面条、馄饨、饺子、蛋糕、馅饼、水果等。这就要求家长可以给宝宝提供多样化的饮食，以保证宝宝能摄取均衡的营养。辅食的种类也要逐渐增加，辅食要烹调得熟烂一些，这样有利于宝宝的消化吸收。此时宝宝的饭量有所增加，稠粥可转为烂饭，每天2次，由半碗增至大半碗；面条、麦片等也可用来代替烂饭作为主食。

4. 宝宝断奶后的饮食原则有哪些

宝宝断奶是一个循序渐进的过程，宝宝的健康成长需要各种营养物质的补充。因此，逐步添加辅食直至顺利过渡到普通食物是一个必然的过程。宝宝断奶与辅食添加要平行进行。

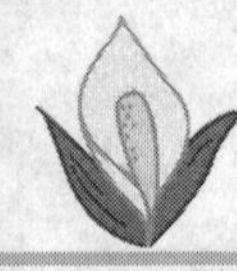

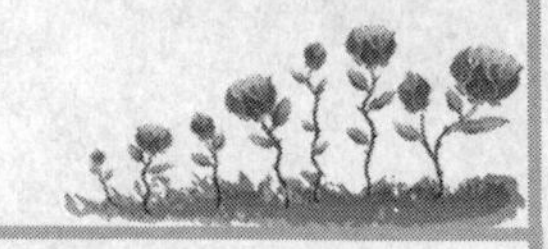

(1)断奶的宝宝应每日5餐,早、中、晚三餐和两顿点心,膳食要做到碎、软、烂。并由稀饭逐渐过渡到稠粥、软饭,由肉泥过渡到碎肉,由菜泥过渡到碎菜,这样的饮食才能使宝宝慢慢适应从奶到食物的过渡。

(2)断乳后的宝宝每天需要的热能大约为5020.8千焦(1 200千卡),蛋白质约40克。由于宝宝的消化功能不完善,不能给宝宝吃固体食物。所以应在原辅食的基础上,逐渐添加新品种,首选质地软、易消化的食物。家长烹调时可用煮、炖、烧、蒸等方法将食物做得熟烂;不能给宝宝吃油炸食物。

(3)每天保证给宝宝提供的谷类约100克,鸡蛋1个,肉类约50克,豆浆或牛奶约500毫升,水果可根据具体情况适当供给。

5. 怎样让宝宝专心吃饭

这个阶段的宝宝吃饭不专心主要表现为:宝宝拿着饭勺、把手伸进碗里抓饭、把杯子推倒或把碗里的东西扔到地上等。还有的宝宝常常"吃一口饭扭一次头",害得父母转着圈喂他们;有些宝宝一边吃饭,一边玩着各种玩具。其实宝宝吃饭时不老实,也是他们正在长大、探索世界的一种表现。但是为了今后能够养成良好的习惯,父母最好还是想出办法让宝宝专心吃饭。

(1)不饿不要逼着吃:当宝宝吃得差不多时,他们就会开始乱爬或玩耍,而当他们真饿的时候,一定会认认真真把饭吃完。所以只要宝宝不再好好吃饭了,就说明他们已经吃饱了。这时候父母就应该把宝宝的饭碗端走,不必强迫他们吃。

(2)不要让宝宝吃过多的零食:如果宝宝在两顿饭之间有些饿,只需要给他们一些小点心就可以了,如果离下顿饭的时间很近,可以干脆不给,而把饭稍稍提前一些,这样宝宝在吃饭时就会因饥饿而专心。坚持下去,宝宝就会养成专心吃饭的习惯。

(3)宝宝身体不舒服:此时他们的消化道功能减弱,胃口会受影响,此时不要强迫孩子进食,尽量给他们一些流质易消化的食物。

6. 为什么不要强迫宝宝进食

良好的饮食习惯直接关系到宝宝的身心健康,在这个月龄的宝宝肠胃的消化能力弱,以致饮食稍有不慎,就容易造成肠胃功能紊乱、消化不良和营养缺乏症等。因此,爸爸妈妈要注意从小培养宝宝养成定时进食、专心就餐、细嚼慢

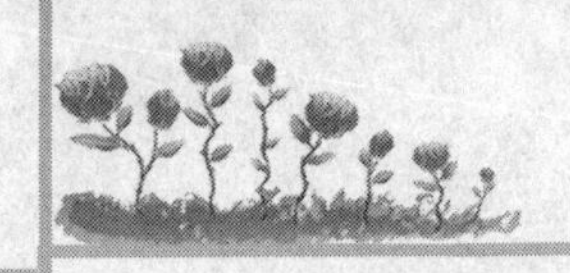

咽、不偏食、少吃零食等良好的饮食习惯。

由于这个时期的宝宝在对食物的爱好方面开始形成了自己的个性，进餐没有规律性，常常是今天钟爱这种食品，吃得狼吞虎咽，明天则可能厌恶得不屑一顾，转而喜吃其他食物。爸爸妈妈往往认识不到这一点，往往一味担心宝宝吃得不够多，营养跟不上去，并为此而感到焦急、忧虑，于是千方百计哄宝宝吃饭，或采取强硬措施强迫宝宝进餐。研究表明，宝宝在进餐时不论表现得怎样差，仍然可以保持进食量与需要量的生理平衡，奥妙在于宝宝有自我保护的本能。爸爸妈妈不必对此忧心忡忡。当宝宝对食物缺乏欲望时，不要强迫他吃，不妨让他饿一饿，饥饿会使宝宝主动走向餐桌。另外，爸爸妈妈在安排食谱时力求多样化，让宝宝有充分选择的余地，即可收到好的效果。

由于牙齿正值生长发育期，食物应做软些，要易于咀嚼，不要用成人的色香味标准来衡量、评价孩子饮食的好差。在膳食结构中，要有甜有咸、有荤有素、有粗有细。单喝牛奶、鱼、肉、鸡蛋，营养虽好，容易便秘；单吃蔬菜、瓜果，不仅易饥饿，还可导致营养不良；终日奶糖、巧克力、瓜果，会扰乱饥饱规律，影响消化功能、降低食欲。总之，宝宝偏食、拒食，应查明原因，给予耐心启发诱导，讲清利害，逐渐纠正，切不可用压制的办法强迫孩子进食。“一口吃不成胖子”。只要以科学的态度，注重喂养技巧，讲求优育优教，掌握好进食的质和量，就可以保障宝宝的健康成长。

7. 宝宝零食安全等级是怎么划分的

我们所说的零食是非正餐时间食用的各种少量的食物和饮料(不包括水)。我们可以把宝宝吃的零食划分为4个推荐级，分为“可经常食用”“适当食用”“限量食用”“禁止食用”。

(1)“可经常食用”的零食：这些零食营养素含量丰富，同时多为含有或添加低油、低盐、低糖的食品和饮料。这些食物既可提供一定的能量、膳食纤维、钙、铁、锌、维生素C、维生素E、维生素A等人体必需的营养素，又可避免摄取过量的油、糖和盐，这些零食属于有益于健康的零食。

(2)“适当食用”的零食：这些零食营养素含量相对丰富，但是却含有或添加中等量油、糖、盐等的食品和饮料。

(3)“限量食用”的零食：从营养学角度，这些零食含有或添加较多量油、糖、食盐的食品和饮料，提供能量较多，但几乎不含其他营养素。经常食用这样的

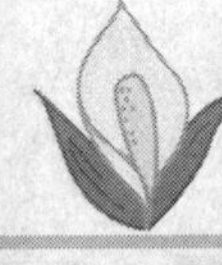

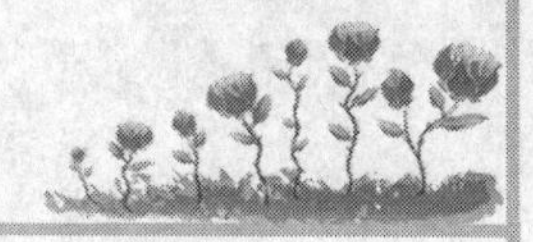

零食会增加患超重、肥胖、高血压及其他慢性病的风险。但此处的“限量”，并非禁止。

(4)“禁止食用”的零食：这些零食含有酒精、碳酸、咖啡等成人食用的食品，对宝宝健康有严重的威胁，应禁止宝宝食用这类零食。

8. 婴儿着装要求有哪些

这个月龄的宝宝活动量比以前大大增加，特别是会坐、会爬，并开始学扶站和学走路之后，再不愿意整天躺在床上或呆在家里。对于这样的宝宝来说，妈妈应该准备什么样的衣着比较合适呢？下面原则可供参考。

(1)面料要柔软：此时宝宝的衣着面料，总的原则是柔软、吸汗、安全、色彩艳丽明快、易洗而不褪色等。由于这个月的宝宝皮肤仍很娇嫩，而且活动量大，容易出汗，衣服的面料最好还是选择棉纺织物为宜，因为棉纺织物不仅吸水性能和透气性能较好，而且对宝宝的皮肤也没有刺激性，宝宝穿着比较舒适。一般来讲，腈纶织物或毛织品对宝宝的皮肤都有不同程度的刺激性，为了防止宝宝的皮肤发痒，甚至引起婴儿湿疹，所以不要穿用腈纶织物或毛织品制成的衣服。

(2)尺寸要得体：这个月龄宝宝的衣着款式，总的原则是得体、简洁、宽松、安全等。为宝宝活动方便，衣着不应过小过紧，衣领不要过高过紧，袖口也应宽松，以免束缚宝宝的活动和影响宝宝的正常发育。但是，衣着也不能过于宽大，这样也不利于宝宝活动。特别是衣袖、裤腿长短更要合适。上衣应制成开襟式样，因为这个月龄的宝宝穿套头衫很不方便。裤子仍需制成背带式样，背带裤能护着宝宝的肚子不受凉。背带裤的裤腰不宜过长，臀部裤片裁剪要简单、宽松，背带的宽度以3～4厘米为宜，裤腰松紧带应与腰围相适合，避免过紧或过松。

(3)衣着要安全：给这个月龄的宝宝准备衣服，安全因素是必须想到的。尤其是内衣不宜有大纽扣、拉链、扣环、别针之类的东西，以防损伤宝宝的皮肤，或者被宝宝误食发生危险。

(4)鞋子要舒适：这个月龄的宝宝已开始学走路了，在为宝宝准备鞋子时，一定要符合大小合适、柔软、轻便等要求；鞋子前方要宽大，鞋帮应稍高稍硬些，这有利于保护宝宝的脚踝；鞋底的吸水性能要好，要有弹性，并且鞋底表面应有凹凸，可以增加阻力，防止宝宝滑跌。

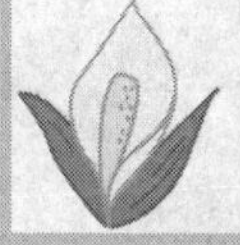

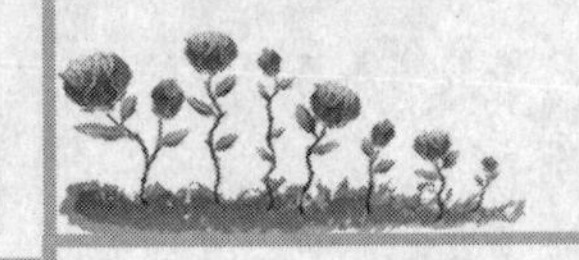

9. 如何给婴儿断奶

断奶是婴儿生活中的一大转折。断奶不仅仅是食物品种、喂养方式的改变,更重要的是断奶对宝宝的心理发育有重要的影响。一些心理学家甚至将断奶过程称为第二次母婴分离。给宝宝断奶最好能把握好断奶时机。决定给宝宝断奶,最好放在春、秋两季。夏天因为气温比较高,宝宝的肠胃消化能力较差,稍有不慎,很容易引起消化道疾病;冬天天气太冷,宝宝因为断奶晚上睡眠不安,容易感冒生病。众所周知,宝宝在吸吮乳汁时,也在不断地与妈妈进行感情交流,这样的交流对宝宝的身心发育极为重要。断奶时,如果妈妈采取的方法不恰当,如在乳头上涂辣椒、黄连等。这些"强硬"的手段和方式虽然可以很快地解决一时的困扰,可遗留下来的"祸患"却是无穷的,宝宝会因为强行断奶而哭闹,进而产生心理上的恐惧和不安,以吸吮手帕、被头及母亲的衣物等来获得安慰。

(1)对妈妈而言:宝宝断奶是一个自然的过程。虽然许多妈妈很喜欢哺乳时与宝宝"肌肤相亲"的那种亲密感觉,但是妈妈必须明白:无论是母乳还是其他食物喂养,都是为了宝宝健康成长的需要。妈妈只有摆正了心态,才能帮助宝宝调整心理状态。

(2)对宝宝来说:断奶并不是"截断"了与妈妈之间亲密联系的通道,而是意味着他"长大"了。要让不谙世事的宝宝明白这点,妈妈就需要在行动上比平时付出更多的关爱。比如,为宝宝准备除母乳以外感兴趣的食物;用适当的语言加以诱导和强化,不断地表扬和鼓励;带宝宝外出,经常和他做游戏等,以此让宝宝感觉到安全和信任。

10. 婴儿断奶时出现的不适有哪些

(1)爱哭、没有安全感:如果没有一个循序渐进的断奶过程,妈妈事先没有足够的铺垫,硬性断奶,宝宝会因为没有安全感而产生母子分离焦虑,表现在妈妈一脱离开宝宝的视线,宝宝就紧张焦虑,哭着到处寻找。这个时候的宝宝情绪低落,更害怕见陌生人。

(2)消瘦,体重减轻:如果强行给宝宝断奶,使宝宝的情绪受到了打击,加上又不适应母乳之外的食物,对断奶之后的新食物兴趣不大,吃饭时经常会拒吃。这样,就引起宝宝脾胃功能的紊乱,食欲差,每天摄入的营养不能满足宝宝身体

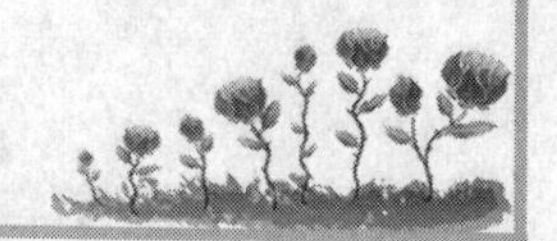

正常的需求，以致出现了消瘦、面色发黄、体重减轻的症状。

(3)抵抗力差，易生病：由于爸爸妈妈在断奶之前没有做好充分的准备，没有给宝宝丰富的食物，很多宝宝会因此养成挑食的习惯，比如只吃牛奶、米粥等，不吃肉类、蛋类和其他类等含蛋白质、矿物质的食物，造成食物种类单调，从而影响了宝宝的生长发育，造成抵抗力较弱，爱生病，特别是容易造成缺钙，而发生佝偻病。

11. 怎样训练宝宝自己吃饭

这时宝宝总想自己动手，所以妈妈可以手把手地训练宝宝自己吃饭。即使吃得不顺利也不要紧，铺上一张塑料布，让宝宝练习练习。吃饭前先将宝宝手洗干净，宝宝能拿的食品就让他自己拿着吃。喝水、牛奶、果汁时尽量用杯子，开始时可少放些。刚开始肯定会呛着或洒得到处都是，但只要多练习，逐渐会好的。宝宝的这些吃饭动作，很大程度上是一种模仿和本能。

训练宝宝自己吃东西，要一步步地进行，爸爸妈妈既要有耐心，又要有决心，同时还要有恒心和技巧。因为宝宝也有自己的行为方式，既不能和宝宝较劲，又不能完全顺着宝宝，爸爸妈妈要因势利导，掌握宝宝的心理，这样才能达到使宝宝自己能吃饭的目的。

12. 为什么说胖孩子不一定健康

有些人以胖瘦为标准来衡量孩子生长发育是否正常，他们认为胖就是“长得好”，就是“健康”。因此，他们拼命给孩子吃很多东西，只要孩子想吃，什么都可以给。长此下去，孩子越来越胖。其实，这样做是不正确的。

孩子生长发育的好坏并不是单纯以孩子的胖瘦程度来判断的，而是要看孩子身体各方面的生长发育情况。一般来说，胖瘦适中的孩子表示孩子营养正常，从外表看孩子长得匀称、面色红润、头发黑密有光泽、皮肤细腻、皮下脂肪丰满、肌肉发达有力。而肥胖的孩子表面上看起来是胖乎乎的，浑身都是“肉”，但只要用手去摸摸，就会发现这不是肌肉，而是皮下脂肪。这样的孩子，肌肉松软无力，活动往往也少，体质并不一定好，而且动作发育比同月龄孩子晚。因此，父母不要把肥胖当作孩子健康的标志。如果婴儿出现肥胖倾向，就要到医院去检查，在医生的指导下适当调整饮食，不吃过量的食品，不要偏食谷类、薯类和糖，以免导致体内脂肪过多地积蓄而发生肥胖。同时要适当增加婴儿的活动

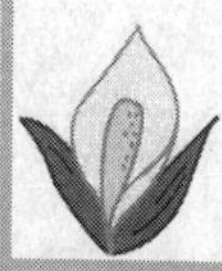

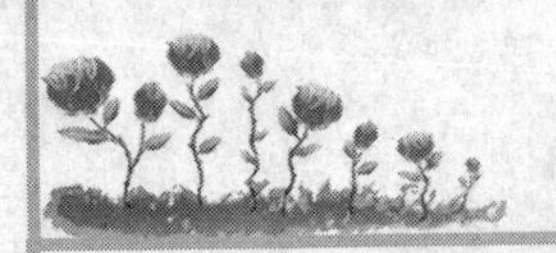

量，可通过做婴儿体操或到室外进行锻炼，以增强体质，并可增加体内多余能量的消耗，从而防止肥胖的发生。

13. 为什么不要让宝宝长时间使用学步车

当宝宝学会站立和扶走之后，很多父母就会为其准备学步车，以便其练习走路，这本来是无可厚非的。但是使用的过程中，父母应该注意，最好不要让宝宝长时间使用学步车，因为让宝宝过早或是长时间使用学步车，对于其成长并不好。

(1)宝宝在1岁以前，踝关节和髋关节都没有发育稳定，虽然在学步车的帮助下，他们能自由地在屋子里走动，省去了父母照顾孩子的不少麻烦，可是过早使用或是长时间使用学步车，可能会影响宝宝的身体发育，导致肌张力高、屈髋、下肢运动模式出现异常等问题，从而影响宝宝未来的走姿。

(2)使用学步车会让宝宝失去锻炼的机会，也容易造成一些安全隐患。长时间给宝宝使用学步车，宝宝就不能凭借自己的力量来练习站立、扶走和独立行走了，这样宝宝肢体能力的发展肯定会受到限制和影响，这对于其成长是很不利的。而且，有些宝宝在使用学步车时还可能因为控制不了车子的力量和方向而发生一些意外，如碰伤、磕伤、摔伤等。

(3)如果父母长时间将宝宝交给学步车而不多关心，不多与其进行对话交流和互动，还可能影响宝宝的心智发展和亲子之间的关系等。

14. 不要刻意干涉婴儿的左撇子

婴儿手的动作受大脑的支配。人的大脑由左至右由两半球组成，两半球的功能有所不同，各有各的分工，大脑左半球为语言和逻辑思维的神经中枢，右半球为感知觉和形象思维中枢；大脑左半球控制人的右侧肢体活动，而右半球则控制人的左侧肢体活动。

大多数人都习惯于用右手操作，如右手握笔写字、右手拿筷子吃饭等，称为“右利手”或“右撇子”；但也有少数人习惯于用左手操作，如用左手握笔写字、用左手拿筷子吃饭等，称为“左利手”或“左撇子”。左利手或左撇子一般在婴儿时期就有相应表现，如左撇子婴儿习惯于用左手活动，他们玩积木、伸手拿母亲给的饼干或抓钥匙时总是先伸出左手。习惯于用右手还是用左手，这是由先天发育或后天练习所致的。如果发现这个月龄的婴儿经常使用左手就加以限制是

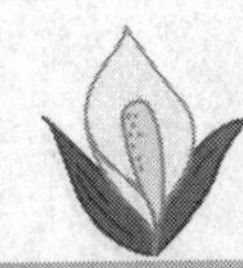

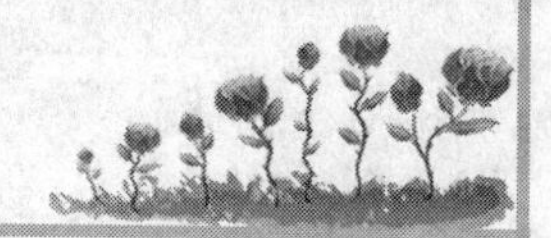

完全没有必要的,习惯使用左手并不影响婴儿的智力发展。有人认为,不用右手就不能写字,因而力图把左撇子“矫正”为右撇子,由此可以想象到左撇子的人在小时候受到过何等莫名其妙的斥责。世界上许多著名人物,如乒乓球、羽毛球选手、雕刻家、画家等,都能出色地使用左手。

婴儿时期是在生活中发挥手的重要作用的时候,是用手开始接触这个世界的时候,也是创造性地使用手的时候。过分地限制婴儿使用左手就会束缚婴儿用手进行探索、进行创造。因此,不管婴儿用哪只手,听任他怎么方便就怎么使用,在这个月龄,最好不要考虑“矫正”。理想的方法是同时发展婴儿左右手的活动能力,从而促进大脑两半球的充分发展。

15. 为什么婴幼儿不宜滥用抗生素

(1) 产生并加重耐药性:目前,几乎每种抗生素都存在耐药现象。尤其是没有使用足够疗程的抗生素导致病情反复的时候,更容易产生耐药性,使某类抗生素给宝宝治病的效果下降。而且抗生素本身会对肝、肾、胃肠道造成一定损害,所以当一种抗生素不行,又转而求助另一种更高级的抗生素时,就会严重影响治疗的进程。

(2)造成二重感染:大剂量长期使用广谱抗生素(如头孢类抗生素)会导致二重感染,因为广谱抗生素在杀灭敏感菌的同时,也会杀灭在人体正常存在的菌群。宝宝因此可能会出现腹泻,抵抗力下降,甚至再次感染。

(3)增加哮喘的可能性:宝宝滥用抗生素,有可能增加患哮喘病的机会。这是因为滥用抗生素会破坏正常菌群生长,影响肠黏膜的正常功能,使大量抗原物质进入血液,从而增加宝宝出现哮喘的机会。

16. 在什么情况下婴儿出现淋巴结肿大

淋巴结是人体淋巴系统的一个组成部分,由淋巴组织和网状内皮细胞组成,分布于全身的淋巴之间,由淋巴管相联系。一般健康的婴幼儿常可以在颈、颌下、枕后、耳前、腹股沟等处的浅表摸到绿豆至黄豆大的单个、软或稍硬、无压痛的淋巴结,这是生理现象。局部淋巴结肿大,反映了相应部位的组织发生了炎症,如头皮感染可引起枕后淋巴结和耳后淋巴结肿大;外耳道炎可使耳前、耳后淋巴结肿大;扁桃体炎、牙龈炎、龋齿可引起颌下淋巴结肿大;下肢发炎可引起腹股沟淋巴结肿大等。不管婴儿是哪个部位的淋巴结发生了肿大,都建议你

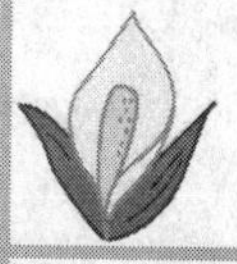

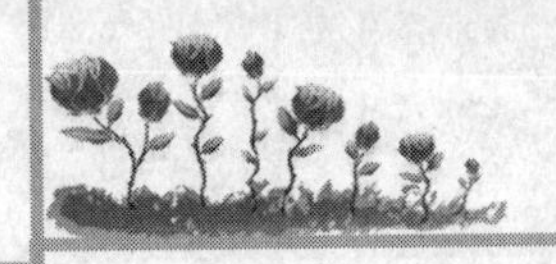

及时带宝宝去医院检查，以便对症处理。

(1)慢性的局部炎症：如口腔内扁桃体炎、龋齿、牙周炎、脂溢性皮炎、中耳炎等，均可引起颌下、枕部、耳后淋巴结肿大。

(2)结核性炎症：感染结核杆菌后，小儿也可有颈部、耳后、下颌下的淋巴结肿大和疼痛．同时还伴有低热、盗汗、消瘦等表现。

(3)传染病及全身感染：例如，麻疹、水痘、传染性单核细胞增多症、全身慢性感染及白血病，这时可在全身各浅表部位摸到肿大的淋巴结。

17. 孩子不出牙怎么办

孩子出牙的时间和速度是反映其生长发育状况的标志之一。虽然由于气候、生活水平、遗传等方面的差异，婴儿出牙的时间略有不同，但一般在4～10个月都要开始长牙了，如果孩子超过10个月没有长牙，应寻找原因：可能与孩子在母体时牙的胚胎发育有关。母亲孕期时营养差也可能影响日后孩子乳牙的生长；患佝偻病和营养不良也会妨碍乳牙的发育和生长。为使孩子乳牙正常地生长，应注意合理饮食，加强运动，多做户外活动和晒太阳，在医生的指导下合理进行维生素D和钙剂的补充，及时治疗佝偻病和营养不良。如果孩子1岁后仍未萌出乳牙，应转口腔科诊治。

18. 宝宝睡觉磨牙的因素有哪些

宝宝磨牙的原因有很多种，精神过度紧张、患了肠道寄生虫、饮食紊乱等。

(1)精神过度紧张：不少宝宝在晚间看了惊险的打斗电视，或入睡前玩耍过度，都会使精神紧张而引起夜间磨牙。

(2)营养不均衡：有些宝宝有挑食习惯，特别是那些不爱吃蔬菜的宝宝。这些坏习惯形成营养不均衡，缺少钙、磷和各种维生素及微量元素，这些营养的缺乏会引起晚间面部咀嚼肌的不自主收缩，牙齿便来回磨。

(3)肠道寄生虫病：当宝宝患上蛔虫病，蛔虫产生毒素刺激肠道，肠道蠕动会加快，而引起消化不良、脐周疼痛、睡眠不安。毒素刺激神经，就会使神经兴奋而产生磨牙。同样，蛲虫也会分泌毒素，并引起肛门瘙痒，影响宝宝睡眠。

(4)消化功能紊乱：宝宝晚间吃得过饱，入睡时肠道内积了不少食物，胃肠道不得不“加班加点”工作，由于负担过重，会引起不自主的睡时磨牙。

(5)牙齿生长发育不良：如果患了佝偻病、营养不良、先天性个别牙齿缺失，

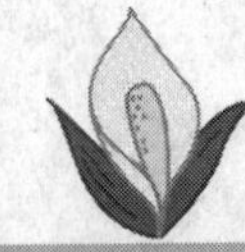

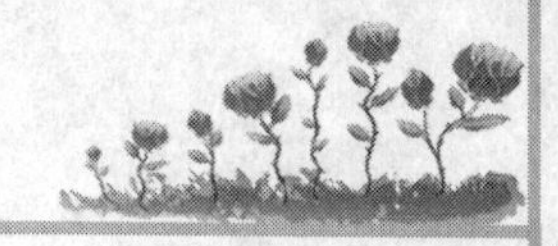

使牙齿发育不良，上下牙接触时就会发生咬合面不平，这也是夜间磨牙的原因之一。

19. 孩子“八字脚”的原因和预防措施有哪些

“八字脚”分为“内八字”和“外八字”。“内八字”的孩子走路时足尖相对，足底朝外；“外八字”的孩子走路时则相反。孩子从小形成“八字脚”，成年后很难纠正。因此，父母要经常注意观察孩子的走路姿势，若发现孩子走路有“八字脚”倾向，应及时进行纠正。

(1)孩子形成“八字脚”，主要的有以下原因：①过早学步、站立。由于小儿腿步的力量不够，在学步和站立时，双脚就自然地分开，使脚底面积加宽，以便站稳，防止跌倒，这样便产生双脚自然分开的姿势。②过早穿皮鞋。幼儿在学走路时就穿皮鞋，尤其是穿硬质皮鞋。因为小儿足部骨骼软，脚踝部力量弱，常有一种“带不动”鞋的现象。所以，久而久之，便使步态扭曲。③体内缺钙。当幼儿骨骼含钙低时，脚部骨质不定形，在行走和站立时因重力作用的结果，容易使双侧踝关节向外分；从而形成“外八字脚”。

(2)孩子形成“八字脚”，其主要预防方法有：①穿布鞋。在幼儿初学走路时，应给孩子穿布鞋或胶底鞋，不要给孩子过早地穿硬质皮鞋。②鞋应合脚。幼儿不要穿过大的鞋，应穿合脚的鞋，也不能穿挤脚的小鞋。孩子的脚长得快，买鞋时，买大一号就可以了。一旦鞋子挤脚，就必须更换，不能凑合穿。③不过早走路。不要让孩子过早学走路，同时给予孩子充足的含蛋白质、钙质和维生素D丰富的食物，并让孩子多晒太阳。

20. 如何训练宝宝的肢体活动能力

宝宝的肢体活动能力到这个阶段又有了新的进步，多数宝宝基本都能拉着大人的手或扶着支撑物慢慢地走路了，只是此时其平衡能力还不是很好，走路会左右摇晃，而且能坚持的时间也不是很久。此时，父母应该特别关注宝宝能力的提升，多进行如下的训练。

(1)爬越障碍训练：这个阶段的宝宝已经具有了熟练的爬行技能和很强的攀高欲望，在家里总是不停地爬上爬下，父母可以利用宝宝的这些生理特点，训练宝宝爬越障碍。如父母可以将宝宝放置在床上或垫子上，然后在中间放置一些障碍，自己则站在床或垫子的另一边，让宝宝爬越障碍，爬到自己的身边。这

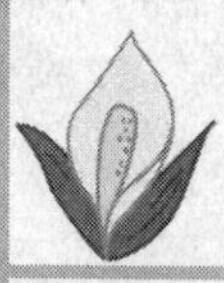

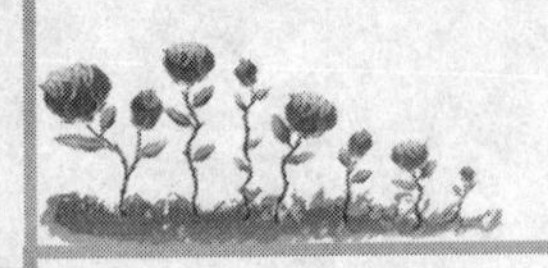

个过程中需要注意，选择障碍物时最好不要选择那些过于柔软或者过于坚硬的，以免给宝宝造成危险。

(2)踢球训练：此时的宝宝基本都能扶着外物由坐着站立起来了，而且还能在搀扶下走路了，父母可以先让宝宝扶着栏杆站好，然后在距离宝宝小脚不远的地方放上一个小球，鼓励宝宝用脚去踢。如果宝宝暂时学不会，父母可以先做好示范，然后慢慢引导和帮助，经过一段时间的训练，宝宝自然能学好。

21. 如何训练宝宝手指的灵活性

这个时期的宝宝，手指的灵活性和协调能力已经很好了，他们能自如地活动几根手指，手指能配合着捏取东西，而且还能够握紧东西了。此时想帮助宝宝不断提升手指灵活能力，父母可以加强如下的训练。

(1)训练宝宝学习打开书本和翻书：平时，父母在带宝宝一起看书的时候，还可以教宝宝学习自己打开书本和翻书。刚开始的时候，父母可以一边打开书本一边告诉宝宝这是在干什么，接下来要和宝宝一起做什么，在看着书本讲故事时，父母讲完了一页，可以先示范着翻书，然后拉起宝宝的手，让宝宝自己学习翻书。经过几次训练之后，父母在阅读之前就可以要宝宝自己先打开书本，看完一页之后也可以要求宝宝来翻书了。

(2)教宝宝学习拿笔和胡乱涂鸦：父母可以为宝宝准备一些彩色的笔和若干白纸，先教宝宝学习用几根手指配合着拿笔，之后教其学会在纸上涂鸦作画。在初次教的时候，父母最好能做好示范并且耐心指导，及时纠正宝宝不正确的握笔姿势，帮助其养成良好的习惯。值得一提的是，训练宝宝掌握好这一技能可能需要很长的时间，父母一定要有耐心，千万不能在宝宝表现不佳的时候进行责备和批评。

22. 如何训练宝宝的语言理解能力

这一阶段宝宝精力旺盛，喜欢模仿着大人说话，能发出大量的音节，较为连贯地说话，而且他们总是试图回答大人的问话和要求，当无法用语言表达时还会借助于肢体动作。此时要帮助宝宝提升语言理解能力，父母可以注重如下的训练。

(1)教普通话：如果宝宝说“儿语”时，妈妈或爸爸不要重复宝宝的“儿语”而要用亲切柔和的语调把正规的词语教给宝宝。比如，当宝宝说“小狗狗”的时候，就要告诉宝宝正规的名称：“小狗”。宝宝比较容易接受的是名词和动词。

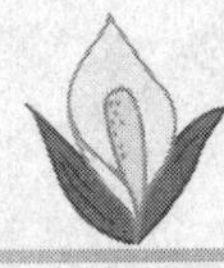

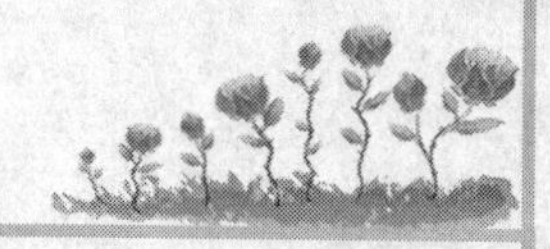

(2)有声必应：尽管有时听不出宝宝在说什么，但妈妈或爸爸都要善于倾听和回应，你必须与宝宝进行对话，从而鼓励宝宝不断地进行尝试。

(3)以物传声：要充分运用宝宝身边的东西，配合日常生活中的动作教宝宝。比如宝宝熟识的亲人、食物、玩具等。在训练时，要鼓励宝宝一边指着东西一边发出声音，从宝宝用打手势与声音相结合，逐步发展到用词语代替手势。

(4)寓教于乐：训练宝宝会话能力的时候，要让宝宝保持愉快的情绪。育儿实践证明，在其他条件相等的情况下，情绪愉快的宝宝比不愉快的宝宝学习会话要快，掌握的词汇也比不愉快的宝宝多。

(5)诗情话意：教宝宝念儿歌和唐诗：父母在平时可以多陪宝宝看看书，并教宝宝念一些简单而又朗朗上口的儿歌、唐诗等。这个过程中，父母需要耐心细致，要做好宝宝的老师，及时鼓励和安慰宝宝。

(6)循序渐进：训练宝宝学习会话要循序渐进，不能性急，等把已经学会的词语巩固一段时间后，再进行下一轮的训练。

23. 如何训练宝宝的感知能力

随着年龄的增长，宝宝的视觉、听觉、嗅觉、触觉等在这个阶段有了明显的进步，他们的感官更为灵敏，而且也更喜欢通过感官认识和了解世界了。此时父母可以通过如下的训练帮助宝宝不断提升感觉认知能力。

(1)训练宝宝认识大和小：父母可以将一些大小不等的积木或其他玩具摆放在宝宝面前，然后指着大的玩具告诉宝宝“这是大的”，指着小的玩具告诉他们“这是小的”。然后可以让宝宝分别拿起大小不同的玩具，让其观察、感受和理解，等宝宝基本能区分出大和小之后，父母还可以让宝宝按照要求来选择大玩具和小玩具。经过一段时间的训练，宝宝很快就能辨别大和小了。

(2)让宝宝学会辨认事物的一些显著特点：父母可以准备一些小兔子、小猫、小娃娃等玩具，让宝宝在平时多观察这些玩具的特点，并有意识地指着这些玩具告诉宝宝它们的特点。如小兔子有长耳朵、猴子有条长尾巴、大象的鼻子很长、娃娃的眼睛很大等，重复进行训练之后，宝宝就会对这些事物的基本特性有所了解了。

(3)让宝宝在自然环境中多观察、多倾听：在天气好的时候，父母可以带着宝宝到公园或者动物园去游玩一番，让宝宝更好地接触各种植物和动物，为其观察和感知外部世界、提升认识能力创造条件。

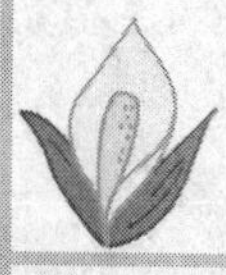

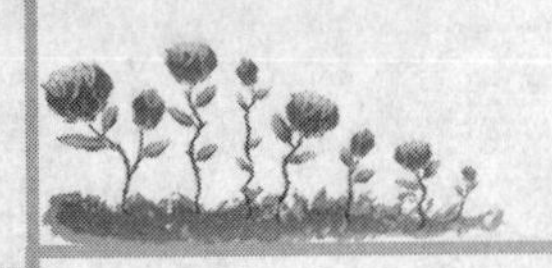

(4)教宝宝学会跟着音乐跳舞:宝宝在家的时候,父母可以多播放一些节奏明快的儿童音乐或者韵律感强的儿歌给宝宝听,在听的同时不仅可以教宝宝跟着唱和念,还可以鼓励宝宝随着音乐和儿歌摆动身体。起初时,父母可以在播放音乐和儿歌的同时用手扶着宝宝的胳膊摆动,这样经过一段时间的训练之后,宝宝很快就能学会跟着音乐起舞的。

(5)让宝宝多和小朋友一起玩游戏:宝宝的模仿学习能力很强,尤其是对于同龄孩子的一些行为,所以父母应该给宝宝创造条件,让其跟其他的小朋友一起玩。如与其他宝宝一起玩玩具、一起学习和比赛爬行和走路等,让他们相互学习,互不侵犯,以此帮助宝宝提升社交能力。需要注意的是,因为此时的宝宝自我意识和占有欲已经比较明显了,父母应该注重看好自己的宝宝,避免宝宝之间相互争抢东西、相互伤害等。而且还应该多给宝宝讲道理,培养宝宝与人愉快合作的能力。

24. 如何训练宝宝的自理能力

这个时期的孩子已经有了自己的想法,尝试着挣脱大人的怀抱,试图做自己的事情。因此,可以把训练孩子的自理能力提到一个比较重要的位置。

(1)生活自理离不开手的配合,对于这个阶段的孩子,可以训练手指对捏的能力,这不仅对于提高宝宝精细动作能力有好处,而且对孩子以后的学习、生活及使用工具都有重要的意义。所以,此时可以拿一些比较细小的东西让孩子练习拿捏,如捡豆子、往沙堆里面插小棍子,以及搭积木等等。还可以给宝宝一支笔让他们随便涂画,这样也可以为宝宝学习握笔、写字打下基础。

(2)此阶段还可以训练宝宝在饮食、睡眠和排便等三个方面的自理能力。由于中枢神经的进一步发展,孩子会在饥饿的时候用自己特有的方式表达出来。根据此时宝宝的体格和大脑的发育情况,父母可以教他们在喝水或者喝奶的时候自己用双手捧着奶瓶进食,也可以教他们使用婴儿勺。如果孩子喜欢用手抓东西吃,也不要阻止他们,而是应该表扬他们能够自己吃饭之后再引导他们使用勺子,并且保持饭桌的整洁。此时孩子的睡眠要尽量变得规律,每天的睡觉时间相对固定,这样就会使孩子形成时间分配合理的生物钟,到了什么时间,他们自然就知道要去做什么事情;也可以试着训练孩子自己排便,引导孩子在有便意的时候表达出来,不过,在排便这个方面,家长不必强求,宝宝到2~3岁的时候学会自己排便也并不算晚。

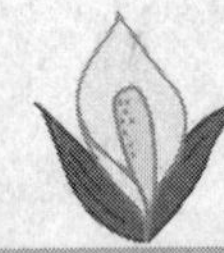

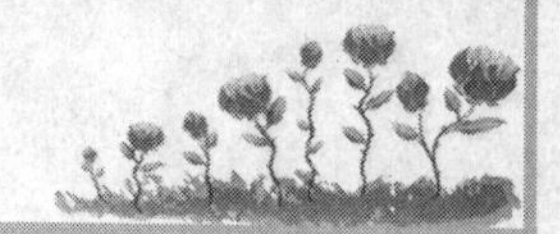

十二、11～12个月婴儿的护理保健

1. 11～12个月婴儿的身体变化有哪些

(1)婴儿体重正常均值：男孩为9.9±1.04千克，女孩为9.3±1.02千克。

(2)身长均值：男孩为75.9±2.6厘米，女孩为74.6±2.6厘米。

(3)头围均值：男孩为46.1±1.4厘米，女孩为45.1±1.2厘米。

(4)胸围均值：男孩为45.9±2厘米，女孩为44.6±1.8厘米。

(5)前囟为：0～1厘米×1厘米。

(6)个别宝宝出牙：8颗。

2. 11～12个月婴儿的个性变化有哪些

(1)这个时期的宝宝，能准确理解简单词语的意思。在大人的提醒下会喊爸爸、妈妈，会叫奶奶、姑、姨等；会一些表示词义的动作，如竖起食指表示自己1岁；能模仿大人的声音说话，说一些简单的词；可正确模仿音调的变化，并开始发出单词；能很好地说出一些难懂的话，对简单的问题能用眼睛看、用手指的方法做出回答，如问他“小猫在哪里”，孩子能用眼睛看着或用手指着猫；喜欢发出咯咯、嘶嘶等有趣的声音，笑声也更响亮，并反复重复会说的字；能听懂3～4个字组成的一句话。

(2)大多数婴儿能很好地独坐，自由地爬行，有的婴儿能够爬到被垛等高处，扶着东西，能自己站起来，离开物体，能独站片刻的婴儿多了起来。

(3)有的婴儿还会颤微微地向前迈步，大人牵一只手就能走了。但大多是因为不协调的交叉步，自己绊倒自己；有的婴儿已经会单手扶着床沿走几步，会推着小车向前走。

(4)随着协调程度的改善，孩子可以更深入地研究他遇到的物品。当他的技能更加熟练时，他可以将小物品丢人其中，将玩具扔掉后，自己能拾起来，能

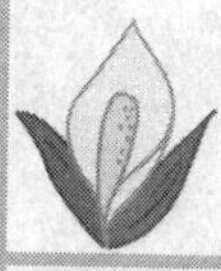

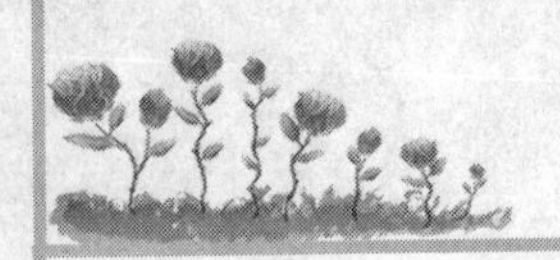

较顺利抓起桌面上的物体，抓起一块，放下一块。手的动作灵活性明显提高，会使用拇指和食指捏起晓得的东西，能玩弄各种玩具，能推开较轻的门，拉开抽屉，或把杯子里的水倒出来；能试着拿笔并在纸上乱涂，从只会画曲曲弯弯的线，到慢慢地会画圆和直线，再后来宝宝就会表达出嘴、眼睛等物；有的孩子还会搭积木。

(5)这个时期的宝宝已经能执行大人提出的简单要求，会用面部表情、简单的语言和动作与成人交往。这时期的孩子能试着给别人玩具，心情也开始受妈妈的情绪影响，喜欢和成人交往，并模仿成人的举动。在不断的实践中，他会有成功的愉悦感；当受到限制(尤其是成人总说“不要”“不能”)、遇到“困难”时，仍然以发脾气、哭闹的形式发泄因受挫而产生的不满和痛苦。在这个阶段，孩子与人交往的能力不断增强。

3. 11～12 个月婴儿的营养需求有哪些

11～12 个月的宝宝每日每千克体重需要热能 460.24 焦(110 卡)，蛋白质、脂肪、糖类、维生素、纤维素、矿物质的摄入量也要适宜。蛋白质的来源主要是肉类、蛋类、豆类和奶类；脂肪来源是肉类、奶类和食用油；糖类主要来源于谷类；维生素来源于蔬菜、水果，纤维素来源于蔬菜。

家长在给宝宝补充营养时应注意以下 4 点。

(1)断奶但不断奶制品：断奶是结束以乳类为主食的时期，即使不吃母乳，每天也应该给宝宝喝牛奶或配方奶粉，每天要保证宝宝摄入 500 毫升牛奶。

(2)高蛋白不可替代谷物：为了让宝宝吃更多的蛋类、肉类、蔬菜、水果，就不给孩子吃谷类的做法是错误的，谷类能够直接提供宝宝需要的热能，用蛋、肉、奶提供热能，需要一个转换的过程，在转换的过程中会代谢出废物，这不但会增加机体的代谢负担，还可能产生一些对身体有害的物质。

(3)豆制品要限量：豆制品虽然含有丰富的蛋白质，但主要是粗质蛋白，宝宝对粗质蛋白的吸收利用能力很差，吃多了会加重肾脏负担，所以每天最多给宝宝提供 50 克豆制品。

(4)不挑食不偏食是最好的饮食习惯：由于宝宝的生长发育需要大量的维生素，就需要额外地补充维生素。每日要给宝宝补充维生素 A 800 个单位、维生素 D 200 个单位。吃水果可以补充维生素 C，如果孩子不爱吃水果，更要额外补充维生素片。

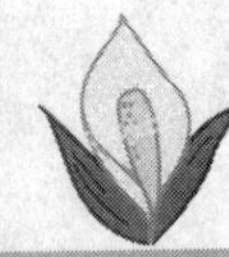

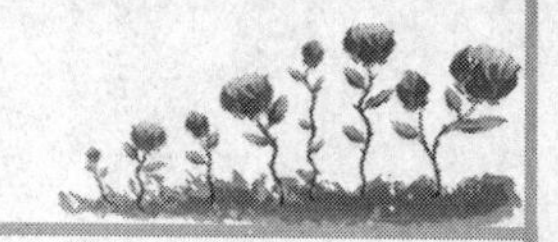

4. 如何给宝宝补充维生素C

(1)维生素C怎样保护宝宝的健康：维生素C的功能很多,包括维持皮肤和血管的健康,还能提高人体的抵抗力,促进感冒的恢复。宝宝年幼抵抗力差,冬季比较容易患上感冒等疾病,因而需要供应充足的维生素C。

(2)维生素C从哪里来：主要存在于多水分的植物性食品中,包括各种蔬菜、水果和豆芽当中。不过,人们日常很多有关维生素C的信条都不一定正确,比如,白菜的维生素C含量是苹果的10倍,绿菜花是苹果的25倍,青椒是苹果的40倍。其实很多水果的维生素C含量并不高,包括苹果、梨、桃、杏、香蕉、葡萄、菠萝等,根本不可能靠它们满足维生素C的需要。含维生素C比较多的水果是柑、橘、橙、柚、鲜枣、猕猴桃、草莓和山楂。

(3)补充维生素C要注意哪些事项：每天给宝宝吃300克蔬菜,加上200克富含维生素C的水果,基本上可以满足1天的维生素C需要量。维生素C是一种特别娇气的维生素,它在储藏中特别容易损失,在烹调中怕热,还容易溶在水里面流失掉。所以要注意选择尽可能新鲜的蔬菜,烹调速度尽量快一些,如急炒、水焯、白灼、凉拌等均可。蔬菜做熟后维生素C有一定损失,但是因为加热后吃蔬菜的总量要大得多,宝宝也更容易消化吸收,所以得到维生素C的总量并不比生吃更少。

5. 婴儿补钙过量会造成哪些后果

婴儿补钙越来越受家长们的重视,很多家长认为宝宝补钙越多越健康,其实这是不正确的。

(1)很多家长都认为补钙会加快宝宝骨骼的成长,所以不加限制地给宝宝补钙。其实小孩长期大量补钙,会引起高钙血症。高钙血症会导致小儿长骨骨骺过早闭合,影响正常身高发育。

(2)目前市场上销售的钙剂大多含有维生素D,有些家长认为维生素D可以促进钙的吸收,因此许多家长在给孩子服用钙剂时,还盲目给孩子补充维生素D。事实上,维生素D过量服用后,很容易在宝宝体内堆积造成维生素D中毒。

(3)补钙过多短期会导致宝宝食欲减退、哭闹、低热、体重减轻、运动失调等,长期会引起慢性中毒,影响宝宝体格和智力发育,甚至会出现惊厥、昏迷、肾

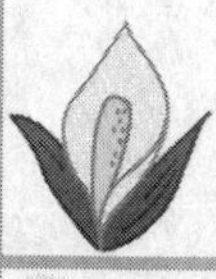

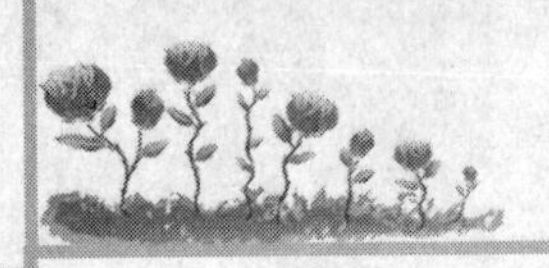

衰竭等症状。

(4)少数孩子长期补钙过量会患上“鬼脸综合征”:嘴巴很大,上唇突出,鼻梁平坦,鼻孔朝天,两眼距很远,表情怪异。这类孩子往往还伴有消瘦、智力低下等症状。

过量补钙的后果非常严重,它不仅会影响宝宝身体的正常发育,还会影响宝宝的智力发育,所以家长们要在宝宝检查过微量元素后,再有针对性地进行补充。

6. 适合11～12个月婴儿的辅食有哪些

(1)番茄饭卷:将1/2个鸡蛋调匀后放平锅内摊成薄片,将切碎的胡萝卜和葱头各1/2小匙用油炒软,再加入软米饭1小碗,和番茄2小匙拌匀,将混合后的米饭平摊在蛋皮上,然后卷成卷儿,切成小卷子状食用。

(2)肉丸粥:鸡肉末1大匙,将1大匙葱头放在油锅内炒过,再与鸡肉末一起混合做成鸡肉丸子,把鸡汤倒入锅内加鸡肉丸子煮,开锅后再将米饭放入一起煮,煮熟时加少许食盐。

(3)肉松饭:鸡蛋末1大匙放入锅内,加少许白糖、酱油、米酒,边煮边搅拌使之均匀混合,煮好后放米饭1碗焖熟,熟后切一片花形胡萝卜在上面做装饰。

(4)豆腐饭:把半块豆腐放在开水中煮一下,切成小方块。将1碗米饭放入锅内加海味汤一起煮,煮一会儿后加入豆腐和少许酱油,最后撒少许青菜末,再稍煮片刻即可。

7. 11～12个月婴儿的饮食要求有哪些

快近1周岁时,一般婴儿都能吃父母日常吃的饭菜,不要特意为他做吃的,吃现成的饭菜就可以了,从而结束了半断奶期。这个时期的宝宝,消化吸收能力显著加强,能够比较安静地坐下进食了。

这个时候,对于爸爸和妈妈来说是至关重要的,因为宝宝在饮食上已经渐渐地参与到家庭生活里来了。因此,爸爸和妈妈绝不可掉以轻心,要从以下几个方面做起。

(1)注重食物的营养价值:食物的营养价值关系到宝宝能否健康成长的大问题,给宝宝吃的食物,应该是既好吃,又有营养价值。比如,含418.4焦(100卡)热能的巧克力和具有418.4焦(100卡)热能的香蕉,对宝宝的意义是不同

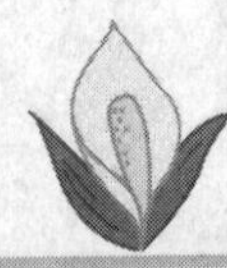

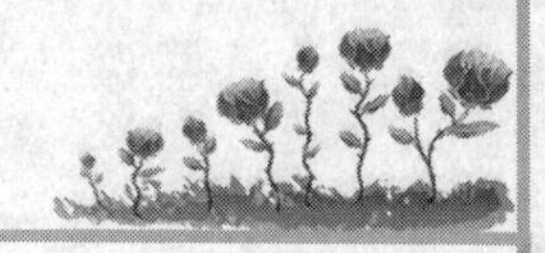

的。香蕉和其他天然的食物含有的营养成分,绝对优于巧克力或其他加工食品。因此,爸爸妈妈给宝宝吃的食物,要注重其营养价值。

(2)注重规律的饮食习惯:给宝宝用餐就要按时按点,不能因为大人的原因省略正常进食的某一餐。因为宝宝需要充分的营养,少了正餐或点心都会导致血糖降低,进而导致宝宝情绪不稳定。尤其是学步期间的宝宝,由于活动量增大,消耗多,因此就饿得快,这就需要中间加点儿点心来补充热能,但往往宝宝吃了点心后又可能不好好吃正餐,所以在这种情况下,在给宝宝吃点心时,就不要让宝宝吃得太多,具体以宝宝能够正常吃正餐为原则。

(3)注重天然未加工的食物:从一定意义上讲,人工处理过的食物,有时甚至比养分流失的食物更无益,所以说天然而未经处理的食物最能保有其原有的养分。由于宝宝的身体还未发育成熟,对于食物的代谢比不上成人迅速,因此人工添加物及一些不明物质,可能会给宝宝造成身体上的伤害。无论采取什么手段加工和烹饪菜肴,所用食品的养分在处理过程中,都要在所难免地流失一部分营养素。因此,爸爸妈妈在为宝宝准备适合的菜肴时,应选择最新鲜的原料,多用蒸、煮等最简单的方式,少用或不用煎、炸、烤,这才是最佳的饮食加工和烹饪方式。

(4)注重饮食效果:在生活中,有许多同月生的宝宝,有的胖乎乎、圆滚滚;而有的却较瘦或比较适中。体重问题一方面取决于遗传、疾病;另一方面就是取决于营养。但对一个体重超标的宝宝而言,禁食不如择食好。宝宝体重过重时,妈妈应给宝宝选择含热能少,但营养均衡的食物;而对于体重相对不足的宝宝,增加热能及营养均衡二者并重才是最根本的解决办法。水果、蔬菜、全麦面包都是营养高、热能低的食物,适合于体重超标的宝宝;而花生酱、香蕉、乳酪、酪梨等,则属高热能并富营养的食物,是体重偏轻的宝宝的最佳选择。总而言之,不论宝宝体重过轻或太重,选择含有多种营养的食物或是注意食物种类变化,是均衡饮食的法宝。

8. 宝宝断奶后可以用豆浆补充蛋白质吗

宝宝断奶后,父母为了保证宝宝的蛋白质摄入量,可能会采取给宝宝喝豆浆的方式来补充蛋白质,这种方法正确吗?实际上,营养专家是不建议父母这样做的。豆浆属于植物性蛋白质,而牛奶属于动物性蛋白质。豆浆中的蛋白质含量虽然与牛奶相当,但是其中的饱和脂肪酸、糖类含量均低于牛奶,而且牛奶

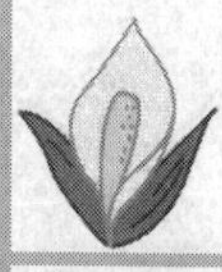

中含有的8种微量氨基酸也是豆浆不完全具备的，所以豆浆的营养无法满足婴幼儿成长的需要。另外，由于婴幼儿的胃肠功能尚未发育完全，胃里面没有分解豆制品的消化酶，所以豆浆中的营养物质也不易被婴幼儿消化，还有可能造成孩子腹泻。所以，孩子断奶以后最好以配方奶或者鸡蛋、肝等动物性蛋白质来补充营养。如果宝宝非常喜欢喝豆浆，那么家长在给宝宝喝豆浆的时候要注意以下两点。

(1)将豆浆彻底煮开：如今，许多家庭里购买了豆浆机，家长都有“豆浆煮开后才能喝”的意识。但是，很多妈妈往往在豆浆刚煮滚的时候就关掉电源。其实豆浆在煮沸的过程中，当锅内出现泡沫时，温度只有80℃～90℃，这种温度不能将毒素完全破坏，此时应减小火力继续煮沸5～10分钟，才能将豆浆内的有毒物质彻底破坏。

(2)不要在豆浆中加鸡蛋：有的妈妈认为既然鸡蛋是动物蛋白，那么豆浆中加入鸡蛋不就两全其美了吗？恰恰相反，鸡蛋清会与豆浆里的胰蛋白酶结合，产生不易被人体吸收的物质，使鸡蛋和豆浆都失去原有的营养价值。

9. 为什么说高蛋白不能代替谷类

很多妈妈在给宝宝添加辅食的时候总是非常注意蛋白质的含量而忽视了谷类的含量，家长们似乎认为只要蛋白质充足，宝宝就能健康成长，其实这种想法是错误的。谷类有着蛋白质无法替代的特殊性，在宝宝的辅食中占有重要的地位。

这个阶段的宝宝，单纯的母乳喂养已经不能完全满足婴儿的营养需求了，需要给宝宝添加奶类以外的食物。世界卫生组织专家推荐说，谷类是宝宝理想的第一固体辅食，应该先给宝宝添加米粉等谷物。然而，并不是所有的宝宝都喜欢谷物的味道，虽然让宝宝适应多样化食品非常有好处，但最好还是一次只添加一种食品。让孩子爱上谷类，家长可以试试用宝宝熟悉的饮料来冲调谷类食品；当然配方奶也可以。很多婴幼儿都不喜欢黏稠的食物，最好开始的时候给孩子冲调得稍微稀一点，这样宝宝会更容易适应新食物的样子，也更容易吞咽。

10. 如何控制宝宝吃零食的数量和时间

很多宝宝一吃起零食来就没完没了，零食吃多了，既影响营养的摄入，又影

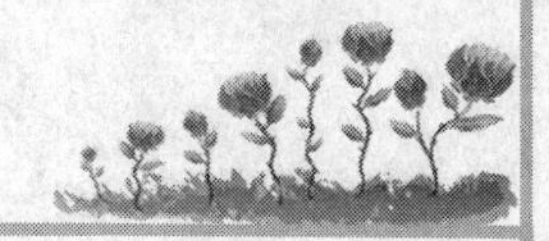

响了宝宝吃正餐的食量。那么，该如何有效地控制宝宝吃零食的数量和时间呢？家长需要注意以下3点。

(1)确保宝宝正常吃好：特别爱吃零食的宝宝都是因为正餐没吃好，才会很快地饿了。这时宝宝就想要吃零食。在吃正餐的时候，家长要给宝宝创造一个轻松愉快的环境，不强迫宝宝吃不喜欢的食物，饭菜要适量，确保宝宝能吃饱吃好。

(2)父母要增进厨艺：零食通常在色、香、味、形上非常吸引宝宝。如果妈妈做的饭菜同样能够达到这样的效果，那么宝宝就没有理由不好好吃正餐了。所以，家长为宝宝做正餐时要在色、香、味、形上多下些工夫。宝宝正餐吃好了，对零食的兴趣自然也就降低了。

(3)不能百依百顺：有的家长对宝宝喜欢吃零食，一味地迁就，允许他们没完没了地吃。长期迁就不仅会损害宝宝的健康，还会养成他们任性的坏脾气。给宝宝吃零食也有一些小技巧，比如，不直接把满满一大盒零食全拿给他们，而是拿出允许他们吃的量，放进一个器皿里，当宝宝看见只有这么多的时候，吃完了也就不会再要了。

11. 如何帮助宝宝自己睡眠

不同的宝宝，睡眠的情况是不一样的。活动量大的宝宝，可能白天只睡1次，睡觉的时间也各有不同。早晨起得早的宝宝有在午前睡的，也有在午后睡2～3小时的。而性情比较温和的宝宝则分别在午前和午后各睡2小时。那么，怎样帮助宝宝自己睡觉呢？

(1)要为宝宝营造出有助于入眠的氛围：如将卧室的光线弄暗，如果宝宝偏爱小夜灯的话，可以安上一盏。室内的温度要适中，不要太冷或太热。同时，家里要保持相对安静，声响以不影响宝宝睡眠为度。此外，还要让宝宝知道：妈妈或爸爸就在宝宝附近，以使宝宝安心入睡。

(2)做好睡前准备，如妈妈要在宝宝睡前换好尿布，盖好被子，拥抱宝宝一下，放一段摇篮曲。

(3)适当给宝宝睡前增添一些小点心，但份量要轻，比如一两块果汁饼干、半杯牛奶或者一片乳酪都可以，这些小点心不仅可取代宝宝原先的吃母乳时间，而且牛奶还有帮助入眠效果。

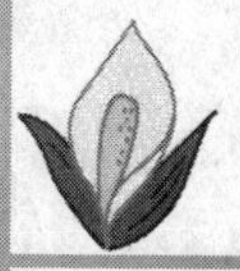

12. 为什么说婴儿不宜穿开裆裤

传统习惯中,父母总是让宝宝穿着开裆裤,即使是寒冷的冬季,宝宝身上虽裹得严严实实,但小屁股依然露在外面冻得通红,容易使宝宝受凉感冒。另外,宝宝穿开裆裤还很不卫生,有时宝宝坐在地上,地面上的灰尘垃圾都可以粘在屁股上;地上的小蚂蚁等昆虫还可以钻到宝宝外生殖器或肛门里,引起瘙痒而造成感染。

13. 为什么要适当给婴儿进行抚摸刺激

儿童专家认为,婴幼儿的生长发育的确离不开父母的亲密抚摸,适当采取抚摸刺激既能满足婴儿心理需要,又可以促进婴儿被动运动,这对婴儿新陈代谢及大脑发育都有益处。具体可采用“抱、按、捏”等方式。

(1)抱:抱是母子感情信息的传递,是婴儿最轻微得体的活动,有的父母怕“惯坏了孩子”而不愿意抱,其实这是不对的。当婴儿在哭闹不止的时候,恰恰是最需要抱从而得到精神安慰的时候。因为每当头与头、胸与胸的全身性接触,伴随着父母充满爱意的表情,婴幼儿是可以感觉和领会到的,尤其能起到放松身心的效果。所以,在孩子那种哭闹的“特殊语言”的要求下,大人不要挫伤幼儿心灵的积极性,要多抱一抱你的小宝宝,这也有助于培养婴儿的感情思维。

(2)按:按是家长用手掌对婴儿做轻微的按摩。可先取俯卧位,按摩从背部至臀部下肢;再取仰卧位,从胸至腹部下肢,每行10~20次。按摩不仅能增加胸背腹肌的锻炼,减少脂肪细胞的沉积,促进全身血液循环,还可以增强心肺活动量和肠胃的消化功能。抱在怀中时也可做局部按摩,如用手摩擦婴儿手臂、手指,或用脸或手轻轻抚摸小儿的前额和脸颊等。

(3)捏:捏是家长用手指对婴儿进行捏揉,捏比按稍用力,捏揉的作用是可以使全身和四肢肌肉更加坚实。一般先从两上肢至两下肢,再从两肩至胸腹,每次行10~20次。经有关医学研究,在捏揉过程中,小儿胃泌素的分泌和小肠的吸收功能均有改变,捏揉对脾胃功能虚弱,消化不良的婴儿效果非常显著。

14. 如何增加婴儿的户外活动

这个时期的婴儿活动量愈来愈强,也有了主动要求,早上一醒来就要父母抱到外面去玩耍。父母应满足婴儿的要求,多带婴儿到户外去活动,可以用小

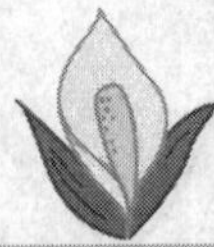

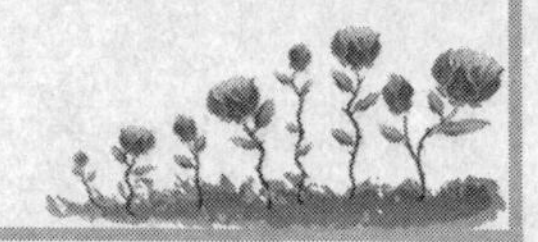

车推着到外面去玩，也可以抱出去散步、晒太阳，使婴儿呼吸到新鲜空气，同时可以使婴儿增长见识，心情愉快，学会与人交往，可促进婴儿的身心健康发展。

(1)在户外晒太阳对婴儿的健康很有好处，婴儿生长迅速，尤其容易因维生素D缺乏而导致佝偻病。晒太阳可使婴儿皮肤产生足够的维生素D，促进食物中钙磷的吸收，这比服用含维生素D的药物预防佝偻病安全有效得多。夏天应避免在强烈的日光下玩耍，可以在树阴下玩耍，必要时可戴上有檐的防晒帽。户外活动时衣服不要穿得太多，晒太阳时要尽量露出婴儿皮肤。

(2)婴儿每天户外活动的时间不应少于2小时，但具体安排要根据气温和个体反应而定，体弱儿活动时间相对应短于健康婴儿。冬季气温低，可选择在太阳下玩耍；夏季可选择在早晚进行户外活动；春秋季上、下午都可以进行户外玩耍。每天户外活动可分几次进行，每次时间不宜过久。

15. 带宝宝外出的注意事项有哪些

(1)带宝宝郊外活动时，为预防天气突然变化，要多准备几套备用的衣服。所需食品和水更要准备充分。同时，还要准备一些常用的急救药品，以备宝宝摔伤、擦伤之用。

(2)宝宝外出活动时，可带皮球之类的简单玩具，或植物图册，让宝宝把亲眼看到的实物与书本上的植物图片相对照，加深对植物的认识和理解。

(3)准备带宝宝返回家中时，一定把自己的垃圾放进准备好的垃圾袋里，扔到指定地点。

16. 婴儿出现口腔炎怎么办

宝宝患口腔炎常见初夏季节，其症状常常出现在宝宝不爱吃东西的前1天，宝宝体温升至为38℃～39℃，继而又很快退下，嘴里长出水疱。平时不流口水的宝宝，患了口腔炎后，也会流口水，而且会出现口臭。

在宝宝患病期间，妈妈不能给宝宝吃硬的、酸的、咸的食物，因为吃这样的食物会有一种刺痛感，加剧宝宝的疼痛。牛奶和奶粉是最适合宝宝喝了，既不会引起宝宝太大的疼痛，又好消化，还有营养；如果宝宝一点也不喝牛奶和奶粉，可以给宝宝喂一些小布丁、鸡蛋糕等。另外，患口腔炎后不能缺水，妈妈要多给宝宝喝水，也可以让宝宝起来玩；在宝宝不能吃东西的这段时间内，不要给宝宝洗澡。

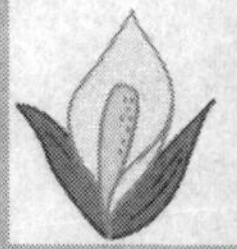

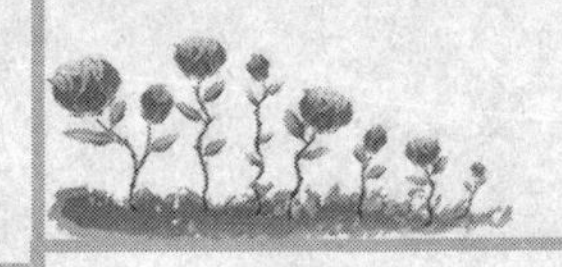

17. 预防疾病传播应注意哪些事项

细菌、病毒是非常微小的微粒子，它们可以任意漂浮在空气中，伴随着空气被吸入人体内产生各类疾病。因此，应注意避免孩子接触刺激性气味及烟雾。例如，屋内尽量少用蚊香、燃香、油漆、樟脑丸、杀虫剂等有刺激气味的物质，甚至有些孩子对香水味也会有反应；厨房内宜使用抽油烟机，以减少油烟散漫；厕所也要经常清洗，防止臭味产生。这些刺激性的物质很容易刺激婴幼儿的眼睛、呼吸道及胃肠，增加生病的机会；孩子房间内可使用空气滤净器，以减少空气中的杂质、灰尘。

(1)家中有人感冒时，应该尽量避免与孩子“亲密接触”，如果孩子暂时无法托旁人照顾时，也要避免与其面对面的呼吸、咳嗽、打喷嚏。

(2)给孩子冲泡牛奶或调理食物时，应先洗手，避免对食物说话、咳嗽、打喷嚏。

(3)疾病感染流行期间，婴儿应尽量少出入公共场所及人潮拥挤之处，如游乐场、戏院、百货公司等，避免呼吸道直接的感染及接触传播。

(4)天气变化较多的季节，如春夏之交、秋冬之交、早晚温差变化很大时，应注意婴儿保暖，以减少对呼吸道黏膜的刺激。

18. 为什么说过“补”易导致疾病

儿童处于生长发育时期，合理的补充营养供其肌体和智力发育所需，很有必要。但补之不当则适得其反。

(1)补参害处多：“少不食参”，人参和含参食品健康儿童不宜使用。健康儿童服用人参会削弱免疫力和抗病能力，容易感染疾病，会出现兴奋、激动、易怒、烦躁、失眠等神经系统亢进症状；人参可促进人体性腺激素分泌，健康儿童长期补参会导致性早熟；服参过多对心脏也有害，可导致心收缩力减弱，血压、血糖降低，严重者可危及生命。儿童因身体虚弱等需要用参时，应在医生指导下确定合适剂量酌情使用。

(2)多吃橘子易生“橘子病”：儿童每天吃橘子以 2～3 个为宜。过多吃橘子可致皮肤中胡萝卜素增加而引起全身皮肤发黄，出现呕吐、恶心、食欲下降等症状。

(3)多吃糖类易致“儿童嗜糖精神烦躁症”：儿童每日以摄入 15～20 克糖类

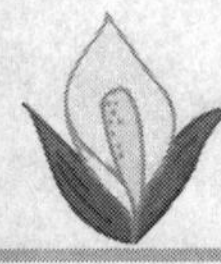

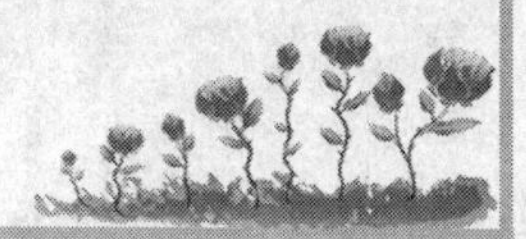

为宜。过食糖类可致"儿童嗜糖精神烦躁症",表现为情绪不稳定,爱哭闹,好发脾气,易冲动,睡眠差,常在梦中惊醒,注意力不集中,学习成绩下降,面色苍白,抵抗力降低,易患感冒、肺炎等病。此外,过多吃甜食还可引起腹泻、腹胀、厌食、呕吐、消化不良、水肿、肥胖症、糖尿病、心血管疾病、龋齿等。

(4)多补鸡蛋易致腹泻、维生素K缺乏症:儿童每日吃1～2个鸡蛋即可。过多吃鸡蛋会增加儿童的胃肠负担,引起消化不良性腹泻;还可引起维生素K缺乏症,表现为烦躁不安,面色苍白,面部皮疹,嗜睡,毛发脱落等。

(5)可乐型饮料和酸梅粉能引起多动症和溃疡病:可乐里含咖啡因,可乐型饮料对儿童记忆有干扰作用,并可兴奋儿童中枢神经系统,产生儿童多动症;儿童长期食用酸梅粉,会使其胃酸含量增高,胃黏膜被腐蚀,发生胃、十二指肠溃疡。

19. 如何训练宝宝的肢体活动能力

成长到这一阶段的大多数宝宝已经能稳稳地站立并独自走上几步了,在站着的时候,宝宝还可以弯下腰去捡拾东西或者做出举手、挥手等动作。与此同时,宝宝的身体平衡能力也有了不小的进步。此时的父母可以通过如下的训练帮助宝宝不断提升肢体活动能力。

(1)在一旁引导和鼓励,让宝宝学习独立行走:随着宝宝肢体活动能力的增强和前几个月的训练,多数宝宝到此时已经能稳当地独自站立了,此时,父母可以抓住时机,通过引导和帮助,教其学习独立行走。比如,父母可以相距一定距离站着,通过逗引和语言要求,让宝宝由爸爸所在的位置走到妈妈身边。这一训练可以每天重复几次,每次持续十几分钟,刚开始的时候,父母站立的位置不宜太远,等宝宝独立行走的能力有所提升之后再逐渐增加距离,这样训练起来才更有效果。

(2)教宝宝学习踮起脚尖和蹦跳:当宝宝能够站稳当之后,父母可以先让宝宝双手扶着床沿、椅子沙发等物体站稳,之后可以示范着做出蹦跳的姿势,并且鼓励宝宝跟着自己学。等宝宝理解了要求时,父母可以逐步教宝宝学习踮起脚尖、脚尖轻轻离地之后再落地,当宝宝已经基本掌握动作要领之后,父母就可以一边发出命令,一边蹦跳着,同时观察宝宝的动作了。

20. 如何训练宝宝手指的灵活性

宝宝的手指在这个阶段已经非常灵活了,手指之间的协调性也明显增强,

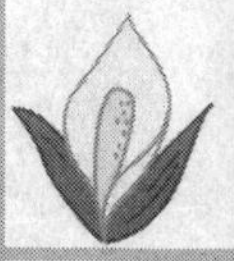

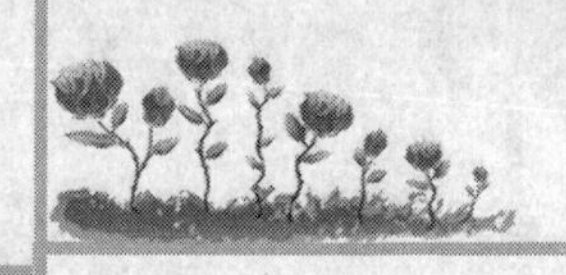

已经能够很大限度地发挥手指的各项功能了。此时，父母可以多注重提升宝宝的手指灵活能力。

(1)多让宝宝做一些有助于增强手指灵活性的动作：平时，父母可以和宝宝玩各种各样的玩具，如用积木接火车、搭高楼，将各种玩具按照一定的顺序排列，从盒子和小箱子里取玩具，用手指捏取小球和饼干等物体，一起玩滚球游戏等。通过这些游戏，宝宝的手指能得到全方位的训练，其手指的灵活性和协调性将极大地增强。

(2)让宝宝学会按顺序翻书：父母可以为宝宝准备一些适合其拿和阅读的书籍，最好是大开本、有彩图、比较耐用的书籍，然后和宝宝一边看故事，一边教宝宝自己用手指翻动书页。在这个过程中，父母需要注意观察宝宝是否能按顺序翻开书页，是一页一页翻还是没有顺序地乱翻。当宝宝不能按照顺序一页一页翻时，父母应该及时制止并告诉宝宝正确的翻书方法。训练得多了，宝宝自然能调整过来，按照父母的要求去做。

21. 如何训练宝宝的语言理解能力

这个时期的宝宝能够说很多的话，对话语的理解也更为准确了，而且在说话时还常常会配以相应的动作和表情，此时父母应该关注宝宝的语言理解能力的培养和提升。

(1)让宝宝练习主动发音和说话：在宝宝已经能有意识地叫“爸爸”“妈妈”“爷爷”“奶奶”等亲人之后，父母可以继续教给宝宝一些词语，并引导其在生活中学会主动说出事物的名称，主动发音。如在带着宝宝走路的时候，父母可以先告诉他们“这是走”，并让宝宝记住，等告知了几次之后，便可以在走路之前问宝宝要干什么，宝宝一般都会自然地说出“走”字，在教宝宝学习其他发音的时候也是如此，只要父母能付出耐心，多引导和帮助，宝宝说话的能力一定会越来越强的。

(2)多讲故事给宝宝听，并鼓励宝宝跟着念：在宝宝睡觉前或者躺在床上玩耍的时候，父母可以准备一些有趣的儿童图书，将书中的故事讲给宝宝听，最好一个故事能连续讲上几天，以便宝宝记住和加深印象。等宝宝差不多能记住的时候，父母还可以鼓励宝宝跟着一起念。经过多次训练，宝宝就能很好地记住故事了，而且当父母复述故事时有错误，宝宝也能很快地指出了。

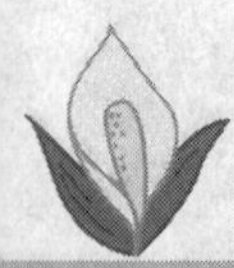

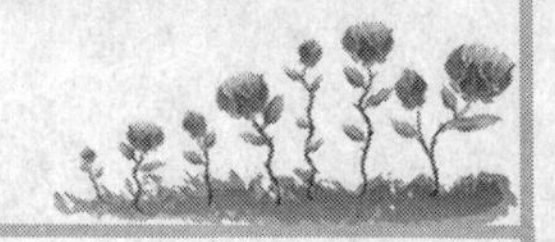

22. 如何训练宝宝的感知能力

宝宝的各感官发展到这一时期已经很成熟了,其认知理解能力也在逐步增强中,他们对于自己没见过的东西会害怕,听到恐怖的声音也会被惊吓到。他们的嗅觉和触觉更灵敏了,能明确地区分出很多味道。此时父母可以通过如下的训练帮助宝宝提升感觉认知能力。

(1)教宝宝学会辨认颜色:教宝宝学会辨认颜色的时候,最好能从显眼的红色开始。起初,父母可以拿一只红色的球或者红色的手帕给宝宝看,告诉他们这是红色的,并通过反复的训练和强调让宝宝记住,一段时间之后,当父母说出“红色”的时候,宝宝自然就会将手指向那些红色的物体了。当宝宝已经能明确分辨出红色之后,父母可以多拿出一些红色的东西给其观察和辨认,告诉他们这些物体也都是红色的。需要注意的是,因为颜色的概念是比较抽象的,宝宝可能一时难以掌握,父母需要多给宝宝一些学习的时间,让其慢慢理解和辨认。等宝宝掌握好一种颜色之后,再教给他们其他的颜色。

(2)从里里外外看物体:父母在带宝宝观察事物的时候最好能全面,不仅要求他看清楚物体的外部,还可以带着他多去观察物体内部和下面等。如父母给宝宝一个方形的纸盒,可以先让其看看盒子的外面是什么样子的,之后再将盒子打开或者翻一面,让宝宝学会全面地观察物品。这样做可以帮助孩子了解和掌握物体的属性,甚至可以影响他们以后对各种物品进行分类的能力。

(3)让宝宝学会准确地用动作表达愿望:平时,父母可以教给宝宝一些常用动作和表情所代表的意思,如点头是表示同意和赞成,摇头是表示不同意,笑是表示高兴,哭是表示伤心和不满等,然后在具体的生活实践中训练宝宝学会运用不同的动作和表情表达意愿。比如,当宝宝喜欢父母送的礼物时应该点头并笑着回应,当其不想吃某种食物的时候应该学会摇头拒绝,当他们有什么不愉快的情绪或者受伤了的时候,应该用哭等表情来表示。这样的训练能使宝宝更加清楚地表达出自己的想法,也便于父母观察和及时处理。

(4)让宝宝和同龄人多一起游戏,多进行互动:父母可以多带着宝宝到游乐场、儿童乐园等孩子多的地方玩,让宝宝多和同龄人打交道。在宝宝和同龄人玩时,可以让他们每人拿着各自的玩具玩,也可以让他们交换玩具玩,甚至可以鼓励他们相互交谈和打招呼。而当他们出现争抢玩具或者吵架等行为时,父母则应该及时制止并耐心进行教育,帮助孩子建立良好的交往关系。

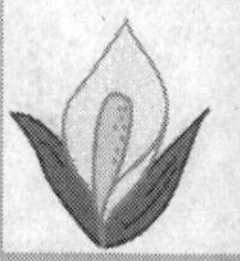

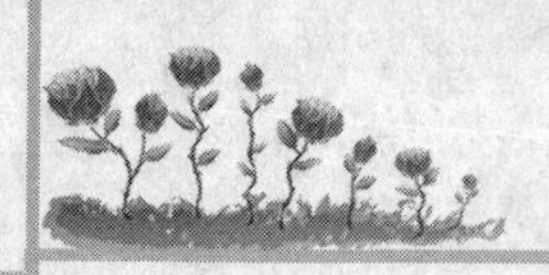

23. 如何训练宝宝的自理能力

随着宝宝行动能力和探索欲望的增强，宝宝活动的范围更宽了，能办到的事情也更多了，他们更喜欢按照自己的意愿行走和行动。此时父母可以帮助宝宝不断提升自理能力。

(1)让宝宝学习自己坐便盆和控制排便：这一阶段宝宝的自我意识和自我控制能力已经明显增强了，他们在有便意的时候一般都能提前作出反应并寻求帮助。此时，父母可以教导宝宝要学会控制排便，在有便意的时候先自己找到便盆坐下之后再排便。培养宝宝良好的大小便习惯，让宝宝学会自己找便盆并坐便盆排便是培养宝宝生活自理能力时很重要的内容，父母在平时一定要对其及时引导和多加训练。

(2)训练宝宝自己和大人一起上桌吃饭：这个阶段的宝宝已经能很熟练地往嘴里送吃的东西了，而且还初步学会了拿勺子和杯子。为了培养宝宝自己吃饭的能力，父母在吃饭时可以让宝宝也坐在桌子前，和大人一起吃饭。在这个过程中，父母可以给宝宝准备好小勺子、小碗，并给宝宝装好食物，然后鼓励其模仿大人慢慢地吃。也许宝宝可能会在饭桌上捣乱，父母一定要保持耐心，多给宝宝锻炼和学习的机会。

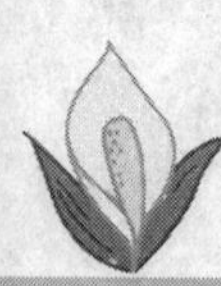

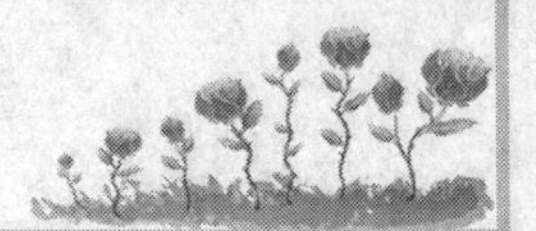

十三、1～1岁半幼儿的护理保健

1. 1～1岁半幼儿的身体变化有哪些

(1)身高:男孩子的身高范围为76.3～88.5厘米,女孩子的身高范围为74.8～87.1厘米。

(2)体重:男孩子为9.1～13.9千克,女孩子为8.5～13.1千克。

(3)牙齿总数为:12～14颗。

(4)囟门:在此期间大多数会闭合。

2. 1～1岁半幼儿的个性变化有哪些

(1)过了周岁生日的婴儿,对周围发生的事情十分敏感。有的能辨别爸爸、妈妈的声音;晚上一听到爸爸回来时的叫门声,就转向门口;睡觉醒来后,一听到妈妈在隔壁同客人讲话的声音,就大声哭泣,希望妈妈到身边来。也懂得收音机和电视机里放的音乐,音感特别好的婴儿,到1周岁半时,也能哼起有点类似歌曲的声音来。开始使用语言和周围人打招呼,如果客人要走了,宝宝会向客人说“再见”。

(2)50%的宝宝能够掌握60～80个口语词汇。宝宝能够发出20多种不同的音节,这些音节能够组成50多种不同的词或类似词;宝宝说出的句子通常包括一个名词和一个动词,开始向儿童语调发展;宝宝能够说出身体所有部位的名称,不但能指出自己身体部位的名称,还能指出其他人的,理解各部位的功能和作用。当妈妈问,用什么吃饭呀?宝宝会指着嘴巴,同时用语言表述出来。宝宝玩耍时,周围并没有人和他对话,但宝宝会自己和自己说话,这时妈妈没有必要打扰宝宝,宝宝是在锻炼自己的语言能力。

(3)进入1岁半以后,大多数宝宝已经能够下蹲、行走自如了。有的宝宝还可能会眼睛盯着地面,动作不很协调地往前“冲”着跑几步;或许你的宝宝早在1

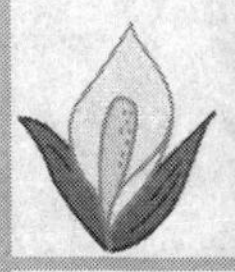

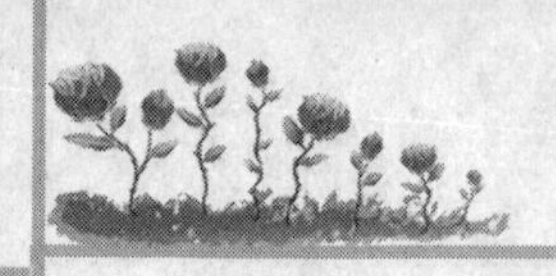

岁时就开始尝试着向后退着走了，但大多数宝宝要到了这个月龄，才能掌握向后退着走的技巧。

(4)宝宝学会了自己脱衣服，但还不能很好地穿衣服，拉链衣服还不能自己拉上，会使用粘贴式的鞋带，但可能会粘得歪七扭八。借助工具取够不到的东西，这不但是宝宝运动能力的进步，也是宝宝协调能力的进步；从某种角度讲，也表现了宝宝分析、解决问题的能力。

(5)一岁半的宝宝能分辨出什么能吃，什么不能吃。能够分辨出物体的形状，所以宝宝能够把不同形状的积木插到不同的插孔中。宝宝喜欢玩橡皮泥，这不但能锻炼宝宝手的运用能力，还能够开发宝宝的想象能力；教宝宝从最简单的物体捏起，如圆形、方形等，逐步发展到复杂的形状。

(6)一岁半的宝宝模仿能力超强。宝宝会学妈妈的咳嗽声，如果宝宝曾看过妈妈某种特殊的动作，如捂着疼痛的胃部，宝宝会学着妈妈的样子，同时还能模仿妈妈说话的内容、声音和妈妈的表情。

(7)宝宝能够集中注意力观看动画片或书本上的图画，并能够记住动画片中的部分内容。记得最清楚的是人物(尤其是小动物)的名字，对故事中的情节有了初步理解能力，如果动画片中的人物哭了，宝宝可能会跟着哭；如果动画片有让宝宝兴奋的场面，宝宝会用自己的方式表示，如蹦跳、鼓掌、欢叫、原地转圈、大笑等。

(8)宝宝开始向着执拗期迈进，一般在2岁时出现典型的执拗期(有的专家称为反抗期)。你会发现宝宝已经有了主见和个性，自我意识和思考的独立性增强了，对妈妈极度依恋的情态，一去不复返了。

(9)因为宝宝懂得越来越多的词汇，自己却难于用语言表达；有了更多的自我意识，在一些问题上想自行其是，但他不能左右；宝宝内心的需求，超过了与人沟通和解释自己行为的能力。在宝宝看来，周围的人不理解他，不懂得他，由此导致宝宝出现沮丧的心情，无法忍受了，怎么办？反抗，对这个世界说“不”。

(10)宝宝天生不认输。当宝宝搭建的积木发生突然倒塌时，绝对不会就此罢手，会一遍遍地去搭。这时的宝宝靠的不是耐心，而是兴趣和不服输的精神。如果这时爸爸妈妈站出来帮助宝宝，宝宝并不领情，可能还会遭到宝宝拒绝。

3. 1岁婴儿的喂养特点有哪些

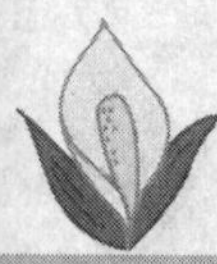

1岁左右的孩子，逐渐变为以一日三餐为主，早、晚牛奶为辅，慢慢过渡到安

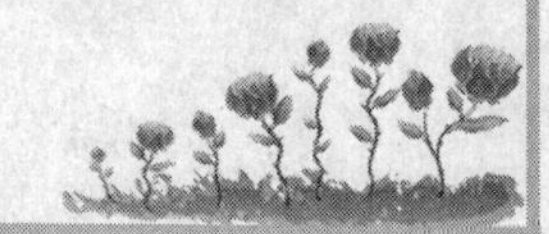

全断奶。如果正好在夏天，为了不影响孩子的食欲，可以略向后推迟1～2个月再断奶，最晚不要超过15个月龄。

以三餐为主之后，家长一定要注意保证孩子辅食的质量。如肉泥、蛋黄、肝泥、豆腐等含有丰富的蛋白质，是孩子补充热能的来源，蔬菜可以补充维生素、矿物质和纤维素，促进新陈代谢，促进消化。孩子的主食主要有：米粥、软饭、面片、龙须面、馄饨、豆包、小饺子、馒头、面包、糖三角等。周岁孩子每日的膳食大致可以这样供给：粮食100克左右，牛奶500毫升加糖25克（分早晚两次喝），瘦肉类30克，猪肝泥20克，鸡蛋1个，植物油5克，蔬菜150～200克，水果150克。1岁的孩子，鱼肝油要加3滴，每日两次，钙片每次1克，每日2次。

4. 宝宝断奶后的食谱特点有哪些

(1)每天要保证600毫升奶，逐渐过渡到以粮食、蔬菜、鱼、肉、蛋为主的混合食品，这些食品是满足孩子生长发育必不可少的。

(2)适当喂食面条、米粥、馒头、小饼干等，以提高热能。

(3)经常给宝宝吃各种蔬菜、水果、海产品，提供足够的维生素和矿物质，以供代谢的需要，达到营养平衡的目的。

(4)经常食用些动物血、肝类，以保证铁的供应。

(5)烹制方法多样化，注意色、香、味、形，且要细、软、碎；不宜煎、炒、爆，以利消化。

5. 健脑的食物有哪些

(1)深色绿叶菜：蛋白质食物的新陈代谢会产生一种名为类半胱氨酸的物质，这种物质本身对身体无害，但含量过高会引起认知障碍和心脏病。而且类半胱氨酸一旦氧化，会对动脉血管壁产生毒副作用。维生素B_6或维生素B_{12}可以防止类半胱氨酸氧化，而深色绿叶菜中维生素含量最高。

(2)鱼类：鱼肉脂肪中含有对神经系统有保护作用的ω-3脂肪酸，有助于健脑。研究表明，每周至少吃一顿鱼特别是三文鱼、沙丁鱼和青鱼的人，与很少吃鱼的人相比较，老年痴呆症的发病率要低很多；吃鱼还有助于加强神经细胞的活动，从而提高学习和记忆能力。

(3)全麦制品和糙米：增强肌体营养吸收能力的最佳途径是食用糙米。糙米中含有各种维生素，对于保持认知能力至关重要。其中维生素B对于降低类

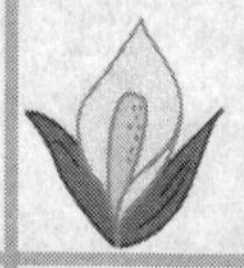

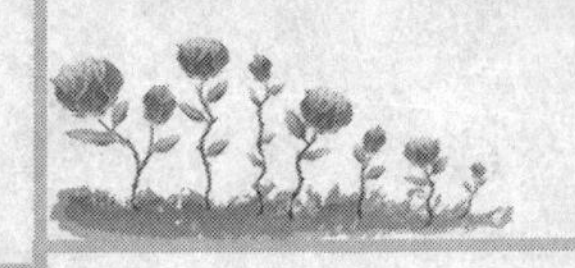

半胱氨酸水平最有作用。

(4)大蒜：大脑活动的能量来源主要依靠葡萄糖，要想使葡萄糖发挥应有的作用，就需要有足够量的维生素 B_1 的存在。大蒜本身并不含大量的维生素 B_1，但它能增强维生素 B_1 的作用，因为大蒜可以和 B_1 产生一种叫"蒜胺"的物质，而蒜胺的作用要远比维生素 B_1 强得多。因此，适当吃些大蒜，可促进葡萄糖转变为大脑能量。

(5)鸡蛋：鸡蛋中所含的蛋白质是天然食物中最优良的蛋白质之一，它富含人体所需要的氨基酸，而蛋黄除富含卵磷脂外，还含有丰富的钙、磷、铁，以及维生素 A、维生素 D、B 族维生素等，适于脑力工作者食用。

(6)豆类及其制品：所需的优质蛋白和 8 种必需氨基酸，这些物质都有助于增强脑血管的功能。另外，还含有卵磷脂、丰富的维生素及其他矿物质，特别适合于脑力工作者。大豆脂肪中含有 85.5％的不饱和脂肪酸，其中又以亚麻酸和亚油酸含量最多，它们具有降低人体内胆固醇的作用，对中老年脑力劳动者预防和控制心脑血管疾病尤为有益。

(7)核桃和芝麻：现代研究发现，这两种物质营养非常丰富，特别是不饱和脂肪酸含量很高。因此，常吃它们可为大脑提供充足的亚油酸、亚麻酸等分子较小的不饱和脂肪酸，以排除血管中的杂质，提高脑的功能。另外，核桃中含有大量的维生素，对于治疗神经衰弱、失眠症，松弛脑神经的紧张状态，消除大脑疲劳效果很好。

(8)水果：菠萝中富含维生素 C 和重要的微量元素锰，对提高人的记忆力有帮助；柠檬可提高人的接受能力；香蕉可向大脑提供重要的物质酪氨酸，而酪氨酸可使人精力充沛、注意力集中，并能提高人的创造力。

6. 如何给孩子安排合理的饮食

1～2 岁幼儿的饮食，无论是食物的性质或数量与婴儿都有显著的差别，因为 1～1 岁半幼儿已有 6～16 颗乳牙，此数量的乳牙具有较好的咀嚼能力，况且此时幼儿的消化酶的活力也较前增强，所以奶类食品已不是幼儿的主要食物，而应由流质、半流质饮食逐渐过渡到软食，食物的形式也应作相应的调整，如婴儿期菜泥、肉末、鱼泥改用碎菜、肉丸、鱼块，食物的品种也应日趋多样化。1～1 岁半幼儿饮食最佳安排为三餐二点制，具体如下。

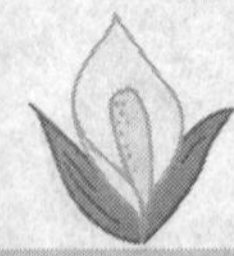

(1)早餐(7：00)：牛乳 250 毫升，糖 10 克，馒头 20 克，鸡蛋 1 只(45 克)，浓

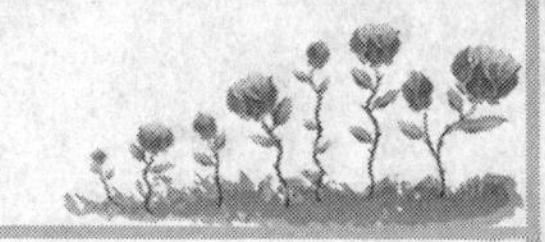

鱼肝油5～6滴。

(2)早点(9：00)：苹果1只(100克)。

(3)午餐(12：00)：软饭1碗(米80克),碎肉30克,碎菜30克,油8克。

(4)午点(15：00)：豆浆200毫升,糖8克,甜饼干2片(20克)。

(5)晚餐(18：00)：挂面1碗(挂面30克),碎鱼30克,西红柿30克,油8克。

7. 为什么不要让宝宝边看电视边吃饭

(1)分散注意力,影响食欲：边吃饭边看电视的人往往会把注意力集中在电视上,忽略食物的味道。本来美味的食物也不会让人有食欲,时间长了就会造成营养不良。

(2)影响食物的消化与营养的吸收：人在吃饭的时候,消化液和血液一起帮助胃肠来消化食物。看电视时大脑也需要大量的血液,这样就会引起血液供应不足,结果就是吃不好饭,也看不好电视。时间长了,不仅会导致消化不良,还会有头晕、眼花等不适症状出现。

(3)易导致肥胖：很多小朋友喜欢在吃晚饭的时候看动画片,精彩的动画片非常容易分散孩子的注意力,使食物不能充分咀嚼,增加胃肠负担;还很容易让孩子在不知不觉中吃下过量的食物,时间长了,孩子就会变胖。专家指出,喜欢吃饭时看电视的孩子,往往会在进食时摄入更多高盐食物,而蔬果的摄入量相对减少。

所以,家长不要让孩子边吃饭边看电视,最好饭后过30分钟再看电视。如果一定要看电视,尽量选择不会刺激情绪的节目,以免孩子分散过多的注意力而影响食物的消化。

8. 为什么不宜给宝宝吃"汤泡饭"

给孩子吃汤泡饭容易引发宝宝消化不良等4大问题。

(1) 易有饱胀感:用汤泡过的饭,其容量会增加,这样孩子吃了以后就很容易感到胀饱,每餐相应的摄入量就会减少。长此下去,孩子一直处在半饥饿状态,会影响到孩子的生长发育。

(2) 咀嚼不充分:吃泡饭虽然便于吞咽,但同时会因食物粉碎不充分而减少唾液的分泌。唾液分泌过程可清除和冲洗附着于牙齿及口腔的食物残渣,唾液

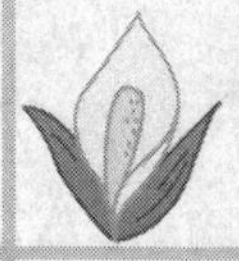

中还有些溶菌酶,有一定的杀菌、抑菌作用,这些对于预防龋齿和牙周疾病有重要作用。另外,咀嚼运动可以促进牙、颌、面的正常发育。

(3)食欲减退:吞食泡饭减少了咀嚼动作,也会相应地减少咀嚼的反射作用,引起胃、胰、肝、胆囊等分泌消化液的量减少。而没有经过细致磨碎的食物大颗粒直接进入消化道,需要消化器官分泌更多的消化液,并获得更多的能量来进行消化。

(4)影响消化:不经咀嚼的饭会增加胃的负担,而过量的汤水又会将胃液冲淡,从而影响食物的消化吸收,时间长了还容易引发胃病。

9. 如何避免孩子暴饮暴食

现在挑食的孩子越来越多,自己喜欢的食物就大吃特吃,如果是不喜欢的就一点也不吃。挑食的孩子大多都有暴饮暴食的习惯,长期挑食会引起营养不良,影响健康。而暴饮暴食会使孩子在短时间内摄入过多的食物,胃部负担增大,可能会引起胃痛、呕吐、腹泻等症状,甚至引发急性肠胃炎。那么,家长应该如何避免孩子暴饮暴食呢?

(1)科学合理地安排孩子的三餐:家长要合理安排孩子的进餐时间,三餐定时定量。而且每餐要保证营养均衡,食物合理搭配,不能只给孩子吃他们爱吃的食物。如果孩子没到进餐时间就饿了,家长可以给孩子加餐,但不要影响孩子正餐的进食,否则会导致孩子进餐无规律,影响健康。

(2)控制零食的摄入:很多孩子吃起零食来没完没了,大吃特吃零食不仅会影响下一餐的进食量,而且还会使孩子营养不良,所以家长一定要控制孩子零食的摄入量。

(3)家长要做好榜样:很多家长自己吃饭没规律,没有给孩子做出好榜样,所以教育孩子时也缺乏威信。因此,纠正孩子的饮食习惯,也要从家长做起。

10. 如何培养孩子健康的饮食习惯

1岁以后,幼儿的饮食习惯发生变化,对饮食开始挑剔,进食非常容易受外界因素影响,任何响声,任何事情,都能让宝宝停下来看一看,听一听。那么应该怎样培养孩子健康的饮食习惯呢?

(1)父母不挑食:在孩子成长的过程中,父母首先要以身作则,自己保持一个良好的饮食习惯。如果你们不挑拣蔬菜的味道,什么都吃、常常吃一些粗粮、

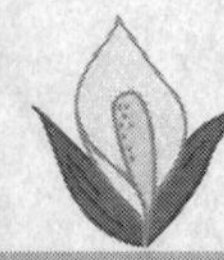

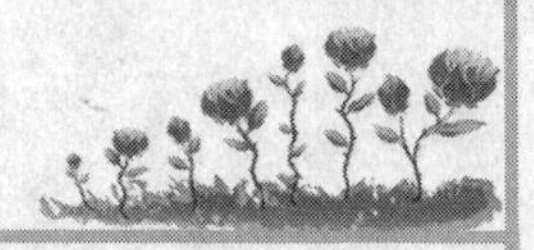

在饭桌上准备足够而适量的鱼、肉，孩子就会把这样的饮食习惯看作自然而然，而不会产生挑食的模仿效应了。

(2)让牛奶成为日常：研究发现，绝大多数孩子每天不能摄取足够的牛奶。儿童时期是骨骼发育的关键时期，孩子每天需要大概两杯牛奶，来帮助骨骼的强健。专家还建议，在孩子两岁之后．就可以用低脂奶来代替全脂奶给孩子喝。如果孩子不愿意，你可以告诉他，喝低脂奶为的是不使他发胖，使他能跑得快，跳得高。

(3)丰富的食物：大多数孩子开始接触固体食物是从 6 个月开始的。当你开始给孩子添加辅食的时候，要按照通常的规则，等孩子接受了一种食物，再添加下一种，这为的是观察一下孩子是否对哪些食物有过敏反应。不过，当孩子能够接受一种食物之后，父母千万不要害怕去继续扩大孩子接触食物的范围。孩子在小的时候接触越多各种口味、各种气味、不同质地的食物，对他们将来对食物的接受性越有帮助。

(4)拒绝甜饮料：儿童时期的肥胖似乎不能归罪于任何一种食物的效应，但专家们严肃地指出：那些五颜六色的无比诱人的甜甜的碳酸饮料，其实正在冲击着孩子的生活，这就是最大的问题所在。父母可以自己给孩子榨一些 100％的鲜果汁。对于 6 岁以下的孩子．可以每天给他们喝 110～170 克鲜果汁，6 岁以上可以每天喝 340 克。为了冲淡其中的热能，你也可以把鲜果汁中加上水。当然，最好的解渴饮品其实还是白开水。

(5)吃东西要有规律：孩子一天到晚吃东西，就会使他逐渐丧失真正感觉饿的能力。他觉得无聊了吃东西、觉得紧张或烦躁了吃东西、玩儿的时候吃东西、在路途上吃东西……这种习惯不仅会导致孩子发胖，还会使他因为不正常吃饭而营养不良。

11. 幼儿膳食制作的种类有哪些

(1)花豆腐：含有丰富的蛋白质、脂肪、糖类及维生素 B_1、维生素 B_2、维生素 C 和钙、磷、铁等矿物质。豆腐柔软，易被消化吸收，能参与人体组织结构，促进婴儿生长，鸡蛋黄含丰富的铁和卵磷脂，具有提高婴儿血色素和健脑的作用。

【原料】 豆腐 50 克，青菜叶 10 克，熟鸡蛋 1 个，淀粉 10 克，精盐、葱姜水各少许。

【制作】 将豆腐煮一下，放入碗内研碎；青菜叶洗净，用开水烫一下，切碎

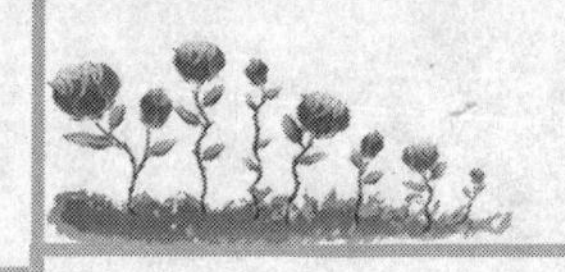

后也放在碗内，加入淀粉、精盐、葱姜水搅拌均匀。将豆腐泥做成方块，再把蛋黄研碎撒一层在豆腐泥表面，放入蒸锅内用火蒸10分钟即可。

(2)鱼肉水饺：水饺营养丰富，含有婴儿生长所必需的优质蛋白质、脂肪、维生素 B_1、维生素 B_2、烟酸及钙、磷、铁、碘等营养素，婴儿常食可促进生长发育，适宜9个月以上婴儿食用。

【原料】 鲜净鱼肉50克，面粉50克，猪肥肉7克，韭菜15克，香油、酱油、精盐、味精、料酒各少许，鸡汤25毫升。

【制作】 将鱼肉、肥肉洗净，一同切碎，剁成末，加鸡汤搅成糊，再加入精盐、酱油、味精，继续搅拌成糊时，加入韭菜(洗净、切碎)、香油、料酒，拌匀成馅；将面粉用温水和匀，揉成面团，揪成10个小面剂，擀成小圆皮，加入馅包成小饺子。锅置火上，倒入清水，开后下入饺子，边下边用勺在锅内慢慢推转，待水饺浮起后，见皮鼓起，捞出即成。

(3)扒鲜茄肝：菜品营养丰富，尤其含有丰富的铁质，它帮助构成红细胞中的血色素，适合9～12个月大婴儿食用，以补充铁质，防止贫血的发生。

【原料】 猪肝100克，紫心番薯250克，番茄2只，面粉50克，生抽、精盐、糖各少许，淀粉、水各适量。

【制作】 猪肝洗净，放在生抽、精盐、糖制成的腌料中腌10分钟，去水后切成碎粒；番薯连皮洗干净，放在水中煮软，捞起剥皮，压成泥，加入猪肝粒、面粉，搅拌成糊，用手捏成厚块，放进油锅中煎至两面呈金黄色；番茄洗净，用开水烫一下，剥去外皮，切块，放进锅中略炒，用水淀粉勾芡，淋在肝块上即成。

(4)猪肝丸子：猪肝、鸡蛋除含丰富的蛋白质外，还含有丰富的铁，容易被婴儿吸收；婴儿、幼儿常食猪肝、鸡蛋，能保证婴幼儿血色素维持正常标准，并预防缺铁性贫血。

【原料】 猪肝15克，面包粉15克，葱头15克，鸡蛋液15克，西红柿15克，色拉油15克，番茄酱少许，淀粉8克。

【制作】 将猪肝洗净，剁成泥，葱头切碎同放一碗内，加入面包粉、鸡蛋液、淀粉拌匀成馅；炒锅置火上，放油烧热，把肝泥馅挤成丸子，下入锅内煎熟；将切碎的西红柿和番茄酱下入锅内炒至半糊状，倒在丸子上即可喂食。

(5)牛奶蛋：菜品含有丰富的蛋白质、钙、磷、铁及维生素A、B族维生素、维生素D等多种营养素，这些是婴儿生长必不可少的营养素，可促进大脑、骨骼的发育，适宜10个月以上婴儿食用。

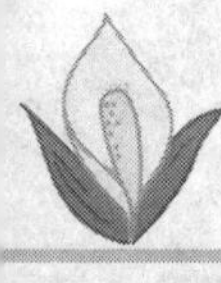

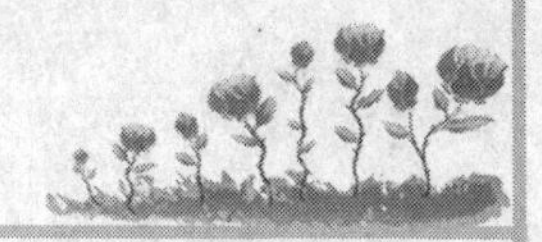

【原料】 鸡蛋1个,牛奶1杯。

【制作】 将鸡蛋的蛋黄、蛋白分开,把蛋白抽至起泡,待用。在锅内加入牛奶、蛋黄和白糖,混合均匀,用微火煮一会儿,再用勺子一勺一勺地把调好的蛋白放入牛奶蛋黄锅内稍煮即成。

(6)红小豆泥:红小豆含有丰富的B族维生素和铁质,还含有蛋白质、脂肪、糖类、钙、磷、烟酸等成分,具有清热利尿、祛湿排毒作用,婴儿常食能健康地成长,适宜10个月以上婴儿食用。

【原料】 红小豆50克,红糖、植物油、清水各适量。

【制作】 将红小豆捡去杂质洗净,放入锅内,加入凉水用旺火煮开,加盖改小火焖煮至烂成豆沙。将锅置火上,放入少许油,下入红糖炒至溶化,倒入豆沙,改用中小火炒好即成。

(7)苹果薯团:菜品含有丰富的糖类、蛋白质、钙、铁及多种维生素,尤以胡萝卜素含量最丰富。它是一种生理碱性食品,能与肉、蛋、米、面所产生的酸性物质中和,调节人体的酸碱平衡,对维持婴儿身体健康十分有益,并有助于护肤。

【原料】 红薯50克,苹果50克,蜂蜜少许。

【制作】 将红薯洗净,去皮,切碎煮软;把苹果去皮、核后切碎,煮软,与红薯均匀混合,加入少许蜂蜜拌匀即可喂食。

(8)黄鱼小馅饼:菜品含有丰富的优质蛋白质、脂肪、钙、磷、铁、锌及维生素A、维生素B_1、维生素B_2、维生素C、维生素E和烟酸等多种营养素,是婴儿可口的营养佳品。

【原料】 净黄鱼肉50克,鸡蛋1个,牛奶50克,葱头25克,植物油、淀粉、精盐各适量。

【制作】 将黄鱼肉洗净,剁成泥;葱头去皮,洗净切末。将鱼泥放入碗内,加入葱头末、牛奶、精盐、淀粉,搅成稠糊有黏性的鱼肉馅,待用。将平锅置火上,放入油,把鱼肉馅制成8个小圆饼入锅内,煎至两面呈金黄色,即可食用。

(9)鱼松:菜品营养丰富,所含蛋白质易被人体吸收,又含多种磷质,是一种强身、健脑的良好食品。婴儿食用,有利大脑的发育。适宜于10个月以上婴儿食用。

【原料】 净鱼肉75克,花生油4克,酱油1.5克,精盐、白糖、料酒各少许。

【制作】 将鱼肉洗净,放在锅内蒸熟,去骨、去皮,待用。将锅放在小火上,

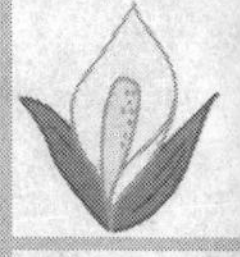

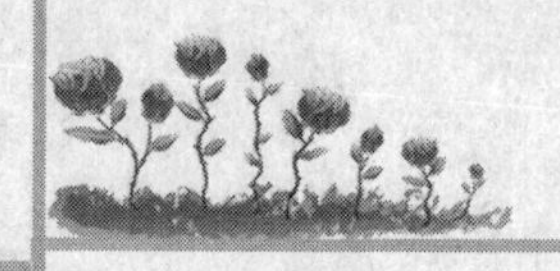

加入花生油，把鱼肉放入锅内，边烘边炒，至鱼肉香酥时，加入精盐、料酒、白糖，再翻炒几下，即成鱼松。

(10)珍珠汤：汤品含有丰富的蛋白质、糖类、铁质，还含有多种维生素及其他矿物质；菠菜有补血作用。婴儿常食用此汤，能促进生长发育，预防贫血。

【原料】 面粉40克，鸡蛋1个，虾仁10克，菠菜20克，高汤200毫升，香油2克，精盐、味精各少许。

【制作】 将鸡蛋磕破，取鸡蛋清与面粉和成稍硬的面团，揉匀，擀成薄皮，切成比黄豆粒小的丁，搓成小球；虾仁洗净，用水泡软，切成小丁；菠菜择洗干净，用开水烫一下，切末。将高汤放入锅内，下入虾仁丁、精盐，煮开后下面珍珠疙瘩，煮熟，淋入鸡蛋黄，加菠菜末，淋入香油，放味精，盛在小碗内，即可喂食。

(11)鱼蛋饼：其饼含有婴儿生长发育所需的优质蛋白质、脂肪、钙、磷、铁、锌及维生素A、维生素B_1、维生素B、维生素C、维生素D、维生素E等多种营养素，婴儿食用对强壮身体大有裨益。

【原料】 鸡蛋半个，净鱼肉20克，净葱头10克，黄油6克，番茄沙司10克。

【制作】 将葱头切成碎末；鱼肉煮熟，放入碗内研碎。将鸡蛋磕入碗内，加入鱼泥、葱头末调拌均匀成馅。把黄油放入平底锅内熔化，将馅团成小圆饼，放入油锅内煎炸，煎好后把番茄沙司浇在上面即成。

12. 如何护理宝宝夏季的衣食住行

夏天炎热，很多孩子常会吃不好，睡不好，体重会明显下降。怎样才能避免这种不良影响呢?

(1)衣着宽松，通风透凉：孩子的衣裤应宽大松软，以方便孩子活动；应通风透凉，气温高时可让孩子穿背心短裤。衣料宜选用柔软的棉、麻、绸、丝等，这些材料的衣服便于吸汗散热；衣着的色调应以浅色为主，以减少热辐射。

(2)饮食卫生，调摄合理：孩子的饮食应以易消化、清淡、富含营养的软食为宜，适当让孩子多吃些新鲜蔬菜、瓜果及鱼、虾、瘦肉、豆制品等，还可常食清热祛暑的莲子粥、绿豆粥等。出汗多时，应及时补充水分和盐分，但不宜喝冷饮。

(3)采取措施，防暑保湿：宝宝居室应通风凉爽，安静清洁，室温保持在20℃～25℃，相对湿度在40%～60%。要保证孩子有充足的睡眠，每天不少于9～10小时。不宜让孩子整天呆在空调室里，以防引起空调病。晚上要让孩子洗温水澡。

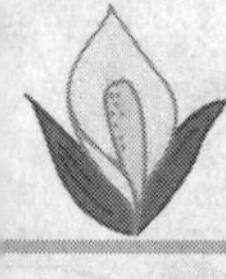

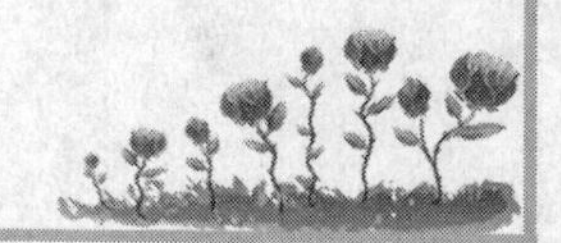

(4)盛夏时节，做好防暑：盛夏阳光强烈不宜带孩子外出；如果外出，要戴帽子或打伞，还要准备充足的饮用水，以及带些清热解暑药，以防中暑。

13. 怎样培养孩子独立睡觉的习惯

1岁的孩子都已经断奶了，而且夜间可以不需要喂食了，这为培养孩子夜间独自睡觉提供了有利条件。其实让孩子独立睡觉不但可培养孩子良好的睡眠习惯，而且对孩子的身体健康也大有好处。

(1)准备一张床：有的家长为了便于哄孩子睡觉，特设置一张可以摇动的小床，当作摇篮来哄孩子睡觉。这种床不仅不利于孩子大脑的发育，也不利于良好睡眠习惯的培养。

(2)被褥应是棉质织品：以柔软、吸水性好、耐洗、不褪色的棉被为佳，并要经常洗晒，保持被褥清洁卫生。小床上的垫被若太厚或太软不利于孩子脊柱的发育，而且会使孩子入睡后全身肌肉不能得到完全放松，易产生疲劳感，从而影响孩子的睡眠。

(3)温暖的睡袋：如果怕孩子将被子踢掉，可以准备一个睡袋。

(4)睡眠安全：为了照看方便，可将小床安置在大床的旁边，以随时照看孩子。开始时孩子可能不习惯单独睡呢，有时又会爬到大人床上来，这时不要训斥孩子。如果有一夜孩子单独睡了，第二天父母就要表扬孩子或给予鼓励，以增强孩子独立睡觉的信心。

14. 如何教孩子洗手和擤鼻涕

良好的卫生习惯对幼儿的健康成长无疑是十分必要的，所以父母要从小培养小孩讲卫生的良好习惯。应教会孩子自己洗手和擤鼻涕。在培养过程中，一定要尽可能地激发幼儿的热情，让他感到学习是乐趣而不是负担。大人应耐心细致，每一环节应认真讲解示范。

(1)教他们洗手时，父母可以边帮小孩洗手边细心讲解洗手的步骤：先挽好袖子，打开水龙头，弄湿双手，涂一些洗手液，然后搓揉手心，两手互搓手背，洗手指，最后用清水清洗2～3次，再用毛巾擦手。

(2)教他们擤鼻涕时，妈妈可做示范，边做动作边讲解：用手绢或卫生纸盖住鼻子，先按住一个鼻孔，让另一个鼻孔轻轻出气，排出鼻涕，然后用同样的办法擤另一个鼻孔。

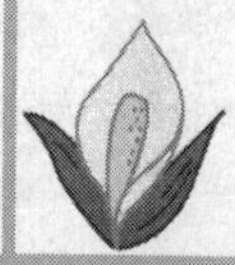

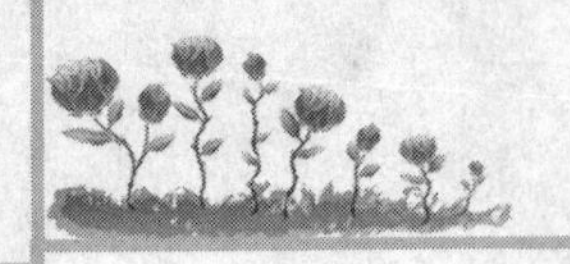

15. 如何防止幼儿尿床

幼儿尿床的确会令所有的父母都感到头痛，但幼儿并非故意的。所以当幼儿尿床时，父母不要责备他，而应通过培养正确的生活习惯去预防。

(1)在睡前1小时内最好不要给孩子吃流质食物或喝太多的水，临睡前应排尽大小便。

(2)在夜间父母应通过细心的观察，掌握好幼儿排尿的规律，然后根据规律及时叫醒幼儿小便。要在幼儿清醒的状态下小便，这样孩子上床后才不会再尿床。因为幼儿在迷糊状态下小便，小便都是不能完全撒尽的。

16. 保护眼睛应注意哪些事项

眼睛是心灵的窗口。保护好孩子的眼睛，应该从小做起，从细节做起，让孩子拥有一双美丽的眼睛。保护孩子的眼睛要做到以下7点：

(1)1周岁以内的宝宝不要看电视，稍大点的孩子每次看的时间也不要超过10分钟，孩子距电视机的距离应在2米以上。

(2)安装一盏小灯，可减轻孩子看电视时的视力疲劳。

(3)不要让孩子与家人共用毛巾、脸盆等。

(4)教育孩子平时不要用脏手揉眼睛。

(5)不要用闪光灯给孩子拍照，以免损害视网膜。

(6)不要让孩子拿刀、筷子，以及尖细的硬物玩耍，以免刺伤眼睛。

(7)不要在孩子的睡房内使用过强的灯光。

17. 如何护理宝宝的头发

(1)丰富的营养：全面而均衡的营养，对于宝宝的头发生长发育极为重要。因此，一定要按月龄给宝宝添加辅食，及时纠正偏食、挑食的不良饮食习惯，饮食中保证肉类、鱼、蛋、水果和各种蔬菜的摄入和搭配，含碘丰富的紫菜、海带也要经常给宝宝食用。这样，丰富而充足的营养素，可以通过血液循环供给毛根，使头发长得更结实、更秀丽。

(2)充足的睡眠：宝宝的大脑尚未发育成熟，因此很容易疲劳，如果睡眠不足，就容易发生生理紊乱，从而导致食欲不佳，经常哭闹及容易生病，间接地导致头发生长不良。通常，刚刚出生的宝宝，每天要保证睡眠20小时；1～3个月

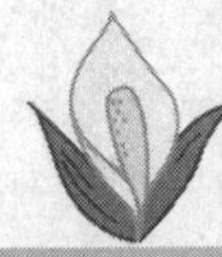

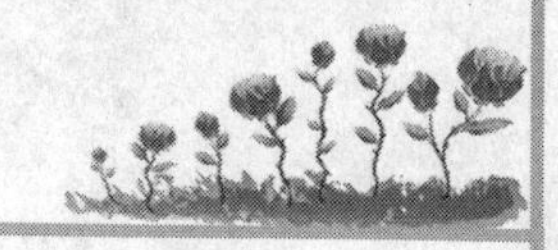

时每天保证睡眠16～18个小时；4～6个月时每天保证15～16个小时睡眠；7～9个月时，每天保证睡眠14～15个小时；10个月以上每天保证睡眠10～13个小时。

(3)多晒太阳：适当的阳光照射和新鲜空气，对宝宝头发的生长非常有益，因为紫外线的照射不仅有利于杀菌，而且还可以促进头皮的血液循环。然而，不可让宝宝的头部暴露在较强的阳光下，阳光强烈的时候外出，一定要给宝宝的头上戴一顶遮阳帽，避免头皮晒伤。

(4)勤洗头发：宝宝由于生长发育速度极快，所以新陈代谢非常旺盛。因此，在6个月前，最好每天给宝宝洗1次头发，尤其是天气炎热时；6个月后，可改成2～3天洗1次头发。经常保持头发的清洁，可使头皮得到良性刺激，从而促进头发的生发和生长。如果总是不给宝宝洗头发，头皮上的油脂、汗液以及污染物就会刺激头皮，引起头皮发痒、起疱，甚至发生感染。这样，反而使头发更容易脱掉。值得妈妈注意的是，给宝宝洗头时应选用纯正、温和、无刺激的婴儿洗发液，最好容易起泡沫。并且，洗头发时要轻轻用手指肚按摩宝宝的头皮，切不可用力揉搓头发，以防头发纠结在一起难以梳理，容易使头发脱掉。

(5)勤梳头发：妈妈身上经常带一把宝宝的专用梳子，只要方便时，就拿出来给宝宝梳几下，因为经常梳理头发能够刺激头皮，促进局部的血液循环，有助于头发的生长。但是，不要使用过于硬的梳子，最好选用橡胶梳子，因为它既有弹性又很柔软，不容易损伤宝宝稚嫩的头皮。在此提醒一点，即妈妈梳理宝宝头发时，一定要顺着宝宝的头发自然生长的方向梳理，动作和用力要保持一致，不可按照自己的意愿，强行把宝宝的头发梳到相反的方向。

18. 宝宝气管进入异物怎么办

气管和食管是两条并行的管子，它们在咽喉处各有各的入口。当人们吸气时，声门开放，空气进入气管和肺部，当进食时，食管口开放，声门关闭，食物进入食管和胃。但如果人进食时大笑、跑动，食物有可能被吸进气管，轻者可致呛咳，重者可发生呼吸困难，甚至危及生命。

(1)气管异物的家庭简易急救方法

方法一：背部叩击法(适合1岁以内宝宝)

第一步：将宝宝翻转成俯卧位，并骑跨于抢救者的一侧手臂上，使宝宝头部低于躯干，同时用手稳固握住下颌以托住头，并将此前臂放在自己大腿上。

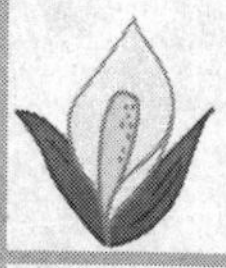

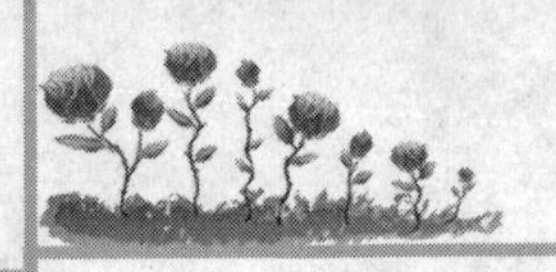

第二步：用另一只手的掌根用力叩击宝宝背部两肩胛间4～6下。

第三步：再将叩击的手放在宝宝背上，手指握其后头、颈部，把宝宝放在两手中间，将其上下一致翻成仰卧位。

第四步：使头低于躯干，抢救者前臂放在大腿上，再用另一只手的两个手指在宝宝胸部(把3个手指放在胸部中线上，食指对准乳头连线，抬起食指，用中指、无名指向下压2～3厘米)冲击4次。

第五步：当宝宝哇的一声哭出来，说明异物已经出来，这时要将宝宝放成侧卧位，迅速用小手指沿着口腔低的一侧将口中异物取出，防止异物二次吸入。

方法二：立位腹部冲击法(适合1岁以上宝宝，清醒者)

第一步：抢救者站在宝宝背后(让宝宝弯腰、头部前倾)，双臂环绕宝宝腰部。

第二步：将一只手握拳，大拇指朝内，使拇指侧顶住腹部正中线肚脐上方，远离剑突尖。

第三步：另一只手压在拳头上，有节奏快速向上、向内冲击。连续6～10次。这样可使肺内产生一股气流冲出，有可能将异物冲到口腔里。

第四步：检查异物是否在排到口腔里，若有及时让宝宝侧头，用手掏出，若无可再冲击腹部6～10次。

注意：每次冲击都有应是独立的、有力的动作。

方法三：卧位腹部冲击法(适合1岁以上宝宝，意识不清者)

第一步：将宝宝身体放平。

第二步：抢救者跪在其大腿旁，一只手的手掌根平放在腹部正中线肚脐略上方，不要触及剑突。

第三步：另一只手直接放在第一只手的手背上，两手重叠，一起快速向上向内冲击宝宝腹部，连续6～10次。

第四步：检查异物是否排到口腔，若有及时侧过宝宝头，用手掏出异物，若无可再冲击腹部6～10次。

(2)气管异物的家庭预防措施：①为宝宝购买玩具时，要查看是否适合3岁以下宝宝。在外包装上，一般有详细的说明，如果里面有小零件，则不适合。②培养成宝宝良好的进餐习惯，在进餐时，不要说话、大笑、跑跳，更不要训斥宝宝。③家中宝宝能触及的地方，不要放细小物品，如扣子、钱币、小球等等。④宝宝吃东西时，一定要有人看护，并要看着他咽下去。⑤宝宝吃果冻、花生、瓜子、

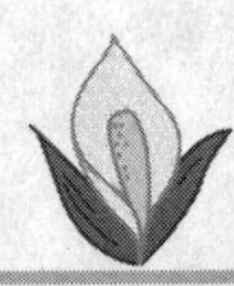

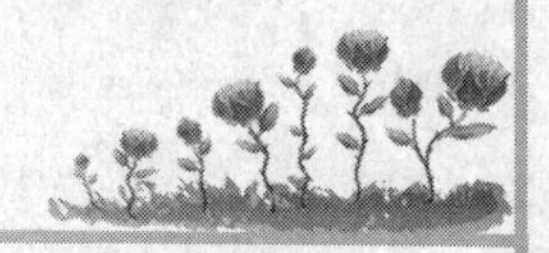

葡萄、米花、水果糖等食品时，要格外小心，而且尽量不要让宝宝放入口中，而要用勺子放入口中。尤其是果冻，它质地柔软，进入气管后极易随气管变形，完全堵住呼吸道，因此最好不要给宝宝吃。⑥叮嘱宝宝不要口中含着东西跑，也不要让宝宝养成嘬食食物的习惯。⑦宝宝睡觉前，不要口中含着食物入睡。⑧大些的宝宝换牙时，要让宝宝及时将掉落的牙齿吐出。

19. 宝宝流鼻血怎么办

(1)宝宝流鼻血的原因及护理

①大部分(90%以上)宝宝鼻出血都是良性的，且几乎都发生在鼻前部。如果抬头的话，血就会流到鼻腔后方、口腔、气管甚至肺部，轻者引起气管炎、肺炎，重者可导致气管堵塞、呼吸困难，甚至危及生命。如果把血都咽下去还会引起胃部不适或疼痛，并使医生无法估计出血量，不利于治疗。

②宝宝流鼻血后，应让宝宝半坐卧，放轻松，低下头(千万不要躺平或头部后仰)。将棉花沾湿，轻塞入流血的鼻孔，以手指加压于鼻翼 5 分钟，大部分出血皆可控制。当然，如果实在止不住，就一定要送医院处理。

提醒爸爸妈妈注意的是：轻微的外伤就可导致出血。如果孩子经常鼻出血，还伴有发热、鼻塞、流涕或其他身体不适，一定要及时去医院就诊。

(2)预防措施：①勤为宝宝剪指甲，并将剪短后的甲边缘磨平，同时注意纠正挖鼻孔的习惯。②冬春季节，防止居室内过于干燥，可以使用加湿器，但要经常清洁加湿器以免滋生真菌。③不要给宝宝盲目进补，以免引起燥热性鼻出血。④多给宝宝喝开水，多吃蔬菜和水果及富含营养且清淡、易消化吸收的食物，防止维生素 C 的缺乏。⑤使用鼻腔喷雾加湿剂或凡士林涂抹在鼻腔前庭部位，以防鼻腔黏膜干燥。⑥带宝宝外出时，为宝宝戴上口罩，减少冷空气对鼻腔黏膜的刺激。

20. 如何训练宝宝的行走能力

这个阶段为宝宝大肌肉的发展比以前更加完善了，多数宝宝能较平稳地走路，摔倒后能自己爬起来，可以手舞足蹈，而且很喜欢模仿成人的动作。父母应该重视对宝宝大肌肉的训练，帮助其不断提升行走能力。

(1)教宝宝学习平稳行走，帮助其提高身体平衡能力：多数宝宝在这个阶段已经会独立行走了，只是由于身体平衡能力不是很好，他们走路时通常会左右

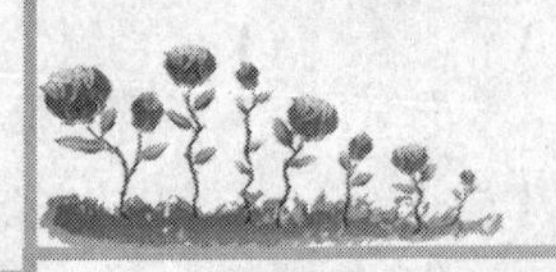

摇晃，有时还不得不举起一只手来保持身体的平衡，此时父母应该多多关注孩子的走路姿势，通过不断的训练和帮助，让宝宝学会很好地控制身体的平衡，学会平稳走路。如果宝宝在学习的过程中不慎摔倒，父母不要急着去搀扶，而应该鼓励宝宝自己站起来，重新进行练习，这样不仅能训练宝宝的动作能力，还有助于增强其意志。

(2)教宝宝在行走时跨越障碍：当宝宝走得较为平稳了之后，父母为了帮助其进步，还可以在宝宝行走的过程中人为地设置一些障碍，如放上一些玩具、一些小物品等，让宝宝在行走时学会迈腿越过这些障碍。这个过程中，父母需要在一旁做好引导和看护工作，告知宝宝怎样才能更顺利地越过并保障其安全。

21. 如何训练宝宝手指的灵活性

这个阶段的宝宝动作灵巧性的进步也更加明显，他们已经能自由地控制双手和手指的活动了，而且还能独立做一些细致的活，手指的协调能力得到了充足的发展。父母可以通过对宝宝的训练不断提升手指的灵活性。

(1)开关盒子训练：父母可以准备好一个带盖子的小盒子，自己先给宝宝做示范，用两手把盒子打开，再把盒子盖上，也可以在盒子里装一些新奇的玩具，这样更能吸引宝宝。之后，再让宝宝学着父母的样子自己去打开盒子、拿出玩具再关上盒子。这个相对复杂的动作对于锻炼宝宝动作的灵巧性是很有帮助的。

(2)揉纸巾游戏：这一阶段宝宝很好动，好奇心也十分强烈，他们常常会在无意中做一些捣乱的事情，从盒子里抽取纸巾并且揉成一团就是他们非常喜欢做的事情。当宝宝这样做时，父母如果想帮助其不断提升精细动作能力，最好不要马上制止，而在一旁观察孩子的行为，看着他们把纸巾揉成一团，再看着他们将其展开，同时可以鼓励其多变换手指的姿势，灵敏地活动手指。但是在游戏之后，父母应该告诉孩子随意抽取纸巾并揉弄是一种不好的行为，平时尽量少做。

22. 如何训练宝宝的语言理解能力

随着能力的发展和长时间的训练，宝宝的语言能力又有进步了，他们能发出很多类似声母的声音，能够理解表示禁止指令的“不”的意思，能够使用各种手势或声音来要求物品及吸引他人注意力等。父母可以通过训练宝宝其不断

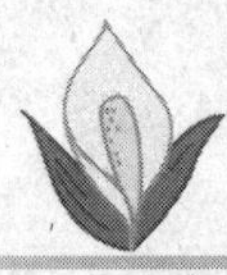

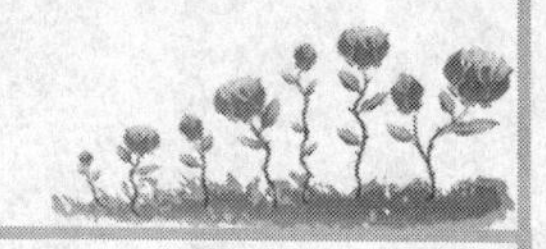

提升语言理解能力。

(1)教孩子说出各种事物的名称：在生活中教会孩子说出他熟悉事物的名称来，这是孩子学习说话的基础，说出物品的名称越多越好。

(2)教孩子学会说“这是什么”“那是什么”的短句：如在孩子能说出“汽车”“球”的名称以后，可以指着这些东西问他“这是什么？那是什么？”教孩子从会用“汽车”“球”的单词来表达后，逐步转为会说出“这是汽车”“那是球”的短句来回答。

(3)教孩子学习单句：在生活中要用简单明了的单句同孩子交流，如“宝宝笑”“吃饼干”“妈妈坐”“出去玩”“爸爸关门”，“宝宝乖”“讲故事”“宝宝穿衣”“爸爸推车”等，这些简单明了的主谓结构和谓宾结构的短句，要经常对孩子说，听多了他自然会模仿。另外，对这些简单句也可以有意设置一些情景引导孩子表达出来，如大人和孩子一起做游戏，大家都开心地笑起来了，爸爸可以问孩子：“妈妈怎么了?”引导孩子说出“妈妈笑”的话来；又如爸爸做一个推车的实景。问孩子：“爸爸干什么?”引导他说出“爸爸推车”或“爸爸上班”等单句。

(4)教孩子背短的儿歌和小诗：这个时期的孩子很喜欢和妈妈背一些简短的儿歌和小古诗，刚开始往往是大人背诵前面的内容，孩子附和着说最后一个字或几个字。如妈妈说“床前明月”孩子马上接着说“光”，妈妈又接着说“疑是地上”孩子又马上接着说“霜”。以后妈妈只说前面的两个字，孩子就跟着说后面的3个字。再以后自己就会背出整首的诗。教孩子背儿歌和小古诗，是训练孩子口语的有效方法。

(5)教孩子用词或短句表达自己的需求：这一时期由于他以前能用身体语言表达要求，大人也总是马上给予回应，因而现在仍然习惯用动作、表情来表达需求，不愿说话。如他想吃饼干，就用手去指，叫大人拿给他。如果大人现在仍然像以前那样立即去满足他用身体语言表达的需求，那么孩子就懒得说话。因此，这一时期孩子有需求，不要马上满足他，要“逼”他用词或短句来表达，哪怕是一个字也好。如果不逼孩子说话，他就总不想说话。许多孩子一直到2岁还不愿说话，一个重要的原因就是在1岁半左右，家长害怕孩子哭闹就习惯于满足他身体语言的要求所造成的。

23. 如何训练宝宝的感知能力

由于宝宝身体的发育和长期训练，感觉认知能力也在不断提升，他们认识

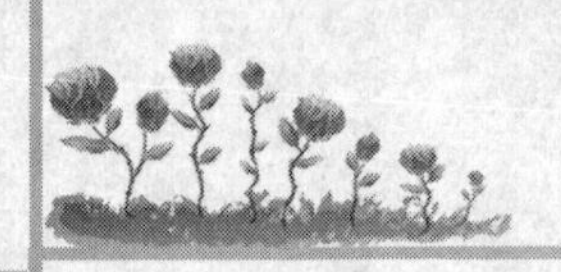

和分辨的东西更多了，也能听出更为复杂的声音，嗅觉和触觉也更为敏锐。此时父母可以通过训练帮助宝宝不断提升感觉认知能力。

(1)教宝宝学会区分两幅画或者两样相似物品的异同：通过视觉来很好地区分和辨别事物是宝宝在成长过程中必须掌握的一项能力。平时，父母可以将两幅较为相似的画放在距离宝宝不远的地方，如其中一幅画中有棵树，而另一幅中没有，让宝宝认真观察，要求其找出两幅画的不同之处。刚开始时，有些宝宝也许会两眼骨碌碌地转，找了半天也找不到，此时父母可以适当地进行引导和帮助；有些宝宝可能一下子就能找出了，此时父母应该及时给予表扬，并鼓励其再接再厉。

(2)给宝宝多一些触觉体验：父母在和宝宝一起玩玩具的时候可以拉着宝宝的手去触摸各种玩具，告诉其这些感觉的形状，形容一些可能会有的感觉，增进宝宝的理解；父母还可以用不同质地的布料(丝绸、丝绒、羊毛、亚麻布等)轻轻地碰触宝宝的面颊、双脚或小肚子，让他们体验不一样的感觉，并且引导和帮助宝宝说出自己的感受。经常进行类似的训练，宝宝的触觉和认知能力一定能得到很好的提升。

(3)让宝宝多与同龄人一起玩游戏，学会与人分享玩具：宝宝都是好动而贪玩的，到了这个时期，他们尤其喜欢跟同龄人一起游戏。父母可以让自家的宝宝多与同龄人相处，鼓励他们一起玩游戏，一起分享手中的玩具，并且进行一些简单的交流，学会相互帮助和分享等。这些训练对于他们之后融入社会和集体、不断提高社会交往能力是很有帮助的。

24. 如何训练宝宝的自理能力

随着宝宝身体的发育和各种能力的增强，此时的宝宝很乐意独立行动，生活自理能力也得以发展。此时父母可以训练和帮助宝宝不断提高自理能力。

(1)让宝宝学习自己拿勺子吃饭：此时宝宝肢体的协调性和灵活性已经很强了，基本上都能拿稳勺子，并且能自己拿着勺子往嘴里送食物了，只是有些时候宝宝吃饭的时候会很不专心或者喜欢随意用勺子乱搅，父母最好能在一旁监督并及时进行教导，帮助其培养良好的吃饭习惯，熟练掌握用勺子吃饭的能力。

(2)强化宝宝坐便盆排便的良好习惯：到了这个阶段，几乎所有的孩子都会告诉父母想要大小便了。不过，由于光顾着玩来不及脱裤子而尿湿裤子的孩子也是常见的，这实际上是孩子自理能力不够的表现，父母在此时一定要帮助宝宝

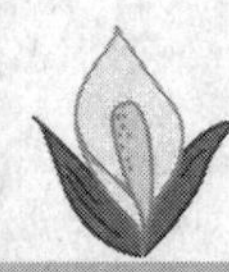

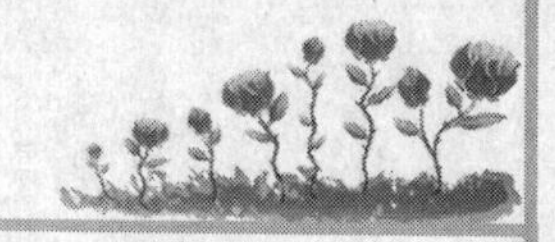

培养良好的排便习惯，强化其良好行为。比如，父母可以先细心观察宝宝的排便规律，帮助其建立条件反射，到了宝宝差不多要排便的时间先进行提醒，之后要求其独立去完成，久而久之，宝宝自然能养成按时到指定地点排便的好习惯。

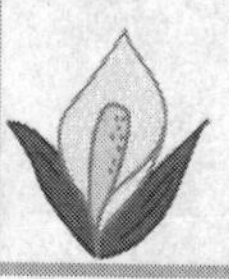

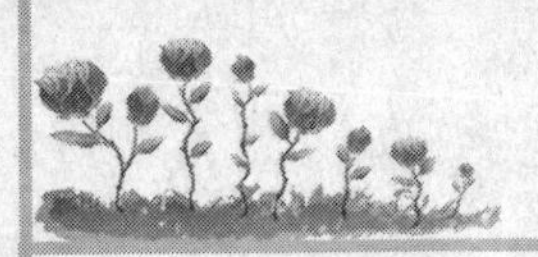

十四、1岁半至3岁幼儿的护理保健

1. 1岁半至2岁幼儿的身体变化有哪些

(1)身高：男孩为76.3～88.5厘米，女孩为74.8～87.1厘米。

(2)体重：男孩为12～14千克，女孩为11～13千克。

(3)牙齿：16～18颗。

(4)囟门还没有闭合，从外观上看不到囟门凹陷，也看不到搏动了，用手指尖能摸到一小块凹陷。

2. 1岁半至2岁幼儿的个性变化有哪些

(1)宝宝进入1岁半的时候，能够准确地区分东西的大小了，如果你把他喜欢的食物分成大小两份，小家伙一定会把手伸向大的那一份。宝宝将开始明白，他做什么样的事情会不符合大人的想法，但往往因为他的好奇心太浓了，所以即使知道在大人眼中是错误的事情依然要去尝试。

(2)有些宝宝看着图画书，能够一个字一个字地讲故事了；能够同时执行父母两个以上的命令。有些宝宝能从一数到一百，还不完全理解人称代词。

(3)宝宝进入了1岁8个月，他可能会把两个胳膊高高抬起，向前倾斜着跑，就像小燕子一样。宝宝非常喜欢上楼梯这项运动，把它当做游戏，见到楼梯就要上。这个年龄段的宝宝，大人即使不牵着手，可能自己一只手扶着栏杆就能上楼梯。但下楼时宝宝一般还是需要大人的帮扶，否则不太敢自己往下走。他能搭七八块积木，能拣起地上很小的东西，有很强的创造力，能把他看到、听到和感觉到的通过自己整合，综合起来，创造出新的内容。灵巧的小手几乎可以随心所欲地干任何自己想干的事情。能双手配合，把不同形状的积木插到不同的孔内。现在，他可以用一只手拿着小杯子很熟练地喝水，他用勺的稳定性也有很大提高，会把珠子串起来，宝宝可能也会自己穿衣服、洗手、擦手或在别

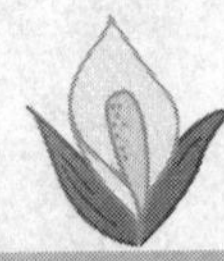

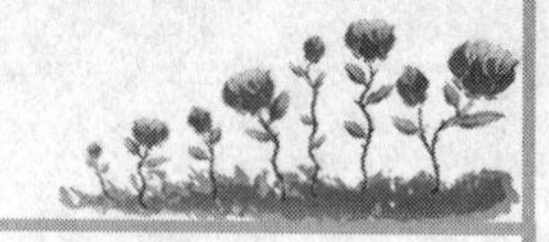

人的帮助下刷牙。

(4)宝宝的占有欲开始减弱，能够把自己的东西与他人分享，但这一定要是他喜欢的人。这是宝宝学会与人分享快乐的开端。宝宝的感情更丰富了，会向爸爸妈妈表达爱意，会谦让比自己小的宝宝，当别人伤心的时候，他会表示关心。宝宝同时也开始喜欢和自己年龄相仿的小朋友一起玩耍了。

(5)这个时期，宝宝开始更喜欢和别的孩子一起玩了。无论玩什么游戏，他都可能想让你一起参加。如果是女宝宝，她会像妈妈一样关爱自己的玩具娃娃，给娃娃穿衣服、喂饭、喝水、盖被子、哄她睡觉。

3. 1岁半至2岁的宝宝营养需求有哪些

1岁半至2岁的宝宝，饮食也逐渐以混合食物为主，根据宝宝的生理特点和营养需求，保证均衡营养的同时还应注意以下几方面。

(1)宝宝少吃多餐：1岁半以后在三餐的基础上，可在下午给宝宝加一餐的点心。但点心要适量不能过多，与晚餐的时间不要太近，以免影响食欲，点心的量要少而精，要有计划地进行，避免高热能、高糖的食物。

(2)多给宝宝吃蔬菜和水果：如西红柿、胡萝卜、油菜、柿子椒等，不能以水果代替蔬菜，一般1岁半至2岁的宝宝，每天蔬菜和水果的摄取量应在150～250克。

(3)宝宝多吃优质蛋白的食物：如肉类、鱼类、豆类、蛋类含有优质蛋白，1岁半至2岁的宝宝，每天摄取肉类40～50克；豆制品25～50克；鸡蛋1个。

(4)宝宝每天应摄入奶制品：牛奶中富含钙等营养物质，因此1岁半至2岁的宝宝每天应摄入250～500克牛奶。

(5)宝宝多吃含铁丰富且易吸收的食物：如肉、肝脏、鱼、血豆腐、大豆、小米等含铁丰富。因此，在给宝宝添加食物时，应注意添加蔬菜、水果类食物，如柑橘、大枣、西红柿等，可提高肠道对铁的吸收率。

(6)宝宝不宜过多摄入纯糖和纯油脂的食物：如巧克力、糖果、含糖饮料、冰激凌等食物，摄入过多会造成宝宝食欲下降，影响宝宝的生长发育，特别是在正餐前要禁止摄入纯糖和纯油脂的食物。

(7)1岁以后宝宝应摄入白糖：有些父母认为葡萄糖比白糖好，而用葡萄糖替代白糖，这种做法是错误的。宝宝摄入的食物中，碳水化合物占很大的比例，这些碳水化合物就是糖类，在体内均可转化成葡萄糖。因此，宝

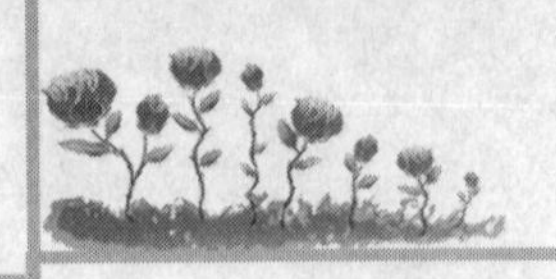

宝不宜直接摄入过多的葡萄糖，更不能用葡萄糖代替白糖或者其他糖类。如果常用葡萄糖代替白糖或其他糖类，宝宝肠道中的双糖酶和消化酶就会失去作用，长此以往会使消化酶分泌功能低下，导致宝宝的消化能力减退，从而影响到宝宝的生长发育。

(8)给宝宝选择适合自己食物的权利：给宝宝制作食物时，可先喂面糊等单一谷类食物，然后再喂蔬菜水果，接着再添加肉类，这样的顺序可帮助宝宝消化吸收，并且符合宝宝消化吸收功能发展的规律。给宝宝制备的食品基本上分为奶及奶制品、蔬菜和水果、谷类、蛋和肉类。给宝宝喂食的食物性状，也应从液体、糊、泥状向固体过渡，一般可从喂给宝宝菜汤、果汁、肉汤开始，逐渐过渡到给宝宝喂食米糊、菜泥、果泥或肉泥，继而给宝宝喂食小块的蔬菜、水果或肉块。开始给宝宝制作辅食时，应选择加工后食物颗粒细小，口感细腻嫩滑的食物，如苹果泥、蒸蛋等，这有利于宝宝的吞咽和消化吸收，待宝宝稍微长大后，可给宝宝喂食颗粒较粗大的食物，这有助于锻炼宝宝的牙齿，促进咀嚼功能的发展，这些方式都可让宝宝逐渐适应各种饮食，避免强迫宝宝进食不喜欢的食物。

4. 2～3岁幼儿的身体变化有哪些

(1)体重：宝宝2～3周岁的体重增加会逐渐慢下来，但身体生长速度加快，体型比较匀称和直立。男孩为13～15千克，女孩子为12～14千克。

(2)身高：男孩为92.3～96.5厘米，女孩为91.3～95.1厘米。

(3)牙齿：18～20颗乳牙出全。

5. 2～3岁幼儿的个性变化有哪些

(1)这个时期的宝宝能完整地背一些儿歌，语言发育快的宝宝掌握的儿歌会更多，有些宝宝语言发育迟，这时可能才刚刚学习说话，别着急，宝宝的变化是跳跃式的，也许明天你就会惊喜地发现宝宝吐语如珠了。

(2)这时期的宝宝情绪比较稳定，但是他(她)经常会由于愿望不能满足而大声哭闹，父母在教育宝宝时要遵守“言必信、行必果”的准则，不要敷衍宝宝，也不要随时推翻自己的承诺。

(3)这个时期的宝宝会表现出某种具有攻击性的行为，还会产生强烈的逆反心里，要诱导宝宝学习如何与他人交流。

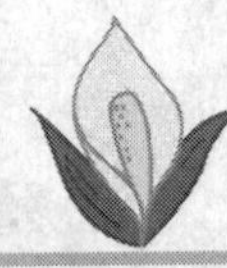

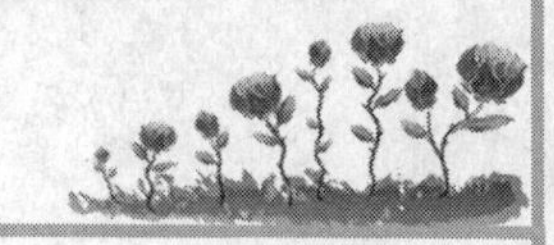

(4)这个时期的宝宝可以不扶东西单脚站立了。当你带着他(她)外出时，你会发现宝宝已经能从最后一级台阶上跳下来，也能双脚同时做立定跳远，这些大动作的发育都说明宝宝的四肢协调能力得到加强。爱玩拼图的宝宝，现在还可以拼出2～4块图片。会跑、打滚，手会拆开东西。

(5)宝宝已经有较强的自我意识，明白自己和他人是有区别的，表现在对喜欢的食物或玩具的占有欲强，自己的妈妈不许抱别的小朋友等方面。如果你在适当的场合，观察、倾听宝宝的情绪反应，你会发现宝宝已经会用声音表示喜怒等情绪。

(6)宝宝对空间的理解力加强，搭积木时能砌3层金字塔。宝宝已经能辨认出1、2、3，分清楚内和外，前和后、长和短等概念的区别。

(7)这个时期的宝宝的自理能力大有提高，现在他已经能自己穿脱简单的开领衣服，还会自己洗手洗脸。

(8)这个时期家长可以有意识地教宝宝掌握家人的姓名及电话，当发生异常情况时，宝宝可以向帮助者提供信息。一些宝宝的语言能力已经达到要求，可以流利地说出家人的姓名，包括不常见的亲戚朋友，还能说出他们的职业，比较明确地表达自己的意图。

(9)这个时期的宝宝思维能力有了很大提高，他常能触类旁通，比如说到熊猫，宝宝会联想到熊猫是国宝，它的食物是竹子，在动物园曾经看到过等。

6. 2～3岁幼儿的营养需求有哪些

3岁前的婴幼儿对营养的需求是与其生理特点相关联的。婴儿刚一出生，就完全脱离了依赖母体吸取营养的寄生生活，转变为独立生活。这时孩子的身体十分孱弱，其一哭一动、呼吸、消化、血液循环、排泄及睡眠等，都需要从食物中吸取各种营养素，从中获得延续，维持生命所必需的热能。所以说，营养是婴儿赖以生存的物质基础。

3岁前婴幼儿的消化系统尚处于发育阶段，消化的能力较弱，加之乳牙要在两岁多才长满20颗，咀嚼能力很差，所以他们对食物的适应能力也很差。食物过硬、吃得过多、过于油腻，过冷或过热，都有可能导致恶心呕吐、腹泻等胃肠道疾病。因此，这一时期婴幼儿的营养应适应其消化系统的特点，选择适合儿童消化吸收、营养丰富的食物。制作一些儿童爱吃、易于消化吸收的食品，配合科学的喂养方法和良好的饮食习惯，才能使儿童从食物中摄取到充足的养分，保

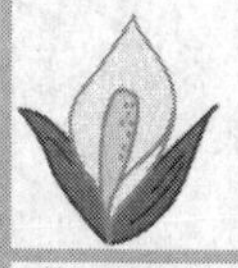

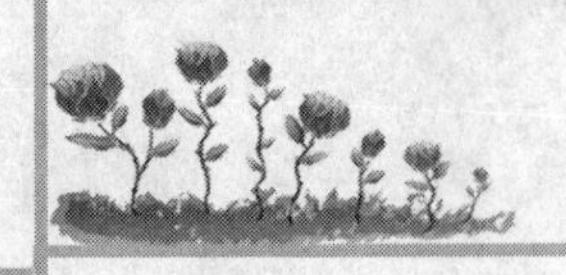

证他们的健康成长。

(1)蛋白质：构成人体细胞和组织的基本成分，每日需求量应为35～40克。主要来源为肉、蛋、鱼、豆类及各种谷物类。

(2)脂肪：提供热能、调节体温、保护神经及体内器官，促进维生素吸收，每日应为30～40克。主要来源于动植物油、乳类、蛋黄、肉类和鱼类。

(3)糖类：它是提供人体活动和生长发育所需热能的主要来源，每日摄入量应为140～170克。主要来源于谷类、豆类、食糖、蔬菜、水果。

(4)矿物质：钙是幼儿骨骼和牙齿生长的主要原料，每日应600毫克；铁是人体造血的主要原料，每日需10毫克；锌可以促进幼儿生长发育，每日需10毫克，碘与幼儿智能发展和体格发育密切相关，每日需70毫克。

(5)维生素：维持正常的生理功能和生长发育。

(6)水：人体最主要的成分之一，维持体内新陈代谢和体温调节，这一阶段的幼儿每日每千克重应补充水分125～150毫升。

7. 如何让宝宝爱吃蔬菜

蔬菜含有丰富的维生素和矿物质，是人类不可缺少的食物。但是，我们常常看到有的宝宝不爱吃蔬菜，或者不爱吃某些种类的蔬菜。因为宝宝不喜欢某种蔬菜的特殊味道；有的是由于蔬菜中含有较多的粗纤维，宝宝的咀嚼能力差，不容易嚼烂，难以下咽。

(1)吃蔬菜要先茎后叶：大多数宝宝不爱吃蔬菜，是由于小时候被成团的菜叶卡住过喉咙所致。因此，妈妈给宝宝添加蔬菜时，应本着先茎后叶的原则，先选择一些纤维相对较少的蔬菜让宝宝尝一下，再过渡到吃茎多的蔬菜。

(2)使蔬菜变得五颜六色：其实蔬菜也是色彩斑斓的，有红、黄、紫……每种颜色的蔬菜都能为餐桌增添维生素和矿物质。可以把胡萝卜、瘦肉和青椒等搭配在一起，盘子里五颜六色，会引发宝宝食欲。

(3)把蔬菜“藏”在面皮里给宝宝吃：不少宝宝喜欢吃带馅的食品，将蔬菜和肉一起裹在面皮里做成带馅的食品，宝宝接受起来自然也容易些。

(4)不强制宝宝吃不喜欢的蔬菜：避免宝宝日后不吃蔬菜的最有效的方法，就是在1岁以前让他们品尝到各种不同味道的蔬菜；但有些辣味、苦味的蔬菜，不一定强制宝宝去尝去吃，包括味道有点怪的茴香、胡萝卜、韭菜等，以免严重地伤害宝宝的心理。

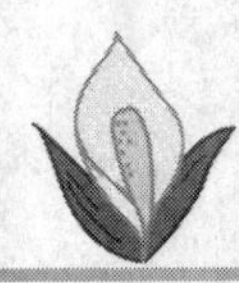

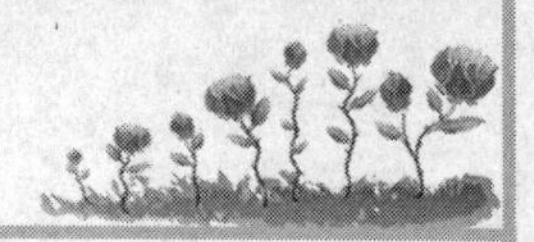

(5)告诉宝宝吃菜的益处：告诉宝宝多吃蔬菜有什么好处，不吃蔬菜会引起什么不好结果，并有意识地通过一些故事让宝宝知道，多吃蔬菜会使他们的身体长得更结实，更不容易生病。

(6)将蔬菜做成健康沙拉：不要再做单调的炒青菜，而是蔬菜中拌入生姜、酱油、米醋、料酒和芝麻油，制成蔬菜沙拉，换下口味，宝宝也许会喜欢。

(7)以更适合宝宝口味的方法烹调食物：改变烹调方法，是让宝宝爱上蔬菜的一个重要步骤。有的菜炒过以后，味道就会变得不太好接受，妈妈可以把这些蔬菜做成凉拌菜。如宝宝爱吃肉，可以在炖肉的时候里面配一些土豆、胡萝卜、蘑菇等蔬菜，让蔬菜的味道变得更好接受。

(8)从兴趣入手培养宝宝喜欢蔬菜：培养宝宝对蔬菜的兴趣，对蔬菜产生唯美的感官认识。儿童心理专家认为，乡下的孩子几乎很少有厌吃蔬菜的现象，就与从小形成的这种意识相关。妈妈可通过让宝宝和自己一起择菜、洗菜来提高他们对蔬菜的兴趣，如洗黄瓜、西红柿或择豆角等。吃自己择过、洗过的蔬菜，宝宝一定会觉得很有趣。

8. 如何教宝宝使用筷子

筷子是吃饭的工具，一般 2 岁多的孩子就可以开始练习用筷子吃饭，这样可以锻炼宝宝手的灵活性。宝宝开始拿筷子吃饭时，手的动作肯定不协调，操作起来比较困难，家长可以用以下方法让宝宝慢慢练习：给宝宝准备一双小巧的筷子和两个小碗作为玩具餐具，然后和宝宝一起做“游戏”，让宝宝学习用手握筷子。此时家长可以拿筷子在旁边做示范，练习用筷子夹起花生等食物放到碗里。家长要注意，不要让宝宝拿着筷子到处跑，以免摔倒时扎伤自己。由于宝宝大脑发育尚未完善，拿筷子时会不太灵活，也可能会因为动作不协调把饭碗弄翻、饭菜弄撒。此时父母不能发脾气，而要有足够的耐心来教导孩子拿筷子，如果训斥孩子，会让孩子产生挫败感，进而影响孩子使用筷子的积极性。

9. 为什么要适当改变餐桌高度

这个时期的宝宝对全家一起用餐很感兴趣，他们很爱享受那种与爸爸妈妈一起吃饭时的温馨气氛。此时家长可以适当改变一下餐桌的高度，这样一个小细节对宝宝有积极的鼓励作用。改变餐桌的高度来适应宝宝的需要有两种方法：一种是换一张矮一点的餐桌，让孩子和大人一起用餐；另一种是给宝宝准备

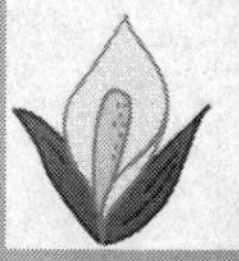

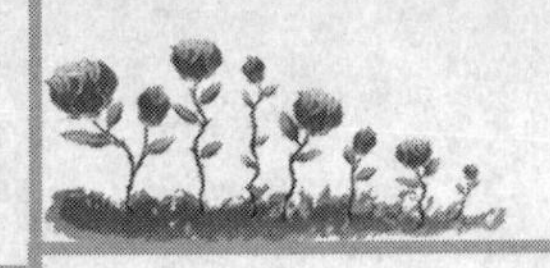

一个比较高的餐椅。

家长如果能够善用用餐时间和氛围，对教育孩子是有很大好处的。一家人围坐在一起的话，能够看见彼此的眼神，这会让孩子感觉到自己和家长是平等的，也是受尊重的。家长也可以借此机会把餐桌礼仪教给宝宝，比如在餐桌上不能乱抓，不能动来动去等。另外，让宝宝每次都和家长一起吃饭，吃完饭就把餐桌和餐椅打扫干净收拾起来，这样也会在潜移默化中使宝宝养成良好的生活习惯。

10. 为什么小儿龋齿要早发现早治疗

龋齿，俗称虫牙，常发生于小儿，是一种牙齿硬组织脱钙后软化损害的一种慢性病，从乳牙一萌出就有发生龋齿的可能。龋齿是多因素疾病，主要包括细菌、饮食；牙和唾液互相作用，互相关联。细菌与唾液中的黏蛋白、食物残渣混合在牙表面，形成牙菌斑，牢固地粘在牙齿表面和窝沟中，菌斑中细菌大量产酸，造成下面牙釉质脱钙、溶解、形成龋洞。菌斑多的儿童龋齿也多，牙齿位置不正，排列拥挤，更容易积存食物等形成菌斑。牙本质缺陷，如钙化不良时，钙质就更容易被腐蚀掉，从而致龋。牙齿形成龋洞后，洞内就更容易积存食物残屑，更利于细菌繁殖。

龋齿不经过治疗是不会自行痊愈的，一旦发现有龋齿就应及时治疗。补牙的治疗目的：一是终止龋齿继续发展；二是修复已遭破坏的组织，恢复咀嚼功能。龋齿要早发现早补治疗。

(1)易补得牢：因牙坏得少，充填物固位就好，补后不易脱落。

(2)结实耐用：牙坏得少，能保留健康的牙体组织多，牙齿就结实；牙髓没有受到影响，能保证牙体组织的营养，牙齿不会变脆，因而补牙后比较结实耐用，不容易咬裂、咬断。

(3)补牙不痛：牙坏得浅，补牙时不痛不酸，或仅有很轻微的牙酸不适，痛苦少，孩子也易接受。

(4)省时间：能够一次补好，节约时间。

11. 如何防治小儿百日咳

百日咳是百日咳杆菌引起的急性呼吸道传染病。其症状是阵咳，小儿夜里咳嗽频繁，当咳嗽加剧时，会出现拖长的鸡鸣样声吸气，小儿颜面和颈部出现血

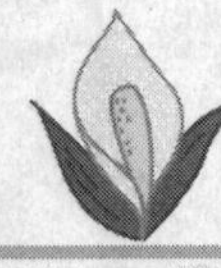

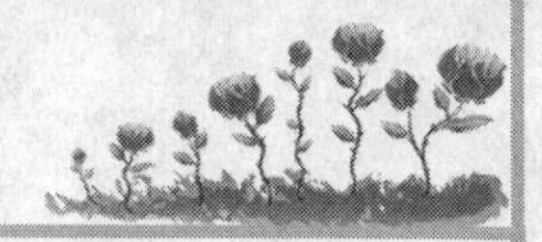

点，甚至白眼珠上有出血现象。这些均是阵咳所致的浅表毛细血管破裂的结果。不需特殊处理，服些镇静药即可。

要注意保持室内空气新鲜，不在室内吸烟，分散病儿的注意力，都有助于减少患儿咳嗽的发作。百日咳防治主要做好以下几点：

(1)家长要注意早发现，早带孩子到医院治疗。

(2)在流行期不带孩子到公共场所玩，教育孩子不和病儿玩。根据天气冷暖，及时给孩子增减衣服。

(3)6个月以上的小儿应打预防针。实践证明，打预防针有预防效果。常用的是百日咳、白喉、破伤风三联制剂，有预防三种传染病的作用。但是，父母必须注意，注射1次是不够的，一定要注射完全程，最少不少于3针，一般要注射4针，才能取得比较好的免疫效果。

12. 如何避免宝宝的眼睛受到伤害

(1)预防各种眼外伤：幼儿好动又好奇，行动起来身体尚不稳当，很容易发生外伤。如果伤及眼睛，轻者引起眼睑、结膜下出血，重者可发生眼睛撕裂伤，外伤性瞳孔散大，外伤性白内障，继发性青光眼，视网膜剥离及眼球穿通。刚刚学会走路的幼儿一定要有专人照料，不给幼儿买具有杀伤力的玩具枪、掷镖、箭头等玩具，幼儿年幼不懂事，在玩得尽兴时常会忘乎所以，把这些东西射入眼睛导致悲剧发生；也不能给幼儿玩尖锐的物品，如一次性注射器。有些父母把它买来让幼儿玩喷水。由此，眼科门诊时有不慎将针头扎入眼睛的宝宝来就诊，这些注射器往往已经玩得很脏，扎入眼后几乎都继发了感染，有些眼球最终由于化脓不得不摘除。父母严禁宝宝玩注射器的同时，必须呼吁医疗器械经销部门严格控制管理，决不允许将这种危险的医用品当做廉价玩具出售给儿童。家中的剪子、钉子、锥子，小刀等常用工具，也都应收藏在幼儿的手触及不到的地方。

(2)强烈阳光的照射：一定要注意给幼儿的眼睛采取防护措施，幼儿的眼睛很稚嫩，长期强光照射则会导致白内障。把还不会自行移动的幼儿放在婴儿车里、床上时，都应注意光线不能直射婴幼儿的眼睛；外出时，给婴幼儿戴上一副儿童遮阳墨镜，但墨镜质量必须可靠。需让父母注意的是不要因为婴幼儿觉得戴墨镜好玩，在阴暗处或室内也不摘掉，这样同样会使视力受损伤。

(3)科学养育：①如饮食上不能任凭幼儿的喜好偏食，因为血液的酸碱度受

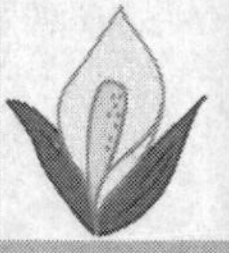

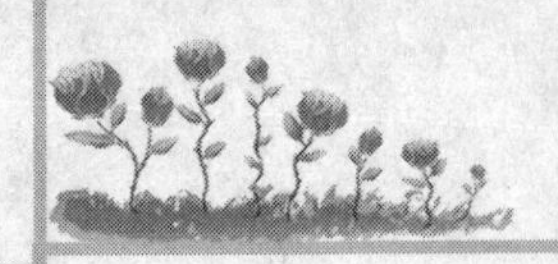

食物种类的影响，当幼儿偏食而使血液呈酸性时，眼部组织的弹性和抵抗力下降，容易形成近视；而且过多地摄入甜食，不仅会因缺钙而导致眼球弹性下降促使近视发生，而且糖分过多，还会造成体内维生素 B_1 的不足，从而影响视神经的发育。②父母不要只注意传统媒体对幼儿视力的损害，新一代光电媒体对于幼儿视力的影响更不容忽视，因为荧光屏不仅会放射出少量的微量射线，而且画面跳跃闪动，切换速度非常快，而婴幼儿的眼睛很脆弱，如果让幼儿长时间地看电视节目或声像读物，则会使眼部组织一直处于紧张状态，从而引起近视，斜视和弱视。

有助于保护眼睛的做法为看书、看电视的时间不应超过30分钟，而且不要持续用眼；让孩子距电视机2.5～3米远，其高度要略低于眼睛视平线，并要把电视机安放得正位一些；室内的亮度不能与电视机的亮度相差太大，以保留一盏低度灯具(亮度能看清书本字迹)为宜。父母应刻意养成幼儿健康爱眼的生活方式。如经常带幼儿走入大自然，登高远眺，让幼儿的眼睛得以完全放松。

13. 引起小儿消瘦的因素有哪些，如何避免

(1)所谓消瘦是指此年龄的体重低于同年龄同性别体重的15%以上。引起小儿消瘦的因素较多，主要有以下方面。

①营养因素。是引起消瘦的主要原因。随着幼儿生长发育的要求，以乳类食品为主的营养成分已不能满足孩子的需要，此年龄期正处在断乳更换主食的时期，如在断乳前未逐渐增加辅助食品，或者不适应辅食添加，那断乳后就会食量减少；或以谷物(如米粉、麦乳精等)为主食喂养，造成蛋白质、脂肪、糖类等主要热能摄入不足，引起消瘦。

②体质因素。此类小儿无明显器质性疾病，生长速度正常，除体重较轻、外表上看消瘦外，无其他方面异常。但大多数此类小儿活泼好动，并且往往有家族史。

③疾病因素。如果由于饮食的突然改变或气候变化使孩子肠道功能紊乱引起腹泻，那只要腹泻时间稍长即可引起消瘦。其他疾病，如反复呼吸道感染、肠道寄生虫感染、慢性消耗性疾病(如结核病、肝炎、肿瘤等)等，均可致使小儿的消化吸收功能降低并使蛋白质、能量消耗增加而导致消瘦。

④睡眠因素。生长激素是促进小儿生长发育中的一种极为重要、不可缺少的物质，该激素主要是在小儿睡眠中分泌，如一个整天兴奋性很高的小儿，睡眠

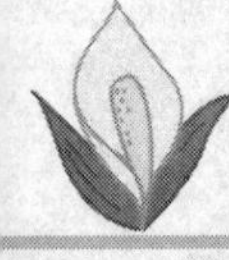

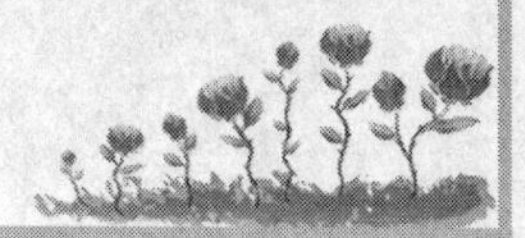

时间不足，那么生长激素自然也分泌减少，势必影响小儿的生长发育。

(2)如何避免小儿消瘦的发生呢？

①健康检查。定期去医院进行健康体格检查，使用小儿生长发育监测图能及时发现体重低下或体重偏离。

②合理喂养。充分做好断乳前的一些准备工作，逐渐减少母乳喂养次数，逐渐增加辅食品种和量至小孩完全适应断乳为止，注意蛋白质、脂肪、糖类、矿物质、维生素、食物纤维等营养素的供给量和搭配，避免仅单纯以谷物为主喂养幼儿。

③合理安排生活制度。保证小儿充足的睡眠时间和睡眠质量，适当安排户外活动，纠正挑食、偏食等不良饮食习惯。

④及时治疗疾病。对腹泻、反复呼吸道感染、肠道寄生虫感染、慢性消耗性疾病等在还没有引起消瘦前，应及时得到医治。

14. 引起小儿厌食的因素有哪些

所谓厌食，是指由于喂养不当或某种疾病引起的食欲不振，以食量明显减少为特征，发生年龄主要在1～3岁幼儿。

因幼儿的中枢神经系统发育尚未完善，消化器官也处在发育阶段，对各类食物的适应性和消化吸收能力较弱，一旦食物的量或质超过小儿的消化吸收能力，就容易引起小儿消化功能紊乱，稍长些时间将会影响小儿生长发育，造成营养不良。小儿在此年龄阶段也处在发育的旺盛期，一旦食物摄取中缺蛋白质等营养素，势必影响大脑发育，最终导致智能落后，其后果是很严重的。引起小儿厌食的主要因素有以下几个方面。

(1)喂养不当：是引起小儿厌食的最主要原因。随着经济发展，父辈或祖辈都希望自己的独生子女或“小皇帝”吃得多些、长得快些，而疏忽了小儿的胃肠道等功能与成人不同的特点，给孩子进食过量的营养补品，如牛奶，麦乳精、人参蜂王浆、巧克力、鸡蛋、白木耳、桂圆等甜食之类的食物，造成营养过剩，超过了小儿的正常消化吸收功能，胃伤食积，胃口越吃越差，越差就想喂得越多，形成恶性循环产生厌食，最后小儿越来越瘦。

(2)不良的饮食习惯：以零食当主食，餐前饮用大量饮料，边进餐边看电视或边听故事，强迫进食，睡中进食等这些不良的饮食习惯抑制胃酸及各种消化酶的分泌，使小儿食欲减退和厌食。

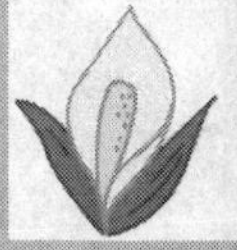

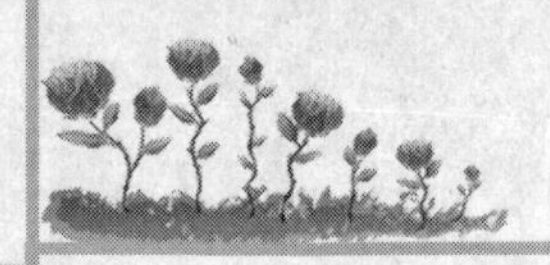

(3)疾病因素:如腹泻病、肺炎、肝炎、结核病、锌缺乏症等疾病均可引起小儿胃肠道功能紊乱,胃酸和各种消化酶分泌减少、味蕾功能减退等原因,都可以直接引起小儿食欲减退或厌食。

(4)其他因素:如先天体质虚弱,使消化吸收功能差;环境、气候变化等。

15. 什么叫小儿异食癖

有些孩子异常地爱吃墙灰、泥土、纸片、肥皂头、头发等东西,医学上把这种异常现象称为"异食癖"。患有异食癖的孩子表现为疲乏无力、面黄肌瘦、营养不良、精神萎靡不振等症状,同时还容易引起食物中毒。引起异食癖的原因大致有以下几种:①孩子体内缺乏某些元素,如锌、铁等。②孩子肠道内有寄生虫感染,如钩虫、蛔虫等。③精神活动异常或有不良的饮食习惯。

异食癖是由于代谢功能紊乱,味觉异常和饮食管理不当等引起的一种非常复杂的多种疾病的综合征。过去人们一直以为,异食癖主要是因体内缺乏锌、铁等微量元素引起的。目前越来越多的医生们认为,异食癖主要是由心理因素引起的。

16. 如何预防宝宝锌缺乏症

锌是人体必需的微量元素之一,是脑中含量最多的微量元素,是维持脑的正常功能所必需的。人类的神经精神活动受各种递质的调节,许多递质与锌有关;体内谷氨酸脱氢酶、谷氨酸脱羧酶等120多种酶均含锌,这些酶参加蛋白质和DNA、RNA聚合酶的合成与代谢,对体内许多生物化学功能起重要作用并促进脑细胞发育完善,是宝宝智能发育所必需的。锌缺乏的早期表现为食欲降低、异食癖,在皮肤和黏膜交界处及肢端常发生经久不愈的皮炎;持续时间长时可使患儿免疫功能下降而易于感染,生长发育迟缓,并影响智能的发育,因此,应积极预防锌缺乏症,其预防主要包括如下几方面。

(1)坚持平衡膳食是预防缺锌的主要措施。宝宝母乳尤其是初乳中含锌丰富,故婴儿期母乳喂养对预防缺锌具有重要意义;动物性食物不仅含锌丰富(3~5毫克/100克),而且利用率高(40%~60%),坚果类(核桃等)含锌也较高,植物性食物中含锌低(1毫克/100克),且利用率低(约10%),故食物中应注意保证动物性食物如肝脏、瘦肉、鱼类等的供给。

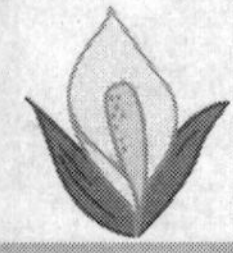

(2)避免宝宝长期偏食、挑食及吃甜食、零食等不良饮食习惯。

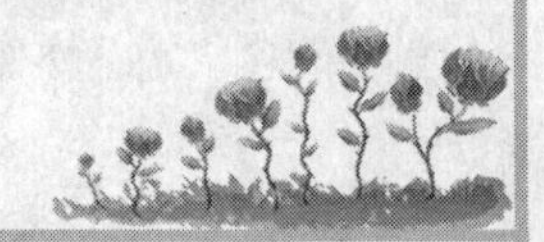

(3)患有慢性腹泻等疾病影响锌的吸收,患有肾脏疾病等使锌排泄过多,生长发育高峰期及疾病恢复期需锌量较高时应补给宝宝每日供给量的锌(每日元素锌供给量标准为0～6个月3毫克,7～12个月5毫克,1～10岁10毫克,10岁以上15毫克),并积极治疗原发病。

(4)短时期或轻度的缺锌尚不致造成明显的神经元微结构的改变,且损害是可逆的。因此,应注意观察宝宝缺锌的早期表现,及时发现,早期治疗,以避免缺锌对宝宝智能的影响。

17. 适合3岁幼儿的四种美食是什么

(1)芝麻鱼排

【原料】 白芝麻200克,青鱼中段700克,鸡蛋2只,食用油50克,味精、生粉、食盐、香油各适量,黄酒、生姜各少许。

【制法】 将青鱼中段洗净,去皮、去骨,切成鱼片,用鸡蛋清、生粉、味精、黄酒、生姜汁,上浆加香油搅匀。将鱼片一片一片放入芝麻碗里,两面沾上芝麻,放入五成热油锅里,小火煎到两面微黄,捞出,装盘即可。

【营养价值】 含蛋白质、热能、钙、铁、锌多种维生素,补充宝宝大脑发育所需的营养物质。

(2)芋头肉糜

【原料】 大芋头1只,肉糜100克,蒜末、料酒、酱油、食盐、高汤少许,食用油30克,糖1匙,味精3克。

【制法】 大芋头去皮,洗净,切小方块,烧酥待用。把油锅烧热,加油30克,倒入肉糜、蒜末炒一炒,加料酒、酱油、糖,待肉糜烧熟倒入大芋头,加高汤少许,煮至汤汁留少许,加味精即可。

【营养价值】 含蛋白质、脂肪、钙、铁、碘、热能。

(3)芙蓉枸杞子

【原料】 鸡蛋(取清)4只,枸杞子10克,湿生粉、食盐、鲜汤各少许,精制油200克。

【制法】 把蛋清放入碗,顺同一个方向搅,边搅边加少许湿生粉,再加一勺鲜汤和食盐,使蛋清成混合液。把油锅烧热,加精制油,然后把蛋液轻轻地倒入,同时晃动油锅,使靠着锅底受热的蛋液片浮起,翻几番,倒入漏勺,沥干油;枸杞子用冷开水洗干净;将芙蓉蛋和枸杞子倒入一起翻炒装盘。

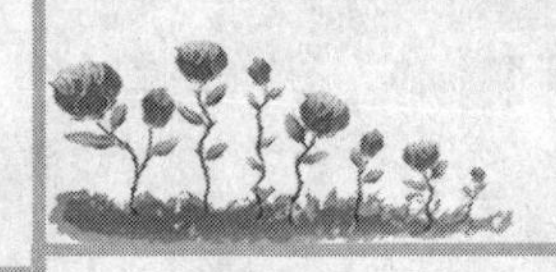

【营养价值】 含有蛋白质、糖类、热能、钙、铁、维生素等；枸杞子具有明目的作用，非常适合3～6岁的宝宝食用。

(4)水果虾仁

【原料】 糖水菠萝50克，净虾仁200克，胡萝卜10克，豌豆10克，鸡蛋(取清)1只，食用油、食盐、糖、味精、水淀粉、生粉各适量。

【制法】 虾仁洗净，干布吸去水分，加少许食盐、味精、蛋清，拌匀，加干淀粉上浆待用；糖水菠萝切成小丁留用；锅内放入冷水，投入去皮胡萝卜，用小火煮熟取出，冷水冲洗，切成小丁；豌豆放入开水中煮熟取出，用冷水漂洗干净待用。锅内放入少许水煮至沸时，放入上过浆的虾仁，待熟取出沥水；锅内放少许油，烧至5成热时，放入胡萝卜、豌豆煸炒，加入食盐、糖、水煮开加味精，放入菠萝丁，倒入虾仁烧开，水淀粉勾芡，翻炒，淋上熟油即可。

【营养价值】 菠萝含有丰富的维生素C，能帮助铁质的吸收，胡萝卜富含胡萝卜素，豌豆富含叶绿素，都是宝宝生长所需的营养物质；虾仁含有丰富的钙，能促进宝宝骨骼、牙齿的生长。

18. 如何应对不爱喝水的宝宝

很多宝宝不爱喝水，这可急坏了爸爸妈妈，怎么能让宝宝多喝点水呢？应对不爱喝水的宝宝，父母应做到以下4点。

(1)水温：水过凉或过热都会损伤宝宝的胃黏膜，影响消化。一般来说，宝宝在夏天应喝室温以下的白开水，20℃～30℃的水最适合宝宝冬天喝。

(2)不加矫味剂：喝白开水时不要在里面放蜂蜜或糖等甜味剂，一旦宝宝爱上了甜味饮料，会更不爱喝白开水。

(3)尽量不让宝宝喝饮料：各种果汁、饮料虽然口感好，但饮料里往往含有较多糖分和电解质，喝下去后对胃肠道产生不良刺激，影响宝宝的消化。而且饮料喝多了，还容易引起蛀牙。所以，家长们不要用饮料代替白开水给宝宝喝。

(4)不要等宝宝口渴才给水喝：当宝宝感到口渴时，身体内的细胞就已经缺乏水分了，身体缺水对宝宝的健康成长会产生不利的影响。如果宝宝已经出现口干、尿少尿黄、便秘等现象，说明宝宝身体需要补水。

19. 宝宝心智发育异常的信号有哪些

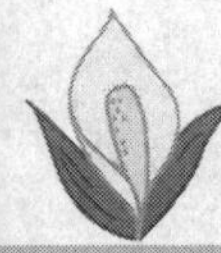

研究表明，智能不足的宝宝，年龄愈小，可塑性愈大，接受教育及训练的成

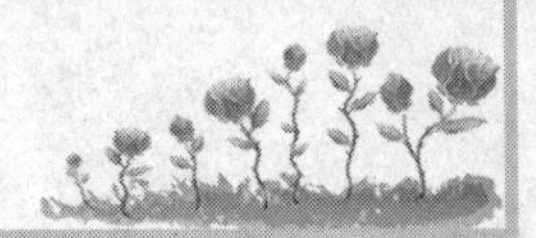

效也越显著。婴幼儿心智异常的发生率大约为3%，而且85%以上都处在边缘状态。如果及时发现宝宝心智功能异常，给以康复治疗和干预，会使很多宝宝有可能赶上正常孩子的发育水平。

(1)易患因素

①家庭中有染色体和基因异常的成员。目前已发现的遗传病有300多种，最常见的染色体病是三体综合征，就是常说的先天愚型；基因病有3000多种，此类遗传病按亲子关系在家庭中垂直传递，分单基因病和多基因病，后者除了遗传因素影响外，环境因素对它影响也非常大，如身高体重。这类病常伴有智力缺陷。

②妈妈在孕期，尤其是头3个月受到风疹病毒、巨细胞病毒、疱疹病毒的感染。

③妈妈在孕期服用过对胎儿发育有影响的药物；在空气受到严重污染的地区生活；常常接触电离辐射及患有糖尿病和甲状腺功能低下。

④分娩时造成产伤，颅内出血和窒息。

⑤宝宝患上流行性脑膜炎、中毒性脑病、癫痫和中毒等病。

⑥妈妈在怀孕时受到严重的精神刺激，或者是一直情绪不良。但后天因素也可造成患病的因素如父母不合、离异或常受欺侮、得不到爱等。

⑦宝宝的感觉发育被忽视、被剥夺，即处在一个单调而无刺激的环境中错过了各种行为发展的关键时机。

(2)危险信号

①1岁以内的宝宝迟迟不能达到生理年龄所应达到的感知觉及运动发育水平。

②宝宝睡眠过多，看起来像个乖孩子，既不哭也不吵，非常安静，对周围环境无动于衷。

③宝宝很晚才会对人微笑，不注意别人说话，常伴有运动发育迟缓。

④眼部功能发育不良，因不注意周围物体，常被误为视觉有障碍。如果认为宝宝视觉有问题时，同时也应注意智能发育如何。

⑤对声音刺激不敏感，常会被人们误解为听力有障碍。因此，对耳聋的患儿要加以留意。

⑥正常的宝宝在3个月左右经常喜欢注视自己的双手，并反复玩弄。如果这种动作在宝宝6个月以后还持续存在，可能为不正常情况。

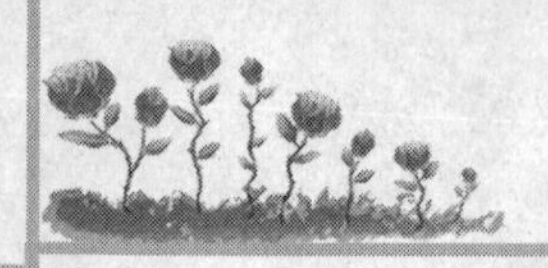

⑦正常宝宝在6～12个月这一阶段，总喜欢把东西放在嘴里，但随着发育就不再放入。而心智异常的宝宝这种行为会持续存在到2岁以后。

⑧走路时，两脚互相碰撞，经常被摔倒，而正常宝宝在会走后不会再出现这种现象。

⑨很晚才学会嚼食物，因此难以喂养。往往因不能咀嚼固体食物而出现吞咽困难，并由此引发吃东西时经常呕吐。

⑩正常的宝宝1岁3个月至4个月就不再故意把东西往地上扔，而心智异常的宝宝这种行为会持续很长时间。

20. 如何防治小儿脱臼

宝宝的柔弱，体现在方方面面，宝宝的小胳膊看似结实，但也可能穿衣时不小心，就会关节脱臼。宝宝脱臼又叫"牵拉肘"，医学术语叫做"小儿桡骨头半脱位"，它是许多父母带宝宝玩耍时"好心出差错"而惹下的麻烦。

(1)脱臼原因：这种现象经常出现在5岁以下的宝宝，小宝宝的桡骨头未发育，肘部环状韧带不能很好地紧密包绕桡骨头，当家长牵拉宝宝的小胳膊，极易发生桡骨头脱臼，如果反复多次发生脱臼，极易形成习惯性脱臼。

(2)脱臼信号：宝宝没有摔伤，突然出现肘关节疼痛，不敢活动，大多数是在家长牵拉小宝宝手腕后出现。如果是不会说话的小宝宝，宝宝骤然间啼哭不止，会说话的宝宝除了哭之外，还会诉说胳膊疼痛。妈妈可看到宝宝的胳膊往往呈半屈位(耷拉着)，前臂不敢动，不能用手拿取任何物品，不能抬起手臂。胳膊局部却无明显的肿胀和畸形。

当宝宝发生脱臼后，妈妈不要用手触碰宝宝的胳膊，宝宝会选一个自己感觉舒服的姿势以减轻疼痛。妈妈要做的，应尽快找医生为宝宝复位。

(3)预防措施

①宝宝上楼梯时，要双手扶在宝宝腋下，不可一只手拎宝宝。

②不要玩打悠悠游戏。

③领宝宝走路时，父母要就着宝宝，不要用力拽着宝宝手腕。尤其是当宝宝想要挣脱大人的手的时候，家长要抓住孩子的肘关节以上的位置，才能用力拉拽。

④有些宝宝爱赖床，妈妈着急了就会拉着宝宝胳膊强行拉起，但这样做不小心小胳膊就会脱臼。如果宝宝不爱起床，妈妈可以想办法让宝宝自己起来，

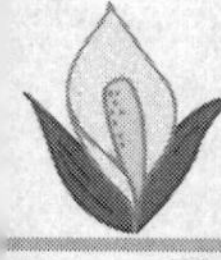

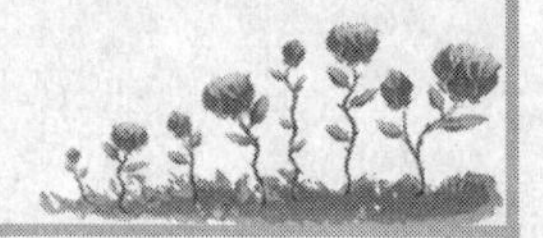

比如拉开窗帘、放上欢快的童谣、唱儿歌、拿个玩具逗他、宝宝很快就会自己起来。假如有着急的事情，你需要马上让宝宝起来，也一定是双手放在宝宝腋下，抱起宝宝，这样更安全。

⑤给新生宝宝穿衣服时，在宝宝身下垫一条浴巾，把干净的套好的衣裤展开平放在一起，然后把袖子弄成圆形，通过袖口抓住宝宝的拳头，把他的手臂带过来，再拉直衣袖。大些的宝宝可能穿套头衫，那么在穿衣服时要把套衫收拢成一个圈并用你的两拇指在衣服的领圈处撑一下，再套过宝宝的头，然后把袖口弄宽，轻轻地把宝宝的手臂牵引出来，最后把套衫往下拉平。

⑥给新生宝宝脱衣时，先解开衣扣，把你的一只手放入袖内抓住宝宝的肘部，另一只手抓住袖拉出袖子，然后用同样的方法脱去另一侧的袖子。大些的宝宝一般懂得配合你的动作，妈妈小心向上拉动袖口，让宝宝自己把胳膊抽出来。另一侧同样拉动袖口，衣服就能很容易脱下来了。

21. 如何矫正小儿口吃

口吃是指说话时言语中断、重复、不流畅的状态，是儿童期常见的语言障碍。口吃多在幼儿期形成，同样，也最容易在幼儿期纠正。

(1)口吃形成的因素

①口吃产生于模仿。小儿善于模仿，这是他们的特点，如在家庭或街坊邻居中有口吃的，或在电影、电视节目中看到有口吃者，儿童常常喜欢模仿，时间长了自己也变得口吃起来。②口吃与小儿的性格有关。口吃的小儿常常性格内向，容易产生羞涩、自卑和紧张的心态，常把一些小事放在心上，经不起一点外界的刺激和微小的挫折，这时若稍有口吃并遭到周围人有意和无意的讥笑，就可能造成很大的心理压力，一说话就紧张，口吃也更严重，甚至造成严重的心理障碍。③口吃受家庭环境的影响。如父母不和或离异，小儿失去家庭温暖，造成性情孤独、自卑；过度的焦虑、惊吓或某些疾病等也可以产生口吃。由此看来，产生口吃的原因是多种多样的，有时可以是单一的，有时则为综合的因素。

(2)矫正口吃的方法：口吃病的根本就是发音困难而造成吐字不清，在心理障碍的促使下形成的言语障碍。纠正方法应以吐字锻炼为主，目的是使负责吐字的某些肌肉组织得到强化锻炼，从而发音时吐字清晰，每一个音都非常有力，口吃便会完全治愈。①传统疗法：包括心理疗法、发音疗法、呼吸疗法等。一般是以心理治疗为主，再加上一些改变不良习惯的练习。譬如，练习朗诵，特别是

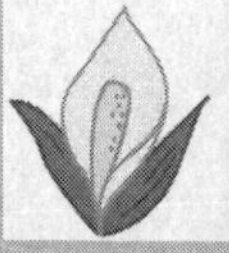

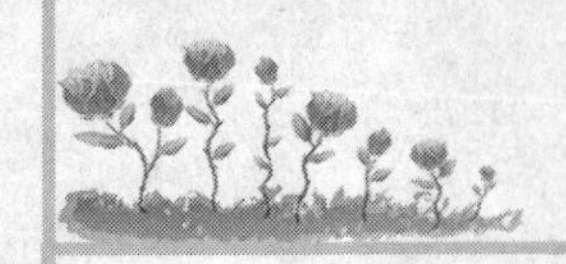

背诵诗歌或练习唱歌，有节奏地呼吸发音，对矫正口吃有很大的好处。因为这样做可以使精神集中在节奏、韵律上，转移口吃患者对发音动作的注意力。长期做下去，就不再感到发音困难了。②口腔肌肉锻炼法：口腔肌肉锻炼法包括吐字疗法与特色疗法。口吃的根本原因是由于身体上某些肌肉组织的功能得不到健康成长造成的，主要表现为说话时心脏供血不足而造成呼吸急促，发音器官出现障碍，它与患者的精神状态并无本质上的联系。

22. 何时是治疗小儿斜视的最佳时机

宝宝无论是患哪一种斜视，都应及时去看医生，年龄越小治疗效果越好。若是在3岁以前矫正，能使双眼的视功能达到正常水平。一旦视力发育成熟，手术治疗效果常常欠佳，多数只是外观上的治疗，而双眼的视觉功能则很难达到正常。为了保证宝宝拥有健康的视力，即使眼睛没有明显的异常，家长也应在宝宝3岁之前带他去眼科做一次眼睛检查。以及早排除和发现宝宝是否患有斜视和弱视，避免丧失治疗的最佳时机。

23. 哮喘患儿的饮食护理有哪些

哮喘是慢性消耗性疾病，其消耗量与哮喘发作缺氧有关，影响机体的代谢过程，胃肠功能减弱，因而哮喘患儿的饮食保健应做到以下几点。

(1)补充足够的优质蛋白质：哮喘患儿因为缺氧，使胃肠蠕动减慢，消化吸收功能差，引起宝宝食欲不振，进食减少，导致患儿营养不良。补充优质蛋白，可满足炎症修复和营养补充之需要，糖类可补充热能，但避免过食产气食品，如面食、豆类和薯类；脂肪供给不宜偏高，以进食植物油为主。

(2)增加维生素A、B族维生素、维生素C和钙、铁的供给：维生素A有维持正常发育和增强机体抗病力等功能；B族维生素和维生素C有增进食欲，促进肺部炎症吸收的作用；钙具有抗过敏等功能；由于机体为提高对氧的摄取量，以减轻机体组织缺氧，会出现缺铁，因而应保持铁的供给。

(3)饮食宜与忌：饮食宜温热、清淡，宜少量多餐，忌过冷过热，忌过甜和刺激性食物，忌过饱。哮喘患儿脾胃虚弱，如果过食生冷会引起胃肠蠕动减慢，导致消化不良、食欲不振，从而使患儿体质下降，对哮喘患儿康复不利；过热过烫饮食会引起阵发性咳嗽，诱发哮喘，应加以避免。研究表明，哮喘发病与摄入高盐有关，而高盐的摄入使支气管平滑肌对过敏原刺激产

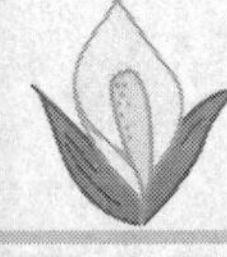

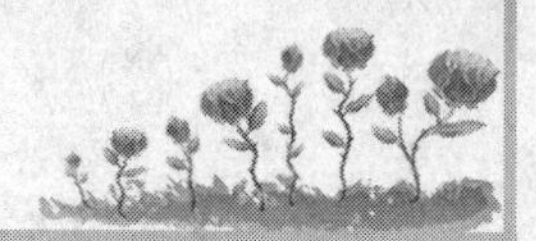

生强烈反应，加重支气管痉挛；由于哮喘患儿对盐非常敏感，故应采用低盐饮食，以控制哮喘；哮喘患儿不可吃得过饱，增加胃肠负担，不利于消化吸收，还可诱发哮喘发作。

(4)多饮水：哮喘发生时，出汗多，饮食少，从而使患儿失水。哮喘患儿多饮水，不仅可补充水分，而且还可稀释痰液，有利于痰液排出。

24. 如何防治小儿手足口病

宝宝手足上长出了水痘是患上了手足口病。手足口病是由肠道病毒引起的一种传染病，宝宝染上病后，皮肤会出现类似水痘样的疱疹。因此，妈妈常会误认为宝宝出水痘了，但它的疹子好发部位是在手、足和口腔黏膜上，因而被称为手口足病。发病在每年的6～7月，以3岁以下的宝宝多见。因为这种病毒寄生在患病宝宝的咽部、唾液、疱疹和便中，不仅能够通过喷嚏、咳嗽、说话时的飞沫传染给别的宝宝，还可通过手、生活用品及餐具等途径传染。因此，若是发生在托幼园所，就会有很多宝宝被传染。

(1)症状：一般先有4～6天的潜伏期；然后开始表现出发热、流涕、咳嗽、没精神玩、呕吐、便秘和不愿吃饭等，很像是感冒，发热大多3天左右；接着1～2天口腔黏膜和手足部位出现疹子，在口腔内可见到散发的小疱疹，以舌、颊黏膜及硬腭处为多；疱疹破后可形成溃疡，因有疼痛宝宝不愿进食，但3～4天后就开始好转；在皮肤上，先是圆形并比皮肤略高的疹子，少的出现几个，多则有好几十个，通常第二天变为疱疹，大小就像绿豆或黄豆、内含透明液体，多不溃破，3～5天可自行干缩。

(2)调理：①避免接触患手足口症的宝宝，只要有可疑症状，就应及早与之隔开。②让宝宝很好地休息，在发热时多喝温开水，饮食宜清淡稀软，因宝宝口腔疼痛，应该给宝宝吃低温食物。③手部、脚部的皮肤及衣着、被单必须保持清洁，以免被破了的疹子污染；勤给宝宝洗手，并将指甲剪短，以防抓破疹子造成感染。④倘若疹子破了，可用甲紫液涂；宝宝如果高热，并疹子多，可请中医指导服用清热、解毒，利湿的中药汤剂。

25. 哪些不良饮食习惯有害于小儿健康

(1)餐餐过食：许多父母总是想尽办法让宝宝多吃，生怕自己的宝宝长得慢，而俗话说："饱食众疾"。如果总是过多地进食，不仅会使女孩初潮来得过

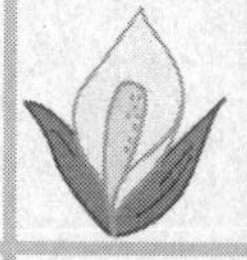

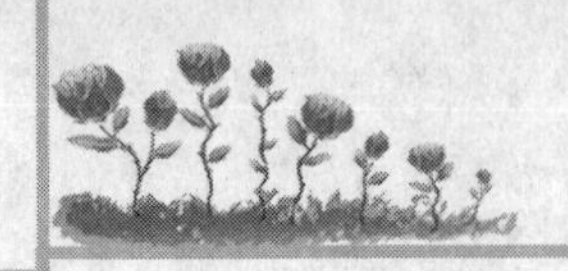

早，还会为日后患高血压病埋下隐患。同时，使大量的血液积存在胃肠道以助消化，造成大脑缺血、缺氧而妨碍脑发育，降低智商。过于饱食还可诱发大脑中一种叫做纤维芽细胞生长因子分泌增多，从而使得血管壁增厚而血管腔变小，供血因此减少而更加加剧大脑缺氧。

(2)“三高”食品：目前，洋快餐满大街到处皆是。它的特点是高糖、高脂肪及高蛋白，而蔬菜和杂粮含量较少。倘若过多进食，容易使宝宝体液酸化，成为酸性体质，渐进性地引发一些病症，如后足发凉、易患感冒、皮肤脆弱易损、经常哭闹不休、抵抗力下降等，严重者殃及大脑功能，表现出思维功能紊乱。

(3)餐前、餐中或餐后饮水：不少宝宝平时不愿多喝水，而一到吃饭前、吃饭时、吃饭后就开始要喝水，宝宝在这个时候喝水，就会冲淡和稀释消化液，并使胃蛋白酶的活性减弱，从而影响食物的消化和吸收。

(4)饱餐后马上喝汽水：许多宝宝刚一吃过饭，立刻向妈妈要汽水喝。宝宝在进食后，胃黏膜会分泌出较多的胃酸，若是马上喝汽水，汽水中所含的碳酸氢钠就会与胃酸发生中和反应，产生大量的二氧化碳气体。这时，胃已被食物完全装满，上下两个通道口即喷门和幽门都被堵塞，因此二氧化碳气体不容易出去，积聚在胃内，由此胃感到胀痛，当超过胃所承受的能力时，就有可能发生胃破裂。通常，含有气体的饮料宜在空腹或半空腹的情况下饮用。

(5)常常空腹吃甜食：不少宝宝经常在空腹时，向妈妈要求吃巧克力或其他甜食品，妈妈认为甜食品能比其他食物更快地补充热能，因而常常满足宝宝的这种要求。在宝宝疲劳饥饿的时候，给他们吃一点甜食是有益的，但是，这仅限于偶尔情况下，而且进餐前2小时才行，倘若经常在空腹并很快就要吃饭时吃，便会带来许多害处。①降低宝宝正餐食欲甚至不愿吃正餐。甜食主要给人体提供热能和糖，但缺乏维生素、纤维素、必需的氨基酸等。甜食中纤维素含量极少，会使肠内的正常菌群很容易被破坏。而这些菌群新陈代谢后能产生B族维生素和叶酸等，所以，很容易导致维生素缺乏症和营养不均衡。②胰岛素过度释放。宝宝空腹吃甜食会使胰岛素在血中增多，从而使大脑血管中的血糖迅速下降，甚至造成低血糖。因而，体内又反射性地分泌出肾上腺素，以使血糖又回到正常水平。这种肾上腺素浪涌现象可使人的心率加快，宝宝的大脑比成年人更敏感，所以会出现头痛、头晕、乏力等症状。③容易引起动脉粥样硬化。血中的糖会渐渐地与各种蛋白质结合，使蛋白质的分子结构改变，营养价值由此下降，因蛋白质聚糖的作用，可能引起动脉粥样

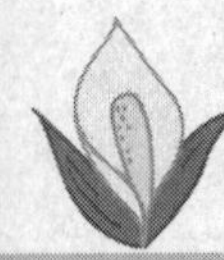

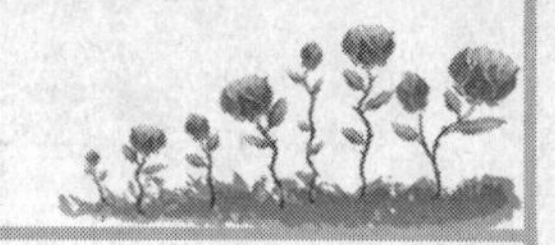

硬化。

26. 如何训练宝宝的语言理解能力

这一阶段是宝宝语言发展的敏感期，他们对于周围的事物总是充满着好奇心，求知欲语言学习的能力也比以前有了不小的进步。此时父母应该特别注重提升其语言理解能力。

(1)抓住这一有利时机，教宝宝学习用完整的语句来讲话，提高其口语表达能力：在平时，父母可以训练宝宝将简短的、表意不明确的词组扩充为完整的简单句子；可以训练宝宝将一些颠倒的词语顺序纠正过来，进行正确排列；可以有意识地多与宝宝进行交流和对话，在这个过程中教宝宝学习一些新鲜的词语和句子，增强其语言理解能力。

(2)训练宝宝对事物进行简单的描述，多鼓励其说出自己的想法：在平时的生活中，父母可以抓住机会多训练宝宝对物体的描述能力，在与他们有关的事情上多多询问其感受。比如，父母可以带着宝宝观察家里养的小猫、小鱼等，在观察的过程中让宝宝试着用自己的语言说出这些动物的特点，并在一旁给予帮助和指导。当父母想给宝宝买玩具或者文具的时候，也可以多询问宝宝的想法，让其学会发表自己的意见。这些训练对于宝宝语言理解能力的提升都是很有帮助的。

27. 如何培养小儿的独立意识

小儿的心理发展是一个由量变到质变的发展过程，在这个发展过程中有几个关键性的转折期。如果处理不当，则会出现发展中的"危机"，导致情绪不安、脾气暴躁、缺乏自信、执拗任性、不能和别人友好相处等。正确的引导和教育会使小儿顺利度过危机期，形成良好的人格特征。

由于自我意识的发展，幼儿有越来越大的主观能动性，他不再被动地听任成人摆布，他对成人的指示和安排有越来越大的选择性。特别是2岁左右，开始"闹独立"，常常说"我自己来……"吃饭要自己吃，不让喂，但又不会正确用勺，撒得满脸满身；当成人帮他把被子叠起来时，他偏要"自己来叠"，只好重新打开，让他自己来；当成人把他从椅子上抱下来的时候，他会说"我自己下！"然后重新上到椅子上，自己再下来；有时候，故意做一些成年人禁止过的事情，如中午大家都休息了，妈妈告诉他："要轻轻的，别吵醒了别人。"他

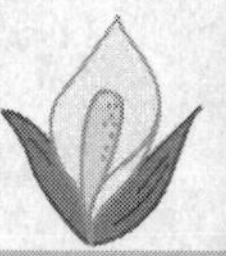

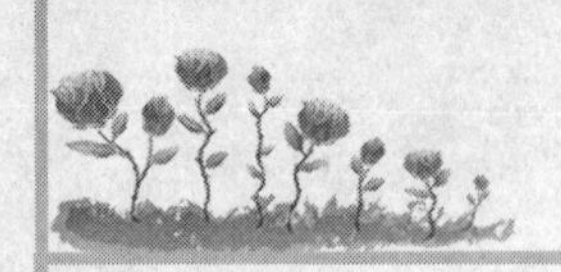

却故意大声叫妈妈，连叫几声，随即为自己的恶作剧得意地大笑。这些都是幼儿在第一个转折期出现的新问题，是“闹独立”的具体表现。闹独立常常使成人很烦，吃饭时他自己吃得又慢又脏，有时还故意气人，容易引起成人“发火”，处理不当就会出现发展中的“危机”。怎样帮助小儿顺利度过危机期，形成良好的人格呢？

关键是掌握教育的分寸和技巧，不能不管，也不能多管。孩子毕竟非常幼小，又处于独立性的萌芽阶段，不能约束过多。如果父母管得过严、过多，如孩子自己想干，家长因怕耽误时间，怕乱或别的原因，偏偏不让孩子干，会使孩子刚刚出现的独立性萌芽，在父母的压制下夭折，很多父母把孩子要自己做事的愿望看做是不听话或淘气，加以斥责，这更是不对的。要珍惜孩子的独立性，鼓励孩子“自己来”，否则，过了这个关键期，小儿就会失去独立活动的积极性，养成事事依赖成人、懒于思考和动手的不良习惯，也会使小儿做事缺乏自信心。长期受压制、限制也会使小儿情绪不安、暴躁，易对其他小朋友产生攻击性行为。当然，不管也是不对的，应教育小儿使其懂得初步的是非观念和行为规范，并且再让他们逐渐学会约束自己。如果让小儿随心所欲、为所欲为，会使小儿执拗任性，独断专行，不能和别人和睦友好相处。这些不良的人格特征将使小儿难以适应未来的社会生活。

28. 如何培养孩子的创造力

人们在谈论儿童智力问题时，常常谈到注意力、观察力、记忆力、思维力等智力因素，而对创造力这一人类智力潜能中最重要的能力却不甚了解。恰恰创造力是一种更高层次的智力因素。儿童时代是人生学习的黄金阶段，人的创造力在这个阶段常常有所表现，如果能及时发现，并加以科学的引导和培养，是家长及教育者的责任和义务。

创造意识是一种独特的心理过程，是个人产生一些新颖、奇特的看法，或者制作出一些全新产品的思维过程。而儿童则是在游戏中显露出来。故而，创造力是一种人人都有可能具备的能力。在自由游戏中，孩子双手的灵巧性受到锻炼，因四肢运动与大脑思维之间的生理联系，而促使孩子大脑最富创造性的区域得到开发。富有创造力的孩子凡事都喜欢问个为什么，喜欢评论事物，喜欢尝试，思考变化多，反应迅速，不受已知信息的限制等。孩子在自己的自由天地中常常有创造性的表现，创造也会给他们带来快乐，使精神、心

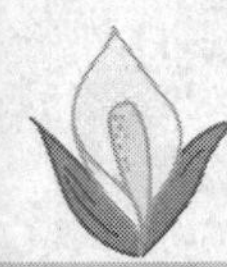

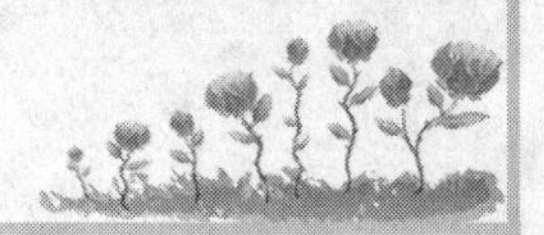

理获得极大的满足和成就感。这种成就感有助于儿童对环境、社会适应能力的建立。而这种适应能力又有助于他们的创造力在日后的实际工作中得到进一步的发挥。因此,父母为孩子选择适合其年龄的玩具,对诱发孩子的想象力和创造力很重要。一般以组合式而非成品的玩具(如积木),可拆可分的、多用途的玩具,更能促使儿童发挥创造力。

值得注意的是儿童的成就感是需要与同伴一起分享的,否则成就无从谈起。孩子独自玩耍,兴趣是不能持久的,还易产生无聊感和烦躁情绪。因此父母再忙,也要抽点时间陪孩子玩玩。上幼儿园可以弥补这方面的不足,对孩子的社会适应力会有帮助,但是,这代替不了父母的作用。在孩子心目中,父母是最亲近、最可依赖的人,父母的肯定和赞许更能激励孩子尝试和进取的心理。创造离不开想象,孩子靠想象力开启幻想世界。只有在这种自由幻想世界里,创造性思维才会萌发。对于孩子所表现出的、所谈论的理想和抱负,以及建立于幻想上的自我概念等,不要认为孩子荒唐,异想天开,不切实际,或微不足道,不屑一顾,要给予支持和指导。同时要耐心地帮助他们,使孩子明白过多、过分夸大的表现是不正确的,要引导他们从正确的思路上去想象、去创造,理想要与实际相接近,与实际生活相符。

29. 如何开发小儿早期智力

早期智力开发就是在孩子具备某种能力之前的适当时期(比儿童智力发展规律的年龄略为提前)内,给他们提供恰如其分的感官刺激,促进大脑的发育,以加速儿童的先天潜能变为现实的能力,也就是早期给感官以合理的刺激使它们增加反应的敏感性,启发婴幼儿的潜在智力,包括发展小儿感知觉能力、动作及语言能力,培养小儿记忆、注意、思维想象力及良好情绪和意志等。早期教育应遵循以下原则。

(1)应根据小儿大脑发育每个阶段的特点进行训练,遵循大脑发育的规律性,抓住大脑发展的关键时机,提供环境条件以发展孩子的智能潜力,既要注意刺激、诱发儿童智力的发展,又要重视培养,发展儿童的良好行为和个性品德。

(2)循序渐进:神经系统的发育成熟有一定的先后顺序,孩子的智力发育也有一定的规律,故对儿童进行教育时应遵循生长发育规律和知识本身的顺序性,由易到难,由浅到深,不能超过他们的实际水平和能力,不能操之过急,否则反会妨碍儿童智力的发展。

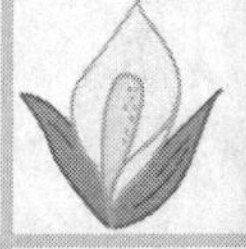

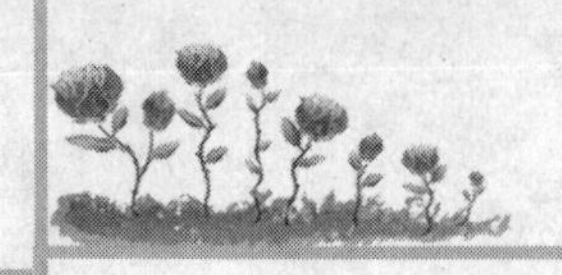

(3)因材施教:不同的孩子,由于遗传素质、生活环境、接受教育及个人努力程度不同,在身心发展的可能性和发展水平上存在着差异,其兴趣、能力、性格也都不同,即使是双胞胎,其智力水平也不完全相同。因此,要根据每个孩子的个性特征,实施不同的教育,而且家长不能把自己的兴趣爱好强加在孩子身上,对智力落后的孩子,更要善于发掘他们各自的特长,激发孩子的兴趣及增强他们的信心,以促进其智力的发展。

(4)避免过度教育:对儿童危害最大的一种教育方式是过度教育。过分的保护包办代替,会剥夺孩子练习正常动作的权利和机会,以至限制了智能的发展;好奇好动是儿童的天性,过多的干涉会使孩子胆小、怕事,也会助长他们的反抗心理,过分保护和干涉培养出来的孩子缺乏独立性、自立性。过度期望会给孩子造成压力,使孩子出现神经衰弱、恐惧、逃学、旷课等。

(5)寓教育于游戏、讲故事之中:做游戏和讲故事是最生动、具体的教育形式,适合孩子智力发育,各种游戏活动有利于智力的发展,组织孩子游戏时应注意四个方面,即游戏的活动性、创造性、知识性和角色性。也就是通过游戏活动促进孩子的动作、技能的发展,言语的发育,发挥他们的创造性,促进思维能力及想象力的发展。讲故事、听故事具有培养儿童表达力、注意力、思维力及想象力的综合作用,但应注意故事内容要适合孩子的智力水平,言语要生动,要注意培养孩子的想象力。

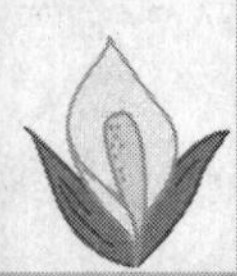